100 例典型未破裂脑动脉瘤
弹簧圈栓塞术技巧精解

主 编 [日]大石英则

主 审 张鸿祺 史怀璋

主 译 温志锋 王春雷 胡 鹏

北方联合出版传媒（集团）股份有限公司

辽宁科学技术出版社

沈 阳

MIHARETSU NO-DOMYAKURYU COIL SOKUSENJUTSU 100 NO TECHNIQUE

edited by Hidenori Oishi

Copyright ©2023 Hidenori Oishi

All rights reserved.

Original Japanese edition published by Chugai-Igakusha, Tokyo.

This Simplified Chinese language edition published by arrangement with Chugai-Igakusha, Tokyo in care of Tuttle-Mori Agency, Inc., Tokyo

through Pace Agency Ltd., Jiangsu Province

©2025 辽宁科学技术出版社。

著作权合同登记号：第06-2024-144号。

图书在版编目（CIP）数据

100例典型未破裂脑动脉瘤弹簧圈栓塞术技巧精解 /（日）大石英则主编；温志锋，王春雷，胡鹏主译. -- 沈阳：辽宁科学技术出版社，2025. 8. -- ISBN 978-7-5591-4159-0

Ⅰ. R739.415

中国国家版本馆CIP数据核字第20259KQ973号

出版发行：辽宁科学技术出版社

（地址：沈阳市和平区十一纬路25号　邮编：110003）

印　刷　者：沈阳丰泽彩色包装印刷有限公司

幅面尺寸：210mm×285mm

印　　张：23

字　　数：480千字

出版时间：2025 年 8 月第 1 版

印刷时间：2025 年 8 月第 1 次印刷

责任编辑：吴兰兰

封面设计：周　洁

版式设计：郭芷夷

责任校对：黄跃成

书　　号：ISBN 978-7-5591-4159-0

定　　价：298.00元

投稿热线：024-23284363

邮购热线：024-23284363

E-mail:2145249267@qq.com

http://www.lnkj.com.cn

序　言

　　三十载弹指一瞬，余自师从王忠诚院士投身于介入神经外科以来，亲历颅内动脉瘤治疗从巨创开颅至微创介入的"沧海桑田"之变。昔时未破裂动脉瘤多行保守观察，然其如颅中隐雷，一旦破裂则致死致残率甚高。今时介入栓塞之术兴，乃以弹簧圈为"刃"，破此困局。余尝率团队完成数万例介入治疗，深知其核心在于"微创根治"与"个体化权衡"。我国神经介入外科新进翘楚队伍逐年壮大，更需要给予丰富经验以指导。

　　这本《100例典型未破裂脑动脉瘤弹簧圈栓塞术技巧精解》是日本顺天堂大学医学部附属顺天堂医院神经外科大石英则教授主编的神经介入手术指导用书，由中国医科大学附属第一医院神经外科温志锋教授、哈尔滨医科大学附属第一医院王春雷教授、首都医科大学宣武医院胡鹏教授主译，主要探讨未破裂脑动脉瘤的弹簧圈栓塞术。书稿已成，欣慰之余，更感使命在肩。此书付梓之际，愿以临床实践之思辨，与同道共探此术之精微。此书融专家经验与前沿卓见于一炉，愿为诸君手中利刃，助斩颅内隐疾。然医学无涯，唯怀敬畏之心、秉革新之志，方可不负性命相托之重。

　　路漫修远，愿与诸君共求索！

曾任北京市神经外科研究所副所长 / 北京神经外科学院副院长

吴中学

前　言

无论怎样高水平的血管内治疗领域专家，都不是天生就拥有高超的技艺。他们均需通过反复观察和学习经验丰富的前辈或老师的操作，才能逐渐提升自己的手术技能。此外，模仿技术娴熟者的操作固然是一种快速提升技能的有效方法，但只有在此基础上逐步融入自己的创新思维，才有可能达到更高的技术水平。

本书探讨了未破裂脑动脉瘤的血管内治疗，旨在为初学者和中级术者提供一本实用的入门参考书，重点介绍了未破裂脑动脉瘤的弹簧圈栓塞术。在临床实践中，破裂脑动脉瘤和未破裂脑动脉瘤的治疗策略有显著差异。对于破裂脑动脉瘤，首要目标是防止再次出血，因此在某些情况下，可以接受不完全闭塞或轻微并发症。相比之下，大部分未破裂脑动脉瘤患者没有症状，治疗不仅需要预防出血，还要实现解剖学上的完全栓塞，且对并发症的容忍度非常低。因此，未破裂脑动脉瘤的血管内治疗不仅需要强调安全性，还要求获得高水平的栓塞效果，这对术者的技术水平提出了很大的挑战。近年来，虽然血流导向装置和瘤内血流干扰器等新型栓塞设备的使用日益增多，但弹簧圈栓塞术仍然是必须掌握的基本技能，包括导引导管的放置、导丝和微导管的操控以及弹簧圈的释放等操作。

因此，本书有意忽略了罕见病例和新型非弹簧圈栓塞设备，精选了临床上常见的未破裂脑动脉瘤栓塞病例，专门讨论了这类常见疾病的治疗方法，并介绍了专家们处理这些常规病例时的实战技巧。本书不同于教材，无须逐页阅读，读者可以根据关键词查找与自己即将处理病例相关的内容，这样更有利于学习和模仿专家的治疗技术。书中的"专家评述"提供了包括基本原理在内的实用建议，而"专家见解"则透露了他们偏好的技术、医疗设备和一些珍贵的见解。这些内容由于其深度和实用性，可能在常规教科书中难以找到，但在面对临床真实病例带来的挑战时，它们可能对您大有裨益。

如果本书能够帮助读者在提升未破裂脑动脉瘤弹簧圈栓塞术方面取得进步，那将是我们莫大的荣幸。

2022 年 12 月

顺天堂大学医学部附属顺天堂医院神经外科·神经血管内治疗学教授

大石英则

编者名单

津本智幸　昭和大学藤が丘病院脳神経外科　教授

鐵尾佳章　横浜市立市民病院脳血管内治療科　医長

増尾　修　横浜市立市民病院脳血管内治療科　部長

岐浦禎展　県立広島病院脳神経外科・脳血管内治療科　部長

庄島正明　帝京大学医学部脳神経外科学講座　教授

長谷川　仁　新潟大学脳研究所脳神経外科教室　講師

佐藤　徹　近畿大学医学部脳神経外科・脳卒中センター　准教授

廣常信之　広島市立広島市民病院脳神経外科・脳血管内治療科　主任部長

高瀬香奈　横浜市立市民病院脳血管内治療科

面高俊介　東北大学病院脳神経外科　助教

松本康史　東北大学病院先進血管内治療開発寄附研究部門　教授

廣畑　優　久留米大学医学部脳神経外科　教授

神山信也　埼玉医科大学国際医療センター脳神経外科　教授・脳血管内治療科　診療部長

石橋敏寛　東京慈恵会医科大学附属病院脳神経外科　准教授

井上律郎　福岡大学筑紫病院脳神経外科　助教

東登志夫　福岡大学筑紫病院脳神経外科　教授

藤中俊之　国立病院機構大阪医療センター脳神経外科　科長

山家弘雄　昭和大学横浜市北部病院脳神経外科　助教

寺田友昭　昭和大学横浜市北部病院脳神経外科　特任教授

寺西功輔　順天堂大学医学部脳神経外科　准教授

鶴田和太郎　虎の門病院脳神経血管内治療科　部長

梅嵜有砂　昭和大学藤が丘病院脳神経外科　助教

渡邉定克　藤田医科大学医学部脳卒中科　助教

中原一郎　藤田医科大学医学部脳卒中科　教授

三鬼侑真　昭和大学横浜市北部病院脳神経外科　助教

堀江信貴　広島大学大学院医系科学研究科脳神経外科　教授

陶山謙一郎　藤田医科大学医学部脳卒中科　講師

光樂泰信　昭和大学脳神経外科学講座

滝川知司　獨協医科大学埼玉医療センター脳神経外科　准教授

鈴木謙介　獨協医科大学埼玉医療センター脳神経外科　主任教授

兵頭明夫　獨協医科大学　名誉教授 / 鎌ヶ谷総合病院脳血管内治療センター　センター長

鈴木亮太郎　獨協医科大学埼玉医療センター脳神経外科　助教

岡田秀雄　和歌山労災病院脳神経外科　部長

成合康彦　獨協医科大学埼玉医療センター脳神経外科　助教

盛岡　潤　藤田医科大学医学部脳卒中科　准教授

宮地　茂　愛知医科大学脳神経外科　主任教授

須山嘉雄　藤田医科大学医学部脳卒中科　客員教授

河村洋介　獨協医科大学埼玉医療センター脳神経外科　助教

审译者名单

主审

张鸿祺　史怀璋

主译

温志锋　王春雷　胡　鹏

译者（按姓氏拼音首字母排序）

陈　偲　吉林大学第一医院
戴冬伟　复旦大学附属华东医院
丁圣豪　上海交通大学医学院附属仁济医院
高　旭　中国人民解放军北部战区总医院
胡　鹏　首都医科大学宣武医院
李　克　大连医科大学附属第一医院
李　强　海军军医大学第一附属医院
李春旭　哈尔滨医科大学附属第一医院
涂献坤　福建医科大学附属协和医院
王春雷　哈尔滨医科大学附属第一医院
温志锋　中国医科大学附属第一医院
吴　培　哈尔滨医科大学附属第一医院
吴　琪　中国人民解放军东部战区总医院
徐善才　哈尔滨医科大学附属第一医院
阎　龙　吉林大学第二医院
杨芳宇　中国人民解放军北部战区总医院
姚智强　郑州大学附属第一医院
于　嘉　西安交通大学第一附属医院
张　涛　空军军医大学唐都医院
张　炘　南方医科大学珠江医院
张义森　首都医科大学附属北京天坛医院
郑　健　中国医科大学附属盛京医院
朱廷准　中国人民解放军北部战区总医院
邹　亮　内蒙古林业总医院

秘书

孙旭锋　中国医科大学附属第一医院

目　录

关键词 ▶	中型　眼动脉瘤　向上生长　宽颈
动脉瘤大小 ▶	长径 6.6 mm，短径 3.6 mm，瘤颈长 4.5 mm。
治疗前的血管造影 ▶	在正位（①）工作角度，确认了血管整体的走行及动脉瘤的宽度。在侧位（②）工作角度下，确认了动脉瘤的长径以及眼动脉的起始部位。

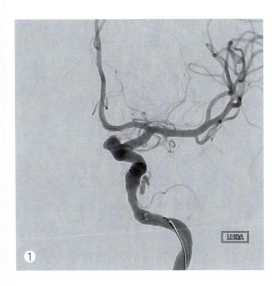 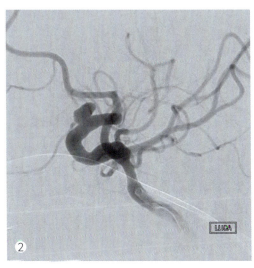

抗血栓治疗 ▶	治疗前 1 周开始每天服用阿司匹林 100 mg 和氯吡格雷 75 mg。
栓塞技术（穿刺部位） ▶	支架辅助弹簧圈栓塞（股动脉）。
选择该治疗方案的理由 ▶	由于动脉瘤颈的宽度 >4 mm，且其高度为 3.6 mm，形状不规则，因此判断需要使用支架辅助治疗。

手术器械 ▶

导引鞘	7 Fr shuttle sheath 90 cm
中间导管	Cerulean DD6
微导管（塞栓用）	Headway 17
微导管（放置支架用）	Excelsior SL-10 45°预塑形

术中使用的弹簧圈 ▶

Galaxy G3 Xtrasoft 5 mm/15 cm

Axium Prime 3D 3.5 mm/6 cm

Axium Prime 3D 3 mm/4 cm

Barricade helical 2.5 mm×3 cm

本病例的关键点

　　宽颈动脉瘤，尤其是底部较浅且伴有分支的眼动脉瘤，在治疗上具有一定的挑战性。虽然可以选择牺牲眼动脉进行栓塞能够更好地实现根治动脉瘤的效果，但其主要风险在于不完全闭塞可能引发血栓形成，进而造成视力与视野障碍。因此，在本例中，选择了一种能够保护眼动脉的治疗策略。由于本病例的动脉瘤紧邻颈内动脉虹吸段上部，动脉瘤底部较浅并向上延伸，我们术中正如③所示的那样，将导管沿血管的前壁进行塑形，将导管塑形为一个大约 2mm 的弯曲形态。

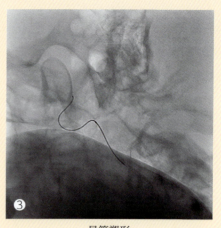

导管塑形

弹簧圈类型及尺寸的选择依据 ▶

　　在选择三维弹簧圈用于"成篮"时，应在安全的范围内尽可能选择较大、较长的型号。本例中，最初使用了 Target XL 360 Soft 5 mm/15 cm 作为首发弹簧圈，但因为成篮不理想，将其取出。随后，使用了比 Target 更柔软的 Galaxy G3 Xtrasoft 5 mm/15 cm 弹簧圈，成篮良好，弹簧圈填充全部瘤体。但因其稍微偏离至载瘤动脉一侧，故使用 SL-10 导管在载瘤动脉放置了 Neurform Atlas 4.5 mm/21 mm 支架，从而更好地支撑弹簧圈以避免脱落（④）。随后，通过释放（Jailing）技术固定微导管，连续填充 2 根弹簧圈。在填充第 3 根弹簧圈时，微导管不慎脱出。再次通过"穿网眼"技术送入微导管，并成功填充第 4 根弹簧圈。动脉瘤颈部近端存在眼动脉分支，因此栓塞的紧密度略有不足，但依然确保了弹簧圈能够完整覆盖动脉瘤。尽管有弹簧圈覆盖，但眼动脉分支仍得以保留（⑤⑥）。最终动脉瘤的填充率达到 22.7%，动脉瘤顶端被填塞，手术结束。

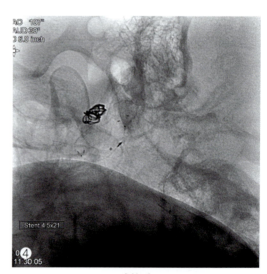

成篮后

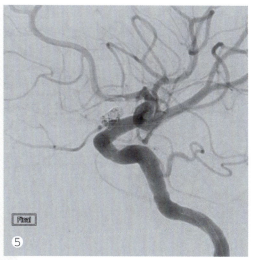
术后血管造影

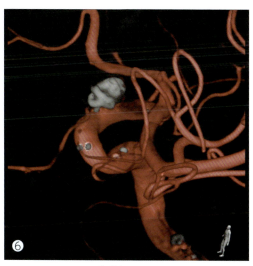
术后 3D-DSA

 潜在并发症与规避措施　本病例中的动脉瘤底较浅，导管稳定性欠佳，手术过程中存在破裂风险。特别是在使用 Jailing 技术进行弹簧圈栓塞时，导管移动受限，需要格外小心。在本例手术过程中，微导管在填充弹簧圈的过程中脱出，因此采用穿网眼技术重新置入导管。术后立即复查血管造影显示眼动脉通畅，但发现有部分弹簧圈悬挂在眼动脉上，存在形成血栓的风险，因此在术后第 1 天使用阿加曲班对患者进行抗凝治疗。

专家评述

　　浅底不规则动脉瘤的栓塞手术难度较大。这主要是因为导管稳定性不足，加之手术过程中破裂的风险较高，需在手术中极其小心谨慎。同时，要确保眼动脉得到保留，这也增加了手术的挑战性。总体来说，这类病例的处理难度相对较高。

专家见解

　　本病例的治疗方法是基于 2019 年当时的情况确定的。如果是在 2022 年，本病例的治疗可能会首先使用较小的弹簧圈来成篮，随后放置血流导向装置。

3

鐵尾佳章 增尾　修

| 关键词 ▶ | 中型动脉瘤　宽颈　眼动脉自动脉瘤发出 |

动脉瘤大小 ▶　长径 6.7 mm，短径 5.1 mm，瘤颈长 4.2 mm。

治疗前的血管造影 ▶　入路全貌①・正位②・侧位③・最佳工作角度（DSA）④・最佳工作角度（3D-DSA）⑤。

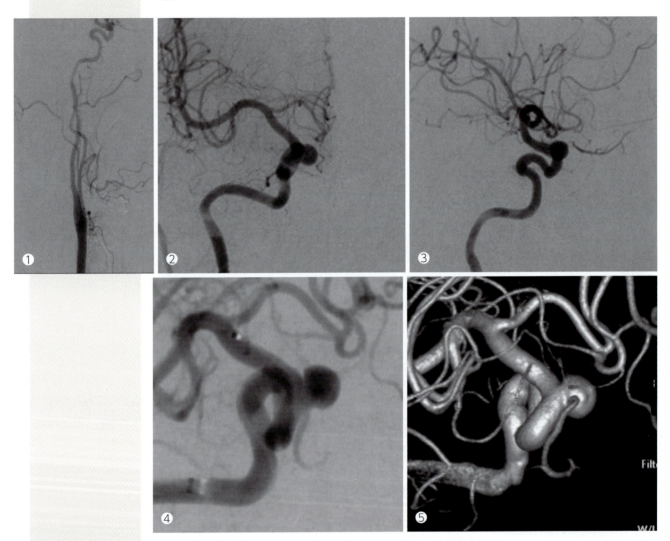

抗血栓治疗 ▶　治疗前 2 周开始每天服用阿司匹林 100 mg 和氯吡格雷 75 mg。

术前，ARU 为 577，PRU 为 256，显示患者对阿司匹林和氯吡格雷的抗血小板作用均抵抗。因此，替换为负荷剂量的普拉格雷。

栓塞技术（穿刺部位） ▶　使用 LVIS 支架，完成支架辅助弹簧圈栓塞（股动脉）。

选择该治疗方案的理由 ▶　使 LVIS 支架突入动脉瘤体，保护从动脉瘤发出的眼动脉。

手术器械 ▶

导引导管	Slim Guide 8 F 83 cm
中间导管	Cerulean DD6 118 cm
微导管	Phenom 17 STR
微导丝	CHIKAI 0.014 in（1 in=2.54 cm）
支架	LVIS 4.5 mm/23 mm

术中使用的弹簧圈 ▶

1. HydroSoft 3D 6 mm/19 cm
2. HydroSoft 3D 5 mm/10 cm
3. HydroSoft 3D 4 mm/8 cm
4. HydroSoft 3D 3 mm/4 cm
5. HydroSoft 3D 2.5 mm/4 cm
6. HyperSoft Helical 2 mm/6 cm

 本病例的关键点

　　在本例中，选择了直径略大于载瘤动脉直径的 LVIS 支架（4.5 mm）。从瘤颈近心端推送导管系统，扩张支架使其部分突入动脉瘤体内，随后在动脉瘤内填充弹簧圈，形成精确的瘤颈线，从而有效地保护眼动脉。

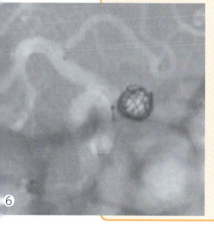

⑥

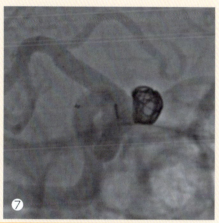

⑦

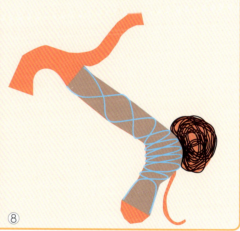

⑧

治疗后的血管造影 ▶

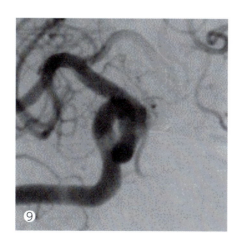

⑨

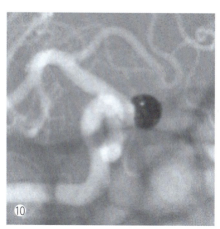

⑩

支架辅助弹簧圈的选择依据 ▶ 由于颅内动脉瘤的特殊形态，采用传统的简单技术或双导管技术治疗存在诸多挑战。如果使用血流导向装置进行治疗，又因眼动脉从动脉瘤发出分支，存在不完全闭塞的可能。为了避免这一问题，我们特意使 LVIS 支架部分膨出，以保护眼动脉，确保治疗的安全性和有效性。

潜在并发症与规避措施 ▶ 对于金属覆盖率较高的 LVIS 支架，由于其膨胀特性和网格的高度密集性，需特别警惕支架内血栓形成的潜在风险。因此，必须通过血小板聚集功能测试来优化抗血小板治疗方案，以确保手术的顺利实施和术后患者的安全。

专家评述

　　为了确保 LVIS 支架的有效膨出，应尽可能将中间导管推进至远端，从而确保力能够充分传递至导管前端。同时，在扩张支架过程中需密切关注位于动脉瘤内的微导管。

专家见解

　　选用较大尺寸的 Neuroform Atlas 支架，并将其支架结构向动脉瘤内突入，这虽然也是一种可行的方案，但精确度有限。相比之下，LVIS 支架能够精准释放，加之其具有向动脉瘤内突入的能力，在本病例治疗中更具有优势。

关键词 ▶	颈内动脉硬膜环旁动脉瘤　眼动脉分叉处动脉瘤　眼动脉自动脉瘤体部发出　BTO　连同眼动脉一并塞栓
动脉瘤大小 ▶	长径 5.2 mm，短径 4.8 mm，瘤颈长 4.5 mm。
治疗前的血管造影 ▶	入路全貌①·正位②·侧位③·BTO·最佳工作角度（DSA）④·最佳工作角度（3D-DSA）⑤。

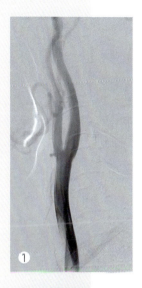
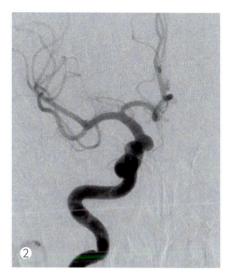
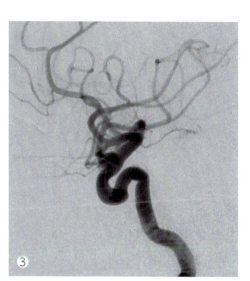

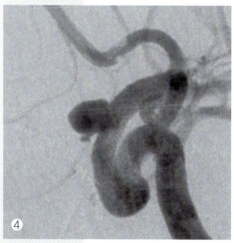
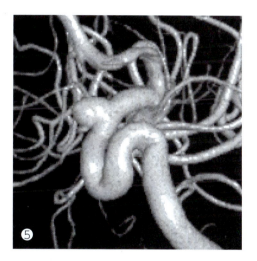

抗血栓治疗 ▶	治疗前 1 周开始每天服用阿司匹林 100 mg 和氯吡格雷 75 mg。
栓塞技术（穿刺部位） ▶	支架辅助技术（股动脉）。
选择该治疗方案的理由 ▶	动脉瘤颈较宽，为保护载瘤动脉，判断必须使用支架辅助。

手术器械 ▶

导引导管	ROADMASTER 7 F 90 cm
微导管	Excelsior SL-10
微导丝	Traxcess14
支架	LVIS 4.5 mm/23 mm

术中使用的弹簧圈 ▶

1. Target XL 360 4 mm/8 cm
2. Target XL 360 3 mm/6 cm
3、4. Target 360 Ultra 3 mm/6 cm
5、6. Target 360 Nano 2.5 mm/4 cm
7. Target 360 Nano 2 mm/4 cm
8、9. Target 360 Nano 2 mm/3 cm

 本病例的关键点

在本病例中，眼动脉自动脉瘤发出分支。术前进行颈动脉球囊阻断测试（Balloon Test Occlusion, BTO），在阻断动脉瘤近心端的颈内动脉后，观察到颈外动脉通过硬脑膜动脉使眼动脉逆行显影，并进一步向颈内动脉供血。基于这一观察结果，我们推断在此病例治疗中牺牲眼动脉是一个可行的治疗策略。

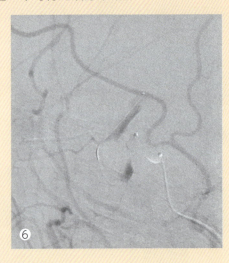
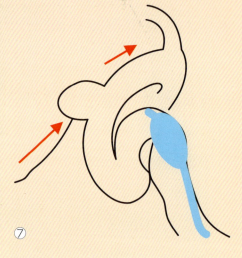

⑥　⑦

治疗后的血管造影 ▶

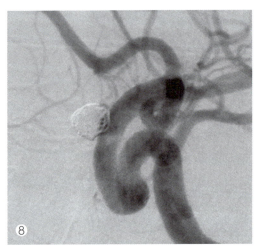
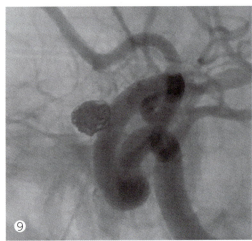

⑧　⑨

| 弹簧圈类型及尺寸的选择依据 ▶ | 本例的弹簧圈栓塞，我们采用了易于操作的 Target 弹簧圈。为了增加填充率，首先选用了两个尺寸较小的 Target XL 弹簧圈，用于初步成篮。随后逐一送入弹簧圈，填塞过程中将 Target Ultra 弹簧圈逐渐换为较柔软的 Target Nano 弹簧圈，直至动脉瘤完全闭塞。 |

潜在并发症与规避措施 ▶ 尽管在弹簧圈栓塞治疗中可以选择牺牲眼动脉，但需特别关注因血栓形成而导致远端栓塞的潜在风险。因此，本例治疗中充分延长了活化凝血时间（Activated Clotting Time, ACT），以有效降低血栓形成的风险。此外，在手术过程中，尽可能密集地完成弹簧圈填塞，并结合支架辅助栓塞，以确保治疗效果。

专家评述

在使用 Target XL 进行栓塞的过程中，通常在填充第 3 根弹簧圈时，由于弹簧圈的张力作用，可能会在弹簧圈之间出现间隙，从而无法达到预期的致密栓塞效果。为应对此问题，建议在使用 2 根 Target XL 后，从第 3 根弹簧圈开始改用 Target Ultra，以确保栓塞的致密度及最终的治疗效果。

专家见解

在处理颈内动脉眼动脉分支处的动脉瘤时，眼动脉有时可能会从动脉瘤发出。因此，在决定是否可以牺牲眼动脉之前，必须进行 BTO。BTO 的方法：在动脉瘤颈部使用球囊扩张，并观察视网膜是否出现"视网膜刷"（Retinal Brush）的征象，或在动脉瘤近心端进行球囊扩张，以评估眼动脉的逆行显影情况。在本例中，由于 C5 和 C3 段血管迂曲较重，我们选择采取较为保守的方案，通过在动脉瘤近心端实施 BTO，确认了眼动脉能够逆行显影。

关键词 ▶	小型动脉瘤　向上生长　S形塑形　眼动脉
动脉瘤大小 ▶	长径 4.2 mm，短径 3.1 mm，瘤颈长 3.8 mm。
治疗前的血管造影 ▶	入路全貌·正位①·侧位②·最佳工作角度（DSA·3D-DSA）③④。

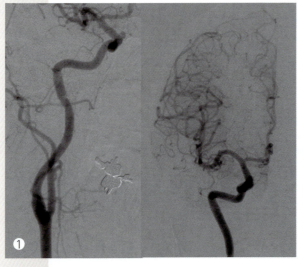

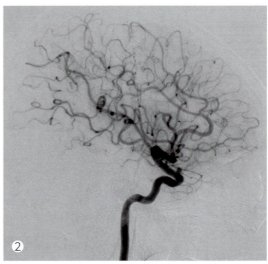

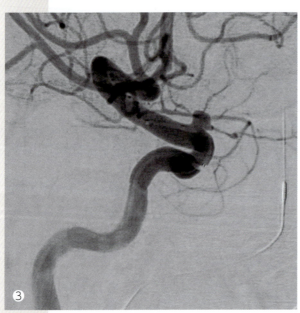

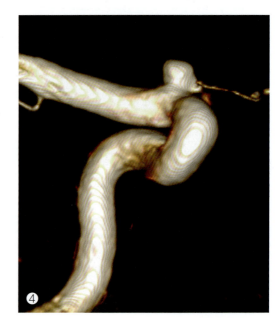

抗血栓治疗 ▶	治疗前 4 周开始每天服用阿司匹林 100 mg 和氯吡格雷 75 mg。
栓塞技术 （穿刺部位） ▶	球囊辅助技术（股动脉）。
选择该治疗方案的 理由 ▶	由于动脉瘤颈部较窄，不使用支架也可以确保弹簧圈留置在瘤体内。

手术器械 ▶

导引导管	FUBUKI HARD 7 Fr 90 cm 带弯度
中间导管	无
微导管	Headway 17 STR
栓塞导管	Scepter C 4 mm×10 mm
微导丝	ASAHI CHIKAI black 0.014 in

如眼动脉瘤这一类位于颈内动脉向上生长的动脉瘤，当其位置邻近颈内动脉虹吸部时，直形微导管是较为适宜的选择；若距离较远，则建议使用 S 形微导管。在本病例诊疗中，基于工作角度的影像评估，动脉瘤入口被判断为"靠近颈内动脉虹吸部"，因此首先采用了直形微导管尝试进入动脉瘤，但未能成功。随后，通过调整 3D 图像的观察角度，发现动脉瘤与虹吸部的距离较远，因此改用 Headway 17 STR 导管塑形成 S 形。一开始凭借术者的感觉对微导管进行塑形，但未能成功塑形出适合该病例的形状，最终通过使用 SL-10 预成形 S 形的内芯，成功将微导管送入瘤腔内（⑤）。

在本病例手术中，为确保球囊在充气与放气过程中的稳定性，我们移除了 Scepter C 导丝，并使用肝素生理盐水进行灌洗处理。此步骤有效降低了导丝尖端对血管内壁的潜在损伤，同时避免了导丝与动脉瘤重叠的现象，进而减小了导丝与弹簧圈之间的区分难度。

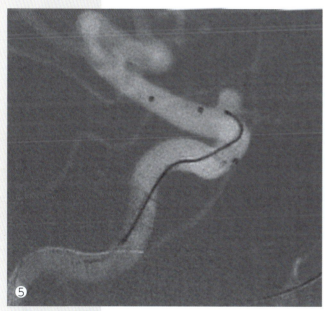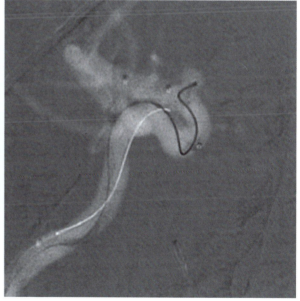

⑤

左图显示颈内动脉虹吸部至动脉瘤的距离较短，因此认为直形微导管适用。然而，通过改变观察角度后确认该距离实际较长，最终选择了更为合适的 S 形塑形方案

术中使用的弹簧圈 ▶

Axium Prime 3D 3 mm/6 cm

Axium Prime 3D 1.5 mm/3 cm×2 根

Axium Prime 3D 1 mm/3 cm

本例中的颅内动脉瘤直径＞4 mm，考虑到微导管引导操作的难度，术者选择了Axium Prime 3D型号较小且柔软的弹簧圈（3 mm/6 cm）进行栓塞。由于动脉瘤颈部较窄，可较为容易地将弹簧圈稳定放置在动脉瘤内。

术后，DSA显示眼动脉顺行显影，确认血流通畅，患者未出现视力或视野缺损（⑥）。

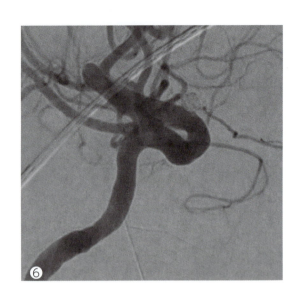

⑥

！ 本病例的关键点

当C臂调整至显示动脉瘤颈部的最优角度时，邻近血管可能显现的是一个切面，这有时会导致判断血管长度时出现误差（⑦）。

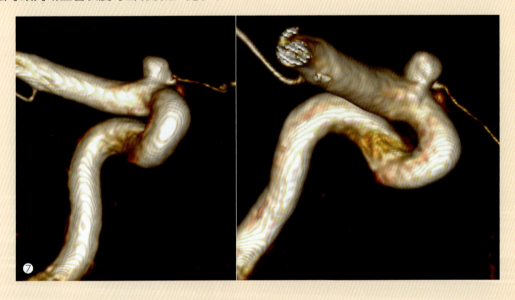

⑦

潜在并发症与规避措施 ▶ 由于术前预想到眼动脉可能发生闭塞，患者入院后首先进行了眼动脉球囊阻断测试，以确认颈外动脉的血流能否通过侧支循环有效供给脉络膜血管网。此外，为防止弹簧圈送入或取出过程中可能产生小血栓，术者在操作过程中持续监测视网膜电图（ERG）和视觉诱发电位（VEP），以评估视网膜供血情况。如发现ERG或VEP存在下降趋势，立即准备向眼动脉注射尿激酶进行干预。

患者术后1个月结束双重抗血小板治疗，随后转为单药抗血小板治疗，持续至术后1年。

专家评述

对距离颈内动脉虹吸部较远且向上生长的动脉瘤进行栓塞时，关键在于正确解读 3D 影像，根据与虹吸部的距离，选择合适的微导管并进行合理塑形。

专家见解

SL-10 预成形 S 形导丝以其卓越的设计，广泛应用于导引至颅内动脉瘤或保护关键分支血管等复杂操作中。于我而言，这些导丝如同"护身符"般可靠，我始终将它们放置在手边，以备不时之需（⑧）。

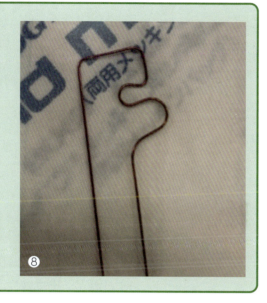

⑧

1.颈内动脉硬膜环旁动脉瘤　眼动脉分叉处动脉瘤

長谷川　仁

关键词 ▶	小型　颈内动脉后交通动脉分叉处　宽颈
动脉瘤大小 ▶	长径 3.9 mm，短径 2.9 mm，瘤颈长 2.9 mm。
治疗前的血管造影 ▶	入路全貌①②・正位③・侧位④・最佳工作角度（DSA）⑤⑥・最佳工作角度（3D-DSA）⑦⑧。

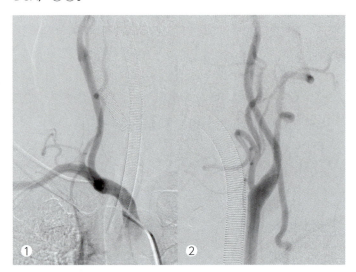

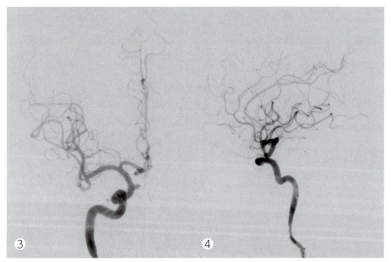

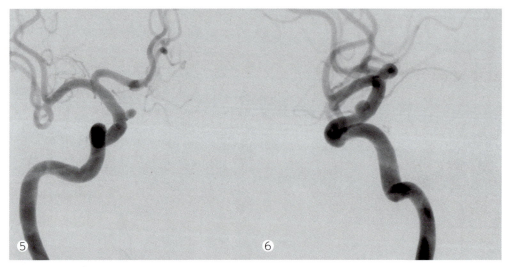

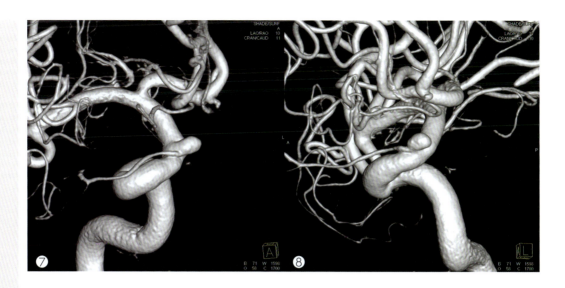

抗血栓治疗	▶	治疗前 2 周开始每天服用阿司匹林 100 mg 和氯吡格雷 75 mg。

栓塞技术 （穿刺部位）	▶	简单技术（股动脉）。

选择该治疗方案的理由 ▶ 虽然动脉瘤的体积较小且颈部相对宽大，但通过精确的导管操控和弹簧圈的合理选择，判断可使用简单的栓塞技术加以处理。然而，为谨慎起见，在动脉瘤颈部预先放置了球囊以应对突发情况。

手术器械 ▶

导引导管	ROADMASTER TH 7 Fr 90 cm
微导管（输送弹簧圈用）	Excelsior SL-10（蒸汽塑形）
微导丝	CHIKAI 14
球囊	SHOURYU 4 mm/7 mm（＋TENROU 1014）

术中使用的弹簧圈 ▶

1. Prime Frame 3 mm/8 cm
2. Prime 3D 2 mm/3 cm
3. Barricade complex finish 1.5 mm/3 cm

 本病例的关键点（⑤⑥）

　　在本例中，选择合适的微导管前端形状和构建具有保护眼动脉起始部作用的成篮结构十分重要。此外，应将顺应性球囊精确放置并固定在动脉瘤颈部，必要时，可以将球囊轻微突入动脉瘤内，以进一步确保对眼动脉起始部的保护（⑨）。

　　应用形状记忆性能优良的弹簧圈完成具有保护眼动脉起始部作用的成篮结构（⑩中箭头）后，继续使用更柔软的弹簧圈对动脉瘤腔进行填充。在此过程中，需要注意保持既有成篮结构的稳定性，确保填充过程不会对已形成的结构造成破坏。

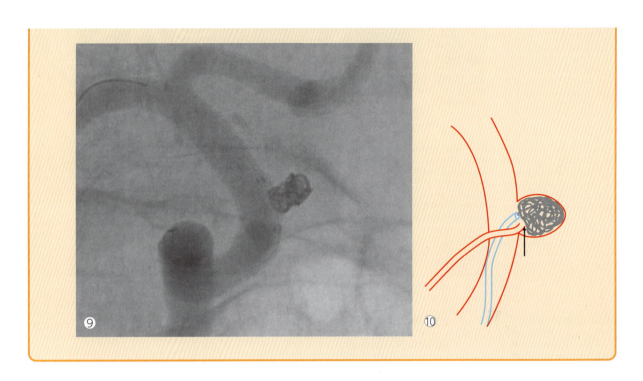

⑨ ⑩

治疗后的血管造影
(⑪～⑭) ▶

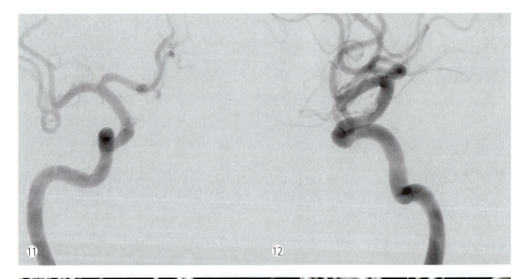

⑪ ⑫

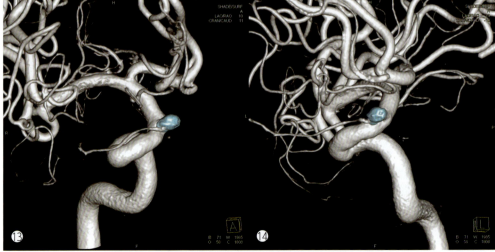

⑬ ⑭

弹簧圈种类与尺寸的选择依据（⑮～⑰） ▶ 在治疗小型宽颈动脉瘤时，选择形状记忆性能良好的弹簧圈是构建稳定成篮结构的关键。对于此类动脉瘤，使用 Prime Frame 弹簧圈能够增强成篮的整体稳定性。本例中，我们选择了与动脉瘤短径相匹配的 3 mm 直径弹簧圈，并通过微调微导管的位置，精确构建成篮结构并完成弹簧圈填塞。尤其是在使用具备优良形状记忆性能的弹簧圈时，选择稍小尺寸的弹簧圈可以更加有效地成篮。

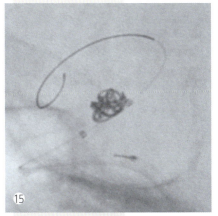 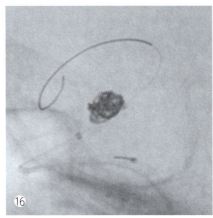 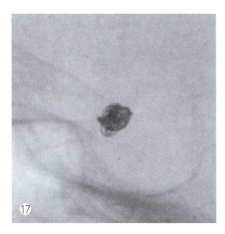

⑮　　　　　　　⑯　　　　　　　⑰

潜在并发症与规避措施 ▶ 弹簧圈栓塞治疗可能导致眼动脉闭塞，从而增加术后视力障碍的风险。尽管该风险无法完全消除，但在大多数情况下，视网膜的血供可以通过侧支循环得到维持，因此即便眼动脉的起始部发生闭塞，出现视力障碍的可能性仍较低。术者应当对栓塞过程中可能造成眼动脉末端闭塞的风险予以充分重视。

关于术前通过球囊闭塞试验评估眼动脉缺血耐受性仍存在争议。该评估步骤通常涉及将球囊导引至眼动脉的起始位置，以完全覆盖动脉瘤颈部，但此操作存在一定风险，其操作结果与实际动脉瘤栓塞时的情况并不完全一致。因此，这也是目前争议的焦点之一。然而，根据现有的经验，无论在闭塞试验还是栓塞术后，关于视力障碍的报道均较少，因此，眼动脉闭塞导致的风险通常被认为相对较低。

在进行栓塞治疗时，眼动脉的保护至关重要。同时，认识到眼动脉闭塞引起的风险相对较低，也有助于手术过程中制订决策。

 专家评述

形状记忆性能优良的弹簧圈非常适用于成篮。虽然操作上存在一定难度，但只要掌握了相关技巧，就能充分发挥其优势，实现稳定的栓塞效果。

专家见解

对于小型宽颈颅内动脉瘤，成篮的关键在于精确的微导管放置和调整。应将微导管前端精准放置于动脉瘤颈部附近，使其在每次折叠弹簧圈时保持接近但未掉入载瘤动脉的状态。将微导管放置在这一位置有助于弹簧圈有效折叠进入动脉瘤腔内，确保稳定和有效的成篮。

佐藤　徹

关键词 ▶	眼动脉分叉处动脉瘤　宽颈　动脉瘤顶发出分支	
动脉瘤大小 ▶	长径 6.2 mm，短径 4.7 mm，瘤颈长 4.2 mm。	
治疗前的血管造影 ▶	入路全貌①·正位②·侧位③·最佳工作角度（3D-DSA）④·最佳工作角度（DSA）⑤。	

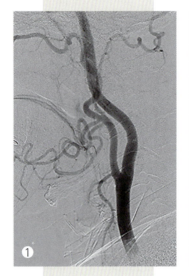
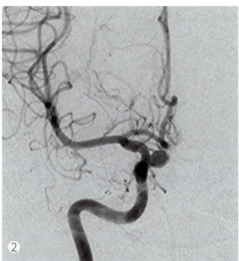
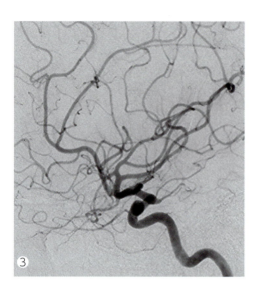
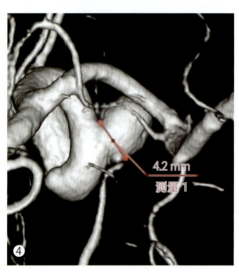
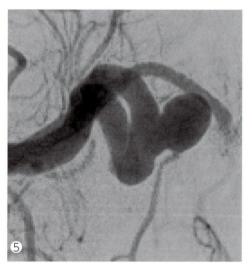

抗血栓治疗 ▶	治疗前 5 天开始每天服用阿司匹林 100 mg 和氯吡格雷 75 mg（首日剂量为 300 mg）。
栓塞技术（穿刺部位） ▶	球囊辅助技术（股动脉）。

选择该治疗方案的理由 ▶　本例中，成篮对于治疗的成功至关重要。为了保留从动脉瘤顶部发出的眼动脉，尽管支架辅助栓塞技术是一种可行选择，但由于微导管的精确控制难度较大，同时双导管技术操作复杂且存在较高的技术要求，最终选择了更易于确定瘤颈线的球囊辅助技术。

手术器械 ▶

导引导管	ROADMASTER 6 Fr 90 cm
中间导管	无
微导管	Excelsior SL-10 150 cm（S 形蒸汽塑形）
微导丝	Traxcess 0.014 in 200 cm
辅助球囊	Scepter XC 4 mm×11 mm

术中使用的弹簧圈 ▶

1. HydroFrame10 6 mm/12 cm
2. Orbit Galaxy Xtrasoft 4 mm/8 cm
3. Orbit Galaxy Xtrasoft 3 mm/4 cm
4. Orbit Galaxy Xtrasoft 2.5 mm/2.5 cm
5. Orbit Galaxy Xtrasoft 2.5 mm/2.5 cm
6. HyperSoft 3D 2 mm/3 cm
7. HyperSoft 3D 2 mm/3 cm
8. HyperSoft 3D 1.5 mm/3 cm
9. HyperSoft 3D 1.5 mm/2 cm
10. HyperSoft 3D 1.5 mm/2 cm
11. HyperSoft 3D 1.5 mm/2 cm

本病例的关键点（⑥～⑩）

为了保留动脉瘤顶发出的眼动脉，如何巧妙地成篮成为手术成功的关键。为此，弹簧圈的选择非常重要。本例中，选择使用了直径较粗且具有优良形状记忆性能的 Hydro-Frame，以确保形成牢固的成篮结构。通过精细调节微导管的位置，并适时使用球囊，以达到精确控制，确保眼动脉起始部得到充分保留，成功成篮。在填塞阶段，优先采用直径较大的柔性 Galaxy 弹簧圈，最后使用柔性 HyperSoft 3D 弹簧圈对动脉瘤的血流流入区进行了紧密封堵。体积栓塞率（VER）为 36.93%。术后，DWI 未见明显的梗死灶。2 年后的 MRA 显示仅有轻微的瘤颈残余。

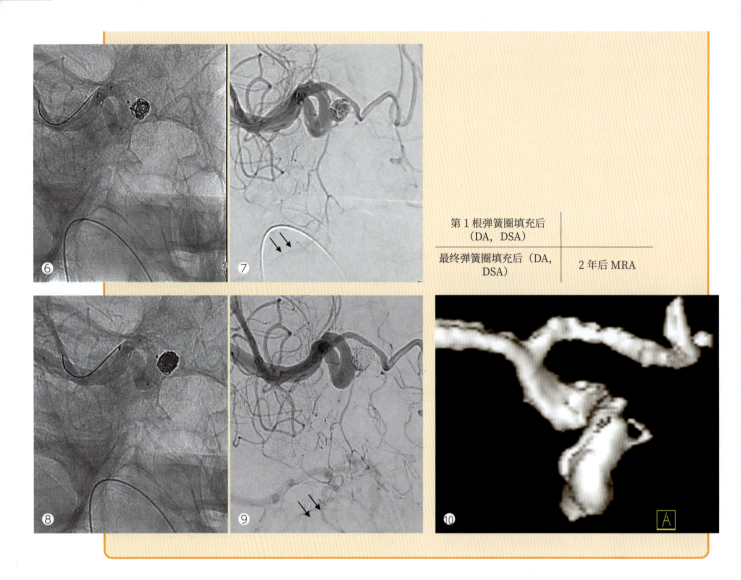

第1根弹簧圈填充后 （DA，DSA）	
最终弹簧圈填充后（DA，DSA）	2年后MRA

潜在并发症与规避措施

由于成篮操作预计耗时较长，血栓栓塞的风险相应增加，为此，术前充分评估抗血小板治疗的效果显得尤为重要。在本例中，患者开始接受抗血小板治疗的时间较晚，仅在手术前5天开始，并在首日给予300 mg氯吡格雷作为负荷剂量。术前1天进行的血小板聚集功能测试结果显示，ADP为12%，胶原蛋白为9%，确认了抗血小板治疗有效地抑制了血小板聚集。此外，为了实时监控术中的凝血状态，手术过程中每隔30 min检测一次活化凝血时间（ACT），并确保其维持在约300 s的水平。

 专家评述

对于位于眼动脉分叉处的动脉瘤，血流导向装置的应用无法确保较高的完全闭塞率，因此，弹簧圈栓塞术仍然是不可或缺的治疗手段。在这种累及分支血管的病例中，能否精准构建成篮结构直接影响疗效，所以选择合适的弹簧圈尤为重要。此外，在成篮的质量上绝对不能妥协，其高低直接关系治疗的成功与否。

专家见解

　　在填塞弹簧圈的过程中，填充第 2 根以后的弹簧圈时，弹簧圈整体有向外扩展的可能性。因此，一个实用的小技巧是相比于理想的瘤颈线（⑪中白色虚线），应适当放宽标准（⑪中白色实线）。

　　此外，治疗时选择的工作角度，不仅需要有利于清晰看到眼动脉的造影，还必须有利于确认"脉络膜刷"（Choroidal Brush）（⑨中黑色箭头）。

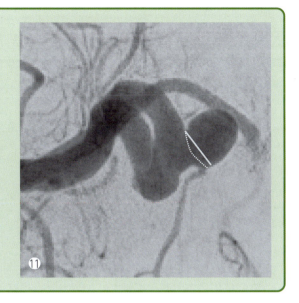

⑪

关键词 ▶	眼动脉分叉处动脉瘤　妊娠年龄　保留分支
动脉瘤大小 ▶	长径 6.3 mm，短径 5.4 mm，瘤颈长 3.8 mm。
治疗前的血管造影 ▶	入路全貌①·正位②·侧位③·最佳工作角度（DSA）④·最佳工作角度（3D-DSA）⑤。

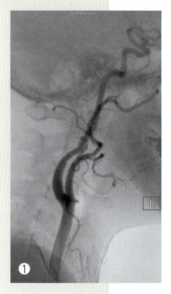
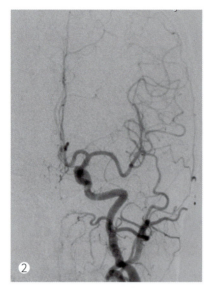
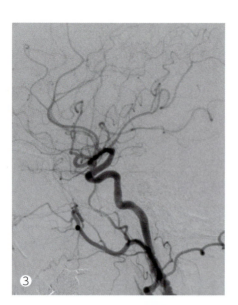

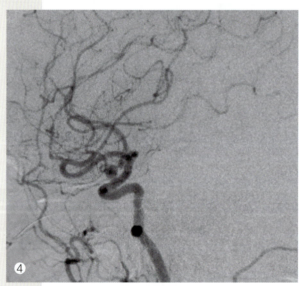
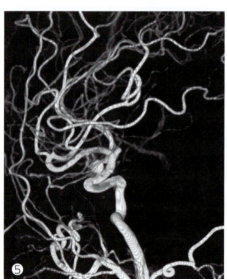

抗血栓治疗 ▶	阿司匹林 100 mg，氯吡格雷 75 mg。
栓塞技术 （穿刺部位） ▶	球囊辅助技术（股动脉）。
选择该治疗方案的 理由 ▶	经评估，认为使用球囊可以有效地对眼动脉起始部及动脉瘤颈部塑形，故选择此方案。

手术器械 ▶	导引导管	FUBUKI guiding sheath（无鞘）6 F 90 cm
	球囊导管	Scepter C 4 mm/10 mm
	微导管	SL-10 手动塑形

术中使用的弹簧圈

1. Target 360 Soft 5 mm/20 cm
2. HyperSoft 3D 4 mm/8 cm
3. HyperSoft 3D 3 mm/4 cm
4. Target 360 Nano 2.5 mm/4 cm
5. Target 360 Nano 1.5 mm/2 cm

 本病例的关键点

　　在本病例的治疗过程中，需成功将弹簧圈精确地填充于动脉瘤腔内，同时完整保护眼动脉，这是这个病例手术中面临的主要挑战。通过对微导管进行精准塑形，并确保导管前端准确放置于眼动脉起始部，从而有效地创造了保护眼动脉的有利条件。尽管在术前已准备根据需要使用支架，但最终在未使用支架的情况下实现了治疗目标（⑥）。

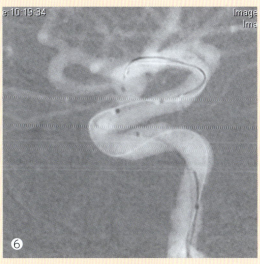

关键影像

治疗后的血管造影 ▶　　⑦～⑩。

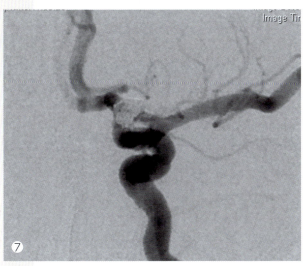

⑦ 治疗后

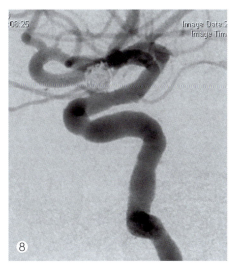

⑧ 治疗后

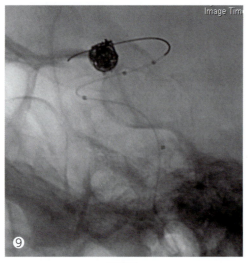

⑨ 治疗后

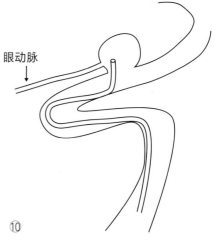

⑩ 将微导管放置于眼动脉的起始部，以保护眼动脉

眼动脉

弹簧圈类型及尺寸的选择依据 ▶

潜在并发症与规避措施 ▶

为了保护眼动脉，我们选用略小于动脉瘤直径的 5 mm 弹簧圈。为了在不破坏成篮结构的前提下进行填充，采用了柔软度更高的弹簧圈。

担忧眼动脉可能发生的血栓栓塞。在整个栓塞操作过程中，关键在于防止弹簧圈与眼动脉的起始部分接触。术者应在眼动脉起始部正上方精确放置微导管的前端，并采用特定的塑形设计进行栓塞，这样可以更容易地控制弹簧圈。此外，当颈内动脉的颈段出现 FMD（纤维肌性发育不良）样的形态变化时，在定位导引导管或微导管通过过程中，需要特别小心，以免刺激血管壁。

专家评述

通常认为，虹吸部后方向上生长的动脉瘤在导管放置上存在一定挑战，且导管的稳定性较差。对此，我们推荐使用中间导管，因为它对各个病例治疗中的导管塑形和控制有很大帮助。

专家见解

本例患者为年轻女性，成功接受了动脉瘤栓塞治疗，术后未见复发。治疗过程中未在载瘤动脉内放置支架等异物，从而避免了长期抗血小板药物的使用需求，保障了患者未来妊娠和分娩的安全性及不受影响。

津本智幸

关键词 ▶	小型　颈内动脉硬膜环旁动脉瘤　虹吸部动脉瘤　向内生长
动脉瘤大小 ▶	长径 4.9 mm，短径 4.0 mm，瘤颈长 3.4 mm。
治疗前的血管造影 ▶	在正位（①）工作角度下，全面了解动脉瘤的整体结构。
抗血栓治疗 ▶	治疗前 1 周开始每天服用阿司匹林 100 mg 和氯吡格雷 75 mg。

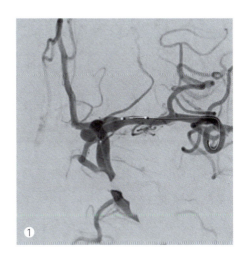

栓塞技术（穿刺部位） ▶　球囊辅助栓塞技术（股动脉）。

选择该治疗方案的理由 ▶

动脉瘤颈部的宽度为 3.4 mm，相对狭窄，通常情况下可通过单纯的弹簧圈栓塞进行处理。然而，鉴于动脉瘤的体积较小，为了应对术中可能发生的破裂风险，预先准备了球囊作为安全防护措施。

手术器械 ▶

导引鞘	6 Fr Axcelguide 85 cm
中间导管	Cerulean DD6
微导管（塞栓用）	Excelsior SL-10 J 形预塑形
球囊	Scepter C 4 mm/10 mm

术中使用的弹簧圈 ▶

Target 360 Soft 4.0 mm/15 cm

i-ED coil SS 3.0 mm/6 cm

i-ED coil SS 2.0 mm/3 cm

i-ED coil SS 2.0 mm/2 cm

i-ED coil SS 1.5 mm/2 cm

 本病例的关键点

本病例患有位于颈内动脉硬脑膜环旁并向内生长的动脉瘤，该动脉瘤的瘤颈相对狭窄，通常认为治疗难度较低。然而，在治疗的最后阶段，尽管尝试了多次推进导管，但导管依旧无法成功进入动脉瘤腔内，致使发生了脱出至远端的情况。为解决这一问题，可尝试将微导管适当插入更深（②③）。如果此过程中依然遇到导管回弹的情况，则可以将球囊导引至微导管末端，并利用球囊近端防止导管被弹出。

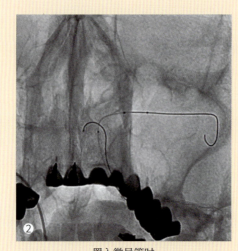
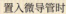
②

置入微导管时

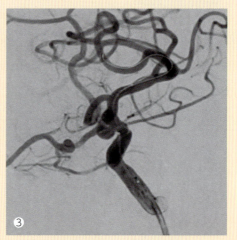
③

工作角度侧位，置入微导管后

弹簧圈类型及尺寸的选择依据

在本例中，动脉瘤颈部狭窄且向内生长，这让导管容易发生回弹，使得重新置入变得困难。为了克服这一困难，术者将微导管置入瘤腔较深的位置。然后，术者置入 Target 360 soft 4.0 mm/15 cm 弹簧圈用于成篮，以实现对动脉瘤腔的完整填充（④）。由于微导管已经放置在瘤腔内较深的位置，随后只需从瘤腔深部逐一填塞柔性 i-ED 弹簧圈即可，最终残余少量动脉瘤颈，结束治疗（⑤⑥）。

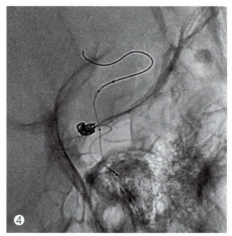
④

成篮后

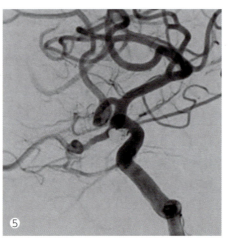
⑤

术后血管造影

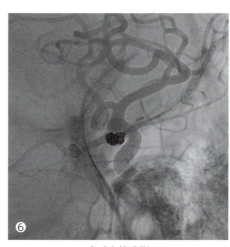
⑥

术后血管造影

潜在并发症与规避措施 ▶

本病例的瘤颈较窄，无须过于担心，但对于瘤颈较宽的病例而言，存在弹簧圈部分脱出进入载瘤动脉的风险。通常情况下，如果弹簧圈仅脱出 1～2 环，通常不会发生问题。然而，一旦超出这个量，就有必要通过置入支架来对弹簧圈进行支撑，以确保安全。在这种情况下，需要将球囊导管更换为专门用于支架置入的微导管。需要注意的是，更换导管的操作可能会增加血管穿孔的风险，所以这个过程中必须有多人同时确认导丝前端情况，以防止任何意外发生。

专家评述

对于本例中向内生长的动脉瘤，通常使用 J 形预塑形的反向成形微导管。然而，该操作存在回弹风险，且动脉瘤的流出道可能难以充分栓塞，因此需对其进行特别谨慎的处理。

专家见解

术后影像显示，弹簧圈部分轻微突入载瘤动脉腔内。对于较大直径的载瘤动脉，如本例所示，这种程度的弹簧圈突出可能对远期治疗预后有益。

2. 颈内动脉硬膜环旁动脉瘤　颈内动脉虹吸部动脉瘤

高瀬香奈　増尾　修

关键词 ▶	小型　内下方生长　窄颈
动脉瘤大小 ▶	长径 3.4 mm，短径 3.2 mm，瘤颈长 2.3 mm。
治疗前的血管造影 ▶	入路全貌①・正位②・侧位③・最佳工作角度（正位④，侧位⑤）（3D-DSA）。

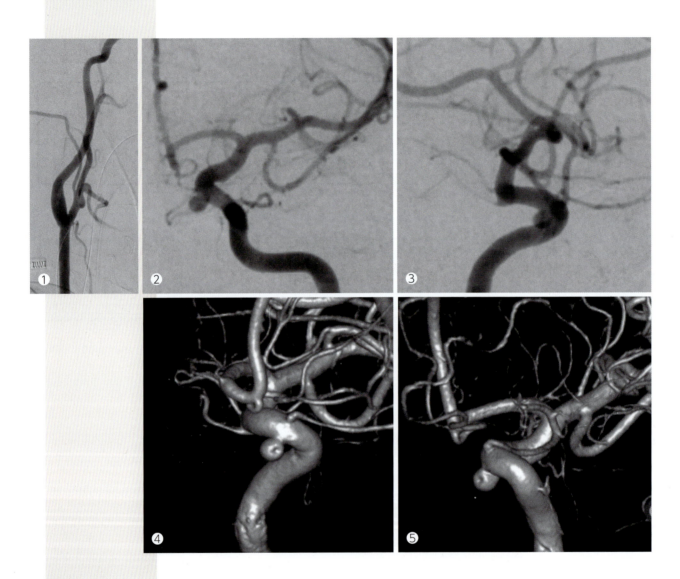

抗血栓治疗 ▶	治疗前 10 天开始每天服用阿司匹林 100 mg。
栓塞技术（穿刺部位） ▶	球囊辅助技术（股动脉）。
选择该治疗方案的理由 ▶	考虑到动脉瘤较小，预计在栓塞过程中可能会出现微导管的回弹现象，因此选择了球囊辅助技术以提高操作的安全性和成功率。

手术器械 ▶

导引导管	SlimGuide 8 Fr 86 cm
中间导管	Cerulean DD6
微导管	Headway 17 STR
微导丝	CHIKAI 14 in
球囊	SHOURYU SR 4 mm/10 mm

术中使用的弹簧圈 ▶
1. Axium Prime Frame 3 mm/8 cm
2. i-ED Complex SilkySoft 2 mm/2 cm
3. i-ED Complex SilkySoft 1.5 mm/2 cm

 本病例的关键点（⑥～⑧）

　　颅内动脉瘤位于颈内动脉虹吸部的内下方，因此导管的精确塑形是成功介入治疗的关键步骤。微导管的前端需要类似猪尾状的大幅度弯曲，根据颈内动脉的复杂三维走行来定制塑形。在栓塞操作过程中，为了防止微导管发生回弹，需随时准备利用球囊辅助技术，以确保操作的稳定性和安全性。

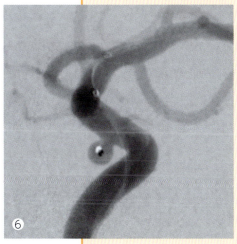
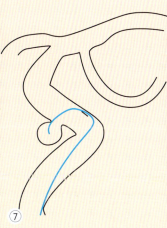
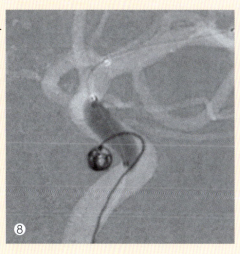

⑥　　　　　⑦　　　　　⑧

治疗后的血管造影 ▶　⑨⑩。

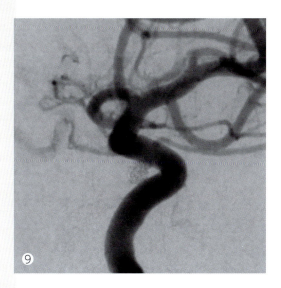
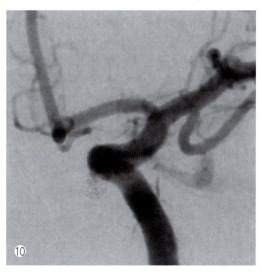

⑨　　　　　⑩

弹簧圈类型及尺寸的选择依据 ▶

为了防止弹簧圈从颅内动脉瘤内脱落进入载瘤动脉，我们采用了 Axium Prime Frame 这一易于在动脉瘤内成团的材料，并在球囊辅助下完成了成篮操作。从第 2 根弹簧圈开始，我们选用了 i-ED Complex SilkySoft 材料，该材料具备高度柔软性，能够有效填充动脉瘤内的空隙，从而提高栓塞效果的稳定性与安全性。

潜在并发症与规避措施 ▶

若微导管的形状未能精确适配目标解剖结构，则在弹簧圈填塞过程中可能发生回撤。这不仅增加了治疗失败的概率，还可能导致动脉瘤穿孔，进而引发灾难性后果。因此，微导管的良好形状是预防这些并发症的关键所在。此外，为防止回弹而过度扩张球囊也是不可取的，因为这将显著增加载瘤动脉损伤的风险。因此，球囊扩张的幅度应严格控制在达到有效支撑的最低限度内。

 专家评述

在处理位于颈内动脉虹吸部附近的动脉瘤时，术者需考虑到颈内动脉的走行和动脉瘤的朝向，并在此基础上对微导管进行塑形。

专家见解

在处理颈内动脉硬膜环旁的动脉瘤时，微导管的塑形设计可以借鉴用于引导球囊导管的先行导丝的路径。

关键词 ▶	颈内动脉硬膜环旁动脉瘤　颈内动脉虹吸部动脉瘤
	肾功能不全 eGFR 30 ～ 40 mL/min

动脉瘤大小 ▶　长径 5.9 mm，短径 4.5 mm，瘤颈长 4.0 mm。

治疗前的血管造影 ▶　入路全貌（MRA）①·正位②·侧位③·最佳工作角度（DSA）④·最佳工作角度（3D-DSA：入院检查）⑤ 。

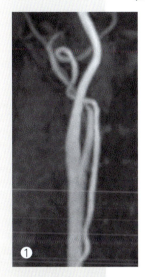
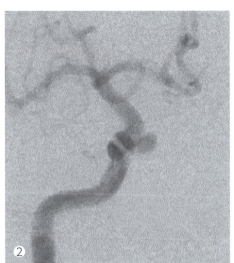
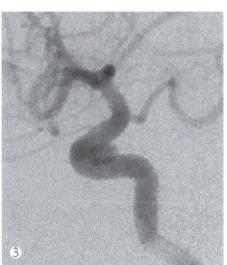

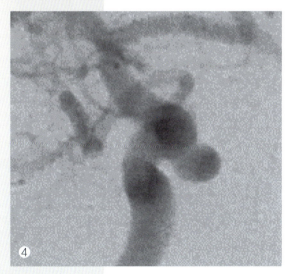
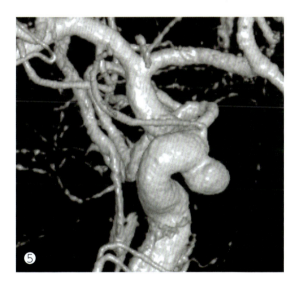

抗血栓治疗 ▶　治疗前 1 周开始每天服用阿司匹林 100 mg 和氯吡格雷 75 mg。

栓塞技术（穿刺部位） ▶　球囊辅助技术（股动脉）。

选择该治疗方案的理由 ▶　虽然动脉瘤较小，但仍存在瘤颈，评估后认为通过球囊辅助技术可实现满意的栓塞效果。

手术器械 ▶

导引导管	ROARDMASTER 7 F 90 cm
微导管	GREACH
微导丝	Traxcess14
球囊导管	TransForm 4 mm/7 mm ＋ Synchro SELECT 215 cm

术中使用的弹簧圈 ▶
① Target XL 360 4 mm/8 cm
② i-ED coil SS 2.5 mm/4 cm
③④ i-ED coil SS 2 mm/4 cm

❗ 本病例的关键点

　　本例患者存在肾功能减退，为防止肾功能进一步恶化，应尽可能减少造影剂的使用。在治疗过程中，为避免使用3D-DSA，术前在最佳工作角度下拍摄头颅平片，并以眶骨及上颌骨的形态作为参考标志，通过透视调整球管的位置，以确定治疗中的最佳工作角度（⑥⑦）。

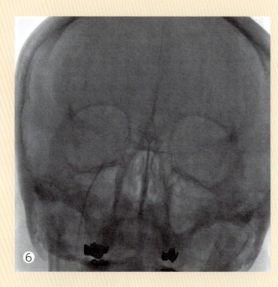
⑥

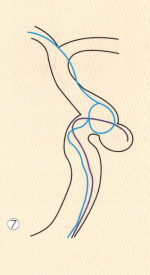
⑦

治疗后的血管造影 ▶ ⑧⑨。

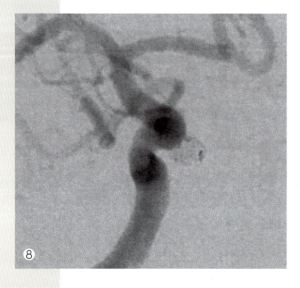
⑧

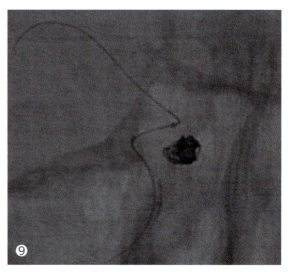
⑨

弹簧圈类型及尺寸的选择依据 ▶ 为了最大化 VER，首先采用 Target XL 进行成篮。栓塞阶段使用 i-ED 弹簧圈，其特点是易于折叠、结构紧凑，能够有效填塞动脉瘤腔。

潜在并发症与规避措施 ▶ 为了预防肾功能进一步恶化，围手术期需要充分补液，并尽量减少造影剂的使用。在手术过程中，未采用三维数字减影血管造影（3D-DSA），且血管造影时使用了 2 倍稀释的造影剂，总用量为 16.6 mL（入院检查时使用 22.5 mL）。术后，患者肾功能未见恶化，入院时估算的肾小球滤过率（eGFR）为 33 mL/min，1 周后上升至 35 mL/min，3 个月后维持在 32 mL/min。

专家评述

对于颈内动脉虹吸部向内生长的动脉瘤，可将导管缠绕在注射针上进行微导管塑形。该方法操作极为简便，能够轻松实现微导管塑形，且微导管的稳定性较好。

专家见解

在本病例中，由于能够明确最佳工作角度，因此治疗过程中未采用 3D-DSA。然而，当难以立即获得最佳操作角度时，应考虑及时进行 3D-DSA，以确定最佳工作角度。

参考文献

[1] Matsumoto H, Nishiyama H, Izawa D, et al. Simple and reproducible microcatheter shaping method for coil embolization of medially-directed paraclinoid internal carotid artery aneurysms. Journal of Neuroendovascular Therapy. 2020;14:119-125.

关键词	▶	向后生长　内弯侧　球囊辅助　塑形
动脉瘤大小	▶	长径 7.6 mm，短径 4.1 mm，瘤颈长 4.2 mm。
治疗前的血管造影	▶	入路全貌①・正位②・侧位③・最佳工作角度（DSA・3D-DSA）④⑤。

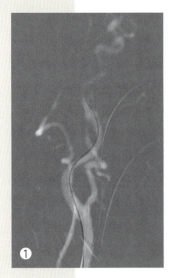
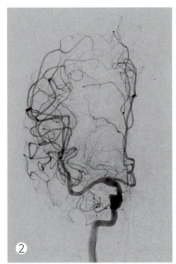
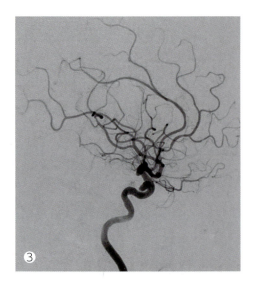

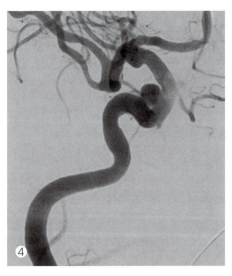
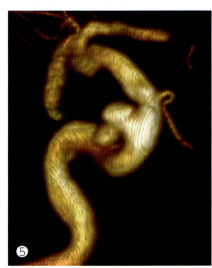

抗血栓治疗	▶	治疗前 4 周开始每天服用阿司匹林 100 mg 和氯吡格雷 75 mg。
栓塞技术（穿刺部位）	▶	球囊辅助技术（股动脉）。

选择该治疗方案的理由	▶	患者目前患有子宫肌瘤，正在考虑是否进行手术。为了降低月经过多的风险，并且避免支架术后抗血小板治疗成为子宫肌瘤手术决策的阻碍，最终未采用血流导向装置，而选择球囊辅助技术。

手术器械 ▶

导引导管	FUBUKI HARD 7 F 90 cm 带弯度
中间导管	无
微导管	Headway 17 STR
导丝	CHIKAI black 14
栓塞导管	Scepter C 4 mm/15 mm

　　由于微导管受到近端血管弯曲的影响，难以进入动脉瘤腔。虽然对导管尖端进行了螺旋状塑形，但仍未能将其成功送入动脉瘤内。尝试通过在动脉瘤远端施加球囊阻断以推动微导管进入瘤内，即便如此，微导管及导丝依然向颈内动脉远端方向偏移（⑥）。

　　我们通过将微导管尖端塑形为发卡状，并在塑形中考虑到了C4段存在上凸的弧度，最终成功将微导管稳定固定于动脉瘤内。

　　随后，扩张球囊并填塞弹簧圈。在此过程中，微导管开始逐渐向瘤腔外移动，存在脱落的风险。为了避免微导管被推出动脉瘤，术者选择更换更加小巧且柔软的弹簧圈进行填塞（⑦）。

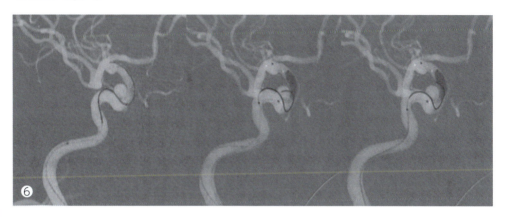

⑥

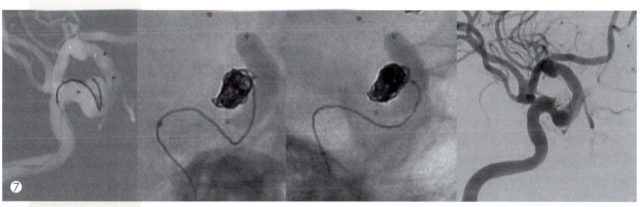

⑦

术中使用的弹簧圈 ▶

Target XL 360 Soft 5 mm/10 cm

Axium Prime 3D 3 mm/8 cm

Target 360 Nano 3 mm/8 cm

Axium Prime 3D 2.5 mm/6 cm

Axium Prime 3D 2 mm/4 cm

本病例的关键点

尽管本例中在最初看起来将微导管引导至动脉瘤内似乎并不复杂，但实际操作起来却颇具挑战。理想情况下，如果微导管能够如蓝线所示直接前进，那么引导其进入动脉瘤会相对容易。然而，实际操作中受到 C4-C5 弯曲的影响，微导管的路径会呈现出类似红线所示的走向。特别是当接近动脉瘤时，由于导管沿曲线的内侧行进，为了成功地将微导管引入动脉瘤内部，就必须将导管头部塑形出一个大幅度的反折（⑧）。

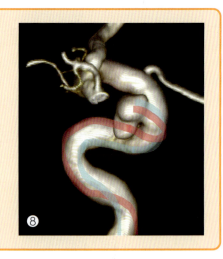

潜在并发症与规避措施 ▶

神经介入手术处理难以到位的动脉瘤时，常会遇到导管不稳定、容易脱出的情况。一旦发生导管脱出，尝试重新插入微导管可能会带出已释放的弹簧圈，从而导致更高的治疗风险。因此，即便导管脱出致使动脉瘤不完全填塞，也不应强行完成治疗。相反，应仔细评估，考虑在适当时机采用血流导向装置，以保障患者的安全及治疗效果。

专家评述

在处理颈内动脉虹吸部内侧凸出的动脉瘤时，推拉导管的操作存在使导管脱离的风险。当推进导管时，所施加的力量可能会使导管向颈内动脉远端移动；而在试图将导管拉回时，可能导致导管从动脉瘤腔内脱出。因此，慎重将导管放置到理想位置后，应立即充分扩张球囊，以固定导管的位置，并封堵动脉瘤的入口，从而在确保稳定性的前提下，安全地进行弹簧圈填塞操作。

专家见解

将编织支架在动脉瘤远端部分进行半释放，有助于微导管更好地进入动脉瘤内部，同时确保填塞弹簧圈期间导管的稳定性。相比之下，若考虑使用颈部覆盖支架，血流导向装置通常是更为合适的选择。

2．颈内动脉硬膜环旁动脉瘤　颈内动脉虹吸部动脉瘤

長谷川　仁

关键词 ▶	小型　颈内动脉硬膜环旁　宽颈
动脉瘤大小 ▶	长径 4.6 mm，短径 3.1 mm，瘤颈长 3.0 mm。
治疗前的血管造影 ▶	入路全貌①②・正位③・侧位④・最佳工作角度（DSA）⑤⑥・最佳工作角度（3D-DSA）⑦⑧。

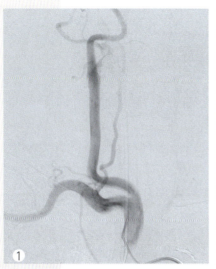

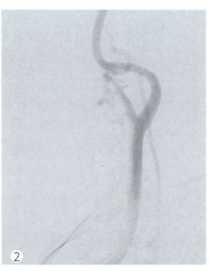

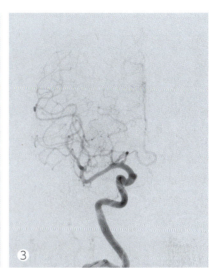

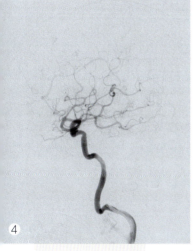

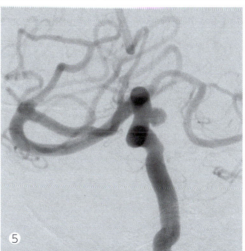

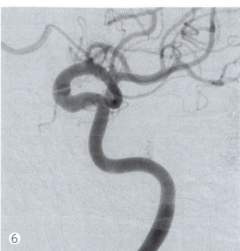

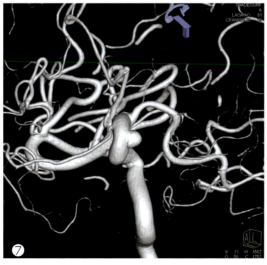

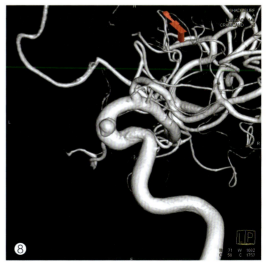

抗血栓治疗 ▶	治疗前 2 周开始每天服用阿司匹林 100 mg 和氯吡格雷 75 mg。
栓塞技术 (穿刺部位) ▶	球囊辅助技术（股动脉）。
选择该治疗方案的 理由 ▶	由于动脉瘤较小且为宽颈瘤，选择了结合球囊辅助的弹簧圈栓塞技术。

手术器械 ▶

导引导管	ROARDMASTER TH 7 F 90 cm
微导管（输送弹簧圈用）	ReSTAR（蒸汽塑形）
微导丝	CHIKAI 10，CHIKAI 14
球囊	Scepter C 4 mm/15 mm

术中使用的弹簧圈 ▶

1. G3 3 mm/8 cm
2. G3 mini 2 mm/4 cm
3. G3 mini 1.5 mm/3 cm

① 本病例的关键点（⑨～⑪）

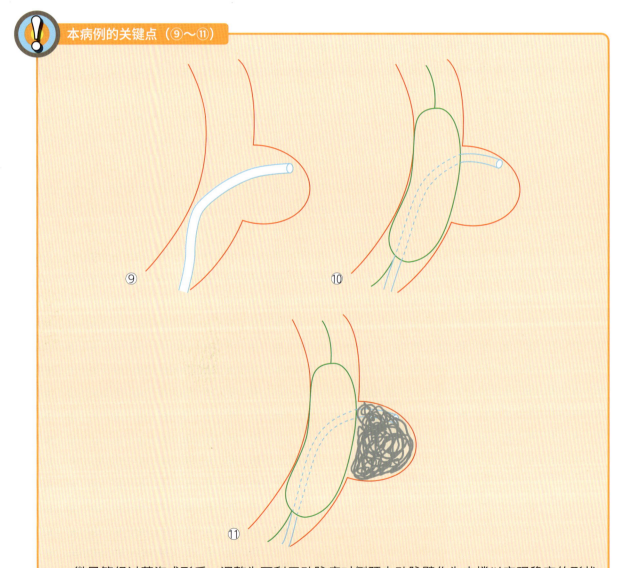

⑨　　　⑩

⑪

　　微导管经过蒸汽成形后，调整为可利用动脉瘤对侧颈内动脉壁作为支撑以实现稳定的形状（⑨）。针对宽颈动脉瘤，采用球囊辅助的动脉瘤内栓塞术（⑩）。作为该技术的应用方法，本例实施了弹簧圈栓塞技术。此方法的特点和优势在于，与传统球囊辅助方法在每次填充一根弹簧圈后即进行球囊扩张和收缩的操作不同，这种方法在填充数根弹簧圈的过程中始终保持球囊扩张，从而使瘤内弹簧圈更加密集而稳固（⑪）。在常规方法中，由于每次操作易导致弹簧圈偏移至载瘤动脉中，本例中使用的方法更适合瘤颈较宽的动脉瘤。

治疗后的血管造影 ▶　⑫～⑮。

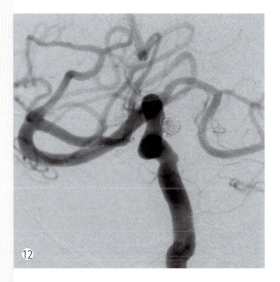
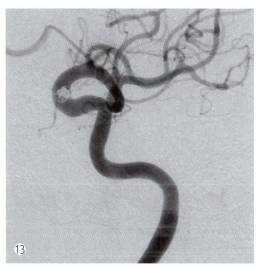
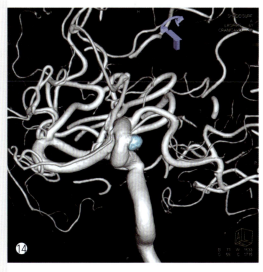
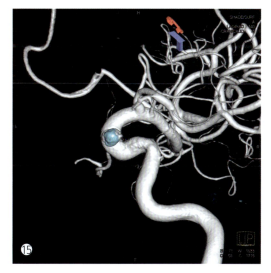

弹簧圈类型及尺寸
的选择依据 ▶ ⑯～⑱。

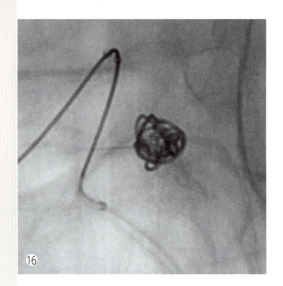

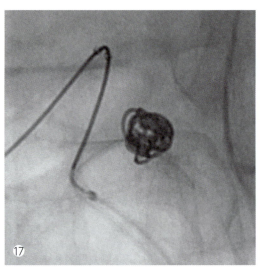

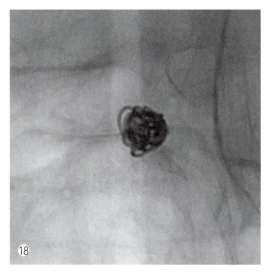

在球囊辅助栓塞术中，G3 弹簧圈因其具有可随机变化的形状特性而表现出极高的实用价值。在球囊扩张时，微导管的活动空间会受到限制。在这种情况下，G3 弹簧圈较弱的形状记忆性能使其在每次填充时能够形成不同的形状，从而实现理想的成篮和填充效果。即便 G3 弹簧圈的形状记忆性能较弱，但在成功使用较大直径的 G3 成篮后，通过选择极为纤细的 G3 mini，也可在无须频繁操作导管的情况下，在小型动脉瘤中留置长度达 15 cm 的弹簧圈。

潜在并发症与规避
措施 ▶ 在颅内动脉瘤血管内治疗时，需特别警惕因长时间球囊扩张所导致的缺血性并发症。为降低这一风险，应当操作精准且迅速，并每次填充大约 3 根弹簧圈后暂时解除阻断。这一操作对于预防并发症至关重要。

专家评述

　　弹簧圈栓塞技术作为球囊辅助法的一项特殊技术，在治疗特别复杂的宽颈颅内动脉瘤时十分有效。

专家见解

　　球囊辅助法因无须在载瘤动脉中永久性植入异物，且只需使用最小剂量的抗血小板药物，即便在支架技术广泛应用的今天，依然占据着重要的技术地位。深入理解球囊辅助法的操作技巧，可以使这一技术成功应用于更多的宽颈动脉瘤。因此，掌握球囊技术的关键细节对术者提升动脉瘤治疗水平显得尤为必要。

参考文献

[1] Fiorella D, Woo HH. Balloon assisted treatment of intracranial aneurysms：the conglomerate coil mass technique. J NeuroIntervent Surg. 2009；1：121-131.

关键词 ▶	颈内动脉虹吸部动脉瘤　小型　窄颈	
动脉瘤大小 ▶	长径 6.2 mm，短径 4.7 mm，瘤颈长 4.2 mm。	
治疗前的血管造影 ▶	入路全貌①・正位②・侧位③・最佳工作角度（3D-DSA）④・最佳工作角度（DSA）⑤。	

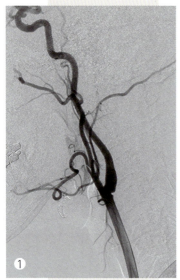

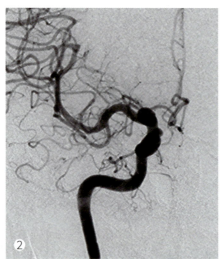

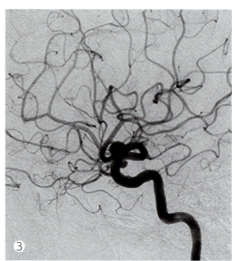

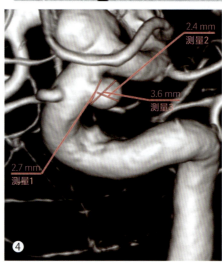

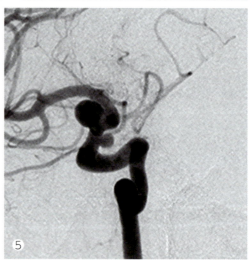

抗血栓治疗 ▶	治疗前 10 天开始每天服用阿司匹林 100 mg 和氯吡格雷 75 mg。	
栓塞技术 **（穿刺部位）** ▶	球囊辅助技术（股动脉）。	
选择该治疗方案的 **理由** ▶	为了确保微导管操作的稳定性及防止其回撤，最终选择了球囊辅助技术。	

手术器械 ▶

导引导管	OPTIMO 8 Fr 90 cm
中间导管	Cerulian DD6 118 cm
微导管	Excelsior SL-10 150 cm
微导丝	Traxcess 0.014 in 200 cm
辅助球囊	SHOURYU HR 4 mm×7 mm

术中使用的弹簧圈 ▶

1. Target 360 Ultra 3 mm/6 cm
2. Target 360 Nano 1.5 mm/3 cm
3. Target 360 Nano 1.5 mm/2 cm
4. Target 360 Nano 1.5 mm/2 cm

体积栓塞率（VER）为 36.93%，手术以动脉瘤颈部稍有造影剂残留结束。

 本病例的关键点

　　本例中，成功将微导管稳定置入动脉瘤内是操作的关键。稳定微导管不仅需要通过蒸汽塑形将其弯曲成牢固的 J 形结构，还需要球囊导管的有效支撑。特别是在置入初期，球囊导管不应直接覆盖动脉瘤颈部，而应稍向远端移动，以便后续的精细调整。⑥中实线标示导管路径，虚线箭头指示球囊两端的位置。

　　⑦～⑫展示了具体的治疗和随访过程。虽然初期治疗时动脉瘤颈部存在残余，但通过针对前壁动脉瘤应用 Neuroform Atlas 支架（尺寸：4.5 mm×21 mm）进行治疗，支架覆盖动脉瘤颈部,半年后该动脉瘤实现完全闭塞。

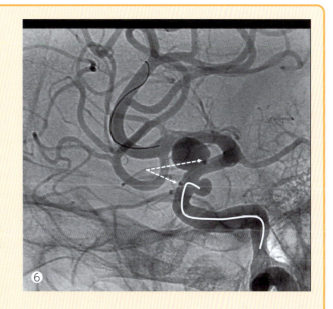

⑥

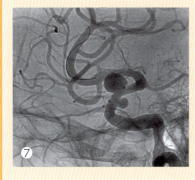

⑦

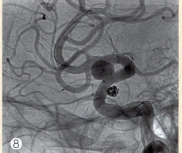

⑧

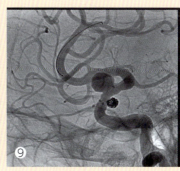

⑨

弹簧圈填充前 （DA）	第 1 根弹簧圈 填充后 （DA）	最终弹簧圈 填充后 （DA）

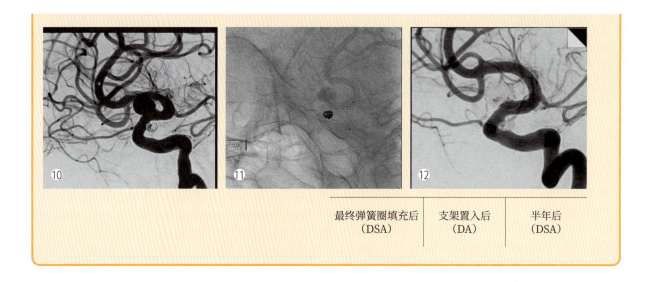

| 最终弹簧圈填充后（DSA） | 支架置入后（DA） | 半年后（DSA） |

潜在并发症与规避措施 ▶

在颈内动脉血流量较大的情况下，容易出现微导管和球囊导管被血流推向远端的情况。为防止此类现象发生，可以联合使用带球囊的导引导管进行血流控制，从而提升操作的稳定性。

专家评述

在该病例中，除前壁动脉瘤的处理外，我们还对患者的颈内动脉虹吸部的小型动脉瘤进行了处理。尽管根据自然病程的评估，不推荐治疗直径小于 5mm 的动脉瘤，但对于颈内动脉虹吸部的动脉瘤而言，采用血流导向装置（Flow Diverter, FD）置入术后可实现较高的完全闭塞率。而采用弹簧圈栓塞术，即使辅以支架，技术难度依然较大，因此，FD 在该情况下成了更合理的选择。

专家见解

为保证微导管操作的顺畅，原计划将中间导管（Distal Access Catheter, DAC）送至动脉瘤近端。然而，鉴于患者为年轻女性且存在血管痉挛，DD6 导管只能停留在颈部区域，限制了进一步操作的灵活性。

廣常信之

关键词 ▶	硬膜环旁　颈内动脉瘤　金属过敏
动脉瘤大小 ▶	长径 13.5 mm，短径 8.2 mm，瘤颈长 6.2 mm。
治疗前的血管造影 ▶	入路全貌①・正位②・侧位③・最佳工作角度（3D-DSA）④⑤。

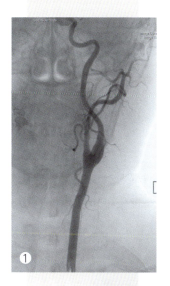 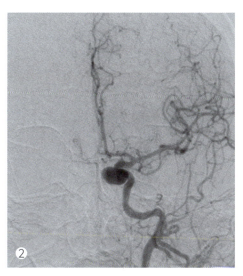 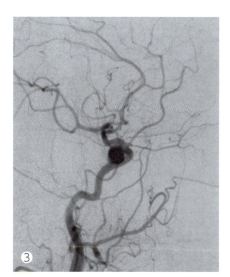

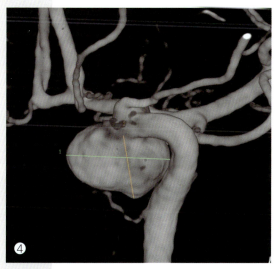 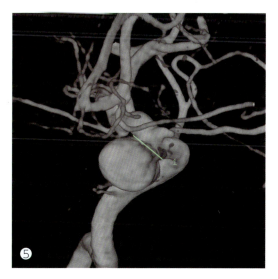

抗血栓治疗 ▶	阿司匹林 100 mg，氯吡格雷 75 mg。
栓塞技术（穿刺部位） ▶	球囊辅助 + 双导管技术（股动脉）。
选择该治疗方案的理由 ▶	患者对金属过敏，任何类型的支架均无法使用。

手术器械 ▶

导引导管	FUBUKI guiding sheath（无鞘）90 cm
微导管	SL-10 预塑形 90°
微导管	Excelsior 1018 手动塑形
微导丝	Synchro soft 0.014 in

术中使用的弹簧圈 ▶

1. HydroFrame 18　9 mm/31 cm
2. Target XL 360 Soft　9 mm/30 cm
3. Target XL 360 Soft　8 mm/30 cm
4. HydroSoft 10　8 mm/33 cm
5. Target XL 360 Soft　7 mm/20 cm
6. Target XL 360 Soft　6 mm/20 cm
7. HydroSoft 10　5 mm/15 cm
8. Axium Prime 3D　4 mm/10 cm

本病例的关键点

　　术者建议患者接受血流导向装置治疗。然而，在问诊过程中，患者提到在佩戴项链时出现过皮疹，基于此情况，决定先进行金属过敏测试。测试结果显示患者对镍和铬表现出强烈的阳性反应，所有常用支架材料均不可使用。幸运的是，患者对铂金的测试结果为阴性。经过多次实物贴片试验和充分讨论后，最终为患者施行了弹簧圈栓塞术治疗（⑥）。

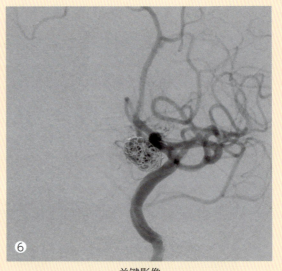

⑥

关键影像

治疗后的血管造影 ▶　⑦～⑨。

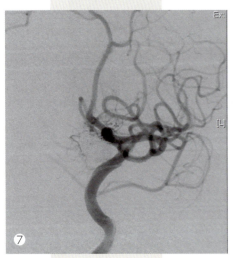

⑦

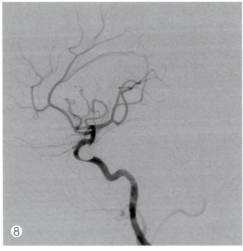

⑧

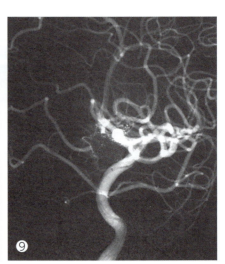

⑨

弹簧圈类型及尺寸的选择依据 ▶　所有使用的弹簧圈均通过了贴片试验。

潜在并发症与规避措施 ▶ 金属过敏可能表现为多种症状，包括局部炎症引起血栓形成、皮肤问题，严重情况下还会出现呼吸困难。类固醇等药物可以减轻某些症状，但长期使用存在副作用。因此，最重要的是在治疗前采取预防措施，以尽量避免发生金属过敏。

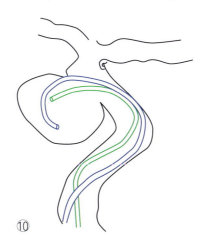

⑩

专家评述

在治疗本病例过程中得到了皮肤科团队的大力协助。在栓塞治疗过程中，由于无法使用支架，我们特别小心地确保弹簧圈的位置稳定，避免其脱落。考虑到该动脉瘤为横向较长的形态，我们采用了双导管技术，分别填充与动脉瘤短径相匹配的弹簧圈，以形成坚固的支撑结构。

专家见解

这是一个令人后怕的病例。试想如果在放置血流导向装置后患者出现了金属过敏反应，那将是非常严重的后果。由于需要为急诊患者腾出导管室，本次操作在 28 min 内完成。

关键词 ▶	中型　颈内动脉瘤　向前生长　宽颈　搭桥术后
动脉瘤大小 ▶	长径 7.4 mm，短径 5.1 mm，瘤颈长 5.5 mm。
治疗前的血管造影 ▶	在 MRA（①）上确认了利用桡动脉进行的血管搭桥（单箭头）和动脉瘤（双箭头）。在 3D-DSA（②）上观察到从颈内动脉盲端向前突出的动脉瘤（单箭头）以及后交通动脉（双箭头）。

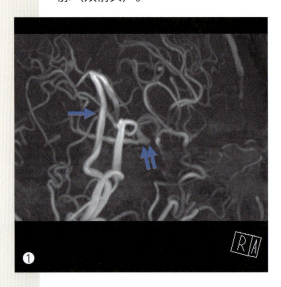 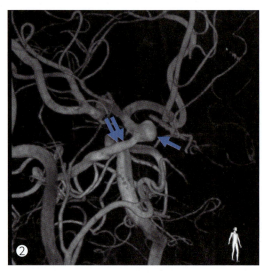

抗血栓治疗 ▶	治疗前 1 周开始每天服用阿司匹林 100 mg 和氯吡格雷 75 mg。
栓塞技术（穿刺部位） ▶	支架辅助弹簧圈栓塞（股动脉）。
选择该治疗方案的理由 ▶	患者既往因颈内动脉海绵窦部巨大动脉瘤，接受过高流量搭桥手术和颈内动脉闭塞术。后交通动脉到近端颈内动脉已形成盲端，且该部位形成的血流相关性动脉瘤呈增大趋势。动脉瘤颈宽 5.5 mm，需考虑支架辅助。

手术器械	
导引鞘	7 F shuttle sheath（右侧 CCA）， 7 Fr OPTIMO（左侧 VA）
中间导管	Tactics 120 cm（右侧 M2 下支）， 4.2 Fr FUBUKI（BA）
微导管（塞栓用）	Excelsior SL-10 45°预塑形
微导管（支架留置用）	Excelsior SL-10 45°预塑形

术中使用的弹簧圈 ▶

Target XL 360 Soft 6 mm/20 cm

Galaxy G3 5 mm/10 cm

Barricade coil complex finish 4 mm/8 cm

Optima complex 10 3 mm/4 cm

Optima complex 10 3 mm/4 cm

Optima complex 10 3 mm/4 cm

Optima complex 10 2.5 mm/3 cm

Barricade 10 helical finish 2.5 mm/3 cm

Barricade 10 helical finish 2 mm/2 cm

Galaxy G3 mini 1.5 mm/2 cm

支架：Neuroform Atlas 4.0 mm/21 mm

 本病例的关键点

　　该动脉瘤为宽颈型，且常规导管入路存在问题，治疗难度相对较高。由于无法通过近端颈内动脉进入，因此需经由搭桥血管或后交通动脉途径进入。术中，将用于放置支架的微导管从搭桥血管送入，通过后交通动脉送入用于栓塞的微导管。两根导管均使用细径的 DAC，以提高操作性（③）。

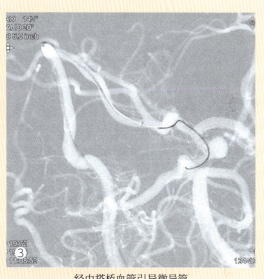

经由搭桥血管引导微导管

弹簧圈类型及尺寸的选择依据 ▶

　　为了使微导管更好地指向动脉瘤长轴方向，我们选择了通过后交通动脉引导微导管。支架放置位置从后交通动脉延伸至颈内动脉的末端。

　　首先，填充粗而长的弹簧圈使其成篮，随后展开支架，并分次进行栓塞。共使用 10 根弹簧圈（VER 24.5%），最终实现完全闭塞（④～⑥）。

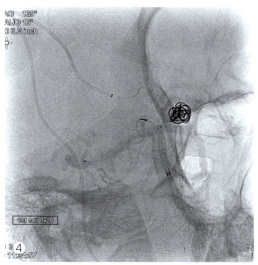

成篮后

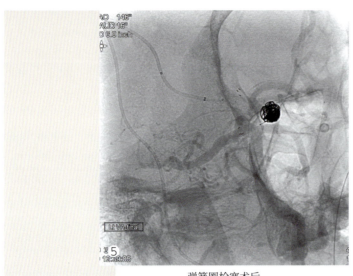

弹簧圈栓塞术后

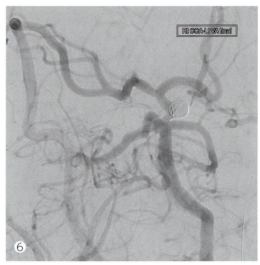

术后血管造影

 专家评述

　　这是一个罕见且通路受限的动脉瘤病例。本例中我们采用了便于操作的 Atlas 支架，并通过搭桥血管进入治疗区域。由于用于搭桥的桡动脉至大脑中动脉的路径较为平直且粗大，因此将 Tactics 导引至大脑中动脉的分支。此外，将 FUBUKI 用作塞栓导管的 DAC，引导至基底动脉，从而提升微导管的操作性。

专家见解

　　该病例诊疗中，术者也曾对能否将微导管引导至搭桥血管存在疑虑。考虑到术中破裂的可能性较低，因此采用管径较小的装置分别从搭桥侧和后交通动脉侧进行介入。然而，一旦发生术中破裂，处理难度将显著增加。

高瀬香奈　增尾 修

关键词	▶	中型　形状不规则　宽颈
动脉瘤大小	▶	长径 7.5 mm，短径 6.4 mm，瘤颈长 5.3 mm。
治疗前的血管造影	▶	入路全貌①・正位②・侧位③・最佳工作角度（DSA）④・最佳工作角度（3D-DSA）⑤。

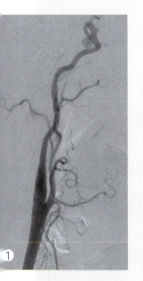

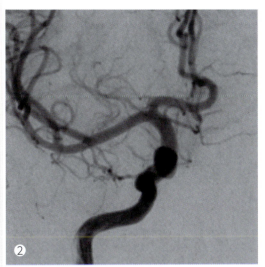

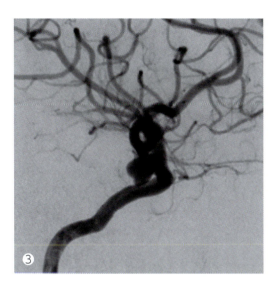

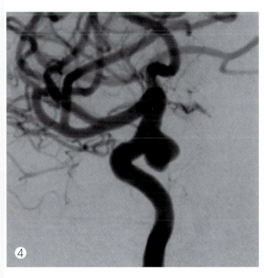

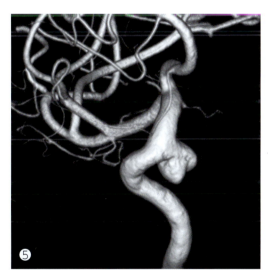

抗血栓治疗	▶	治疗前 2 周开始每天服用阿司匹林 100 mg 和氯吡格雷 75 mg。
栓塞技术 （穿刺部位）	▶	支架辅助 + 双导管技术（股动脉）。
选择该治疗方案的 理由	▶	鉴于动脉瘤颈较宽，需要使用支架。又因动脉瘤形态不规则且为中等大小，因此选择使用双导管技术。

手术器械 ▶

导引导管	SlimGuide 8 Fr 86 cm
微导管（输送支架用）	Headway 21
微导管（输送弹簧圈用）	Headway 17 STR，Phenom 17 STR
微导丝	Traxcess, CHIKAI 14 in
支架	LVIS　4.5 mm/22 mm

术中使用的弹簧圈 ▶

1. HydroSoft 3D 6 mm/12 cm
2. i-ED Complex Soft 6 mm/20 cm
3. i-ED Complex Soft 5 mm/15 cm
4～6. HydroSoft 3D 4 mm/8 cm
7～9. HydroSoft 3D 3 mm/6 cm
10. HydroSoft 3D 2.5 mm/6 cm
11. HydroSoft 3D 2.5 mm/4 cm
12. 13. HydroSoft 3D 2 mm/2 cm

本病例的关键点

　　为了对最难填塞的流出区（⑦中黄色部分）进行栓塞，先将 Headway 17 塑形为猪尾状。此外，将经过塑形的 Phenom 17 插入瘤颈附近，并将两者均塑形为 J 形。

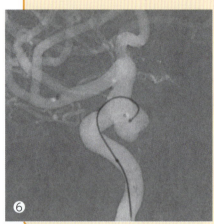

⑥

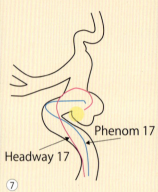

⑦

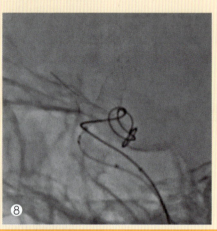

⑧

治疗后的血管造影 ▶ ⑨⑩。

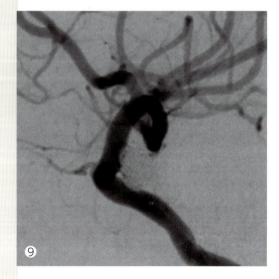

⑨

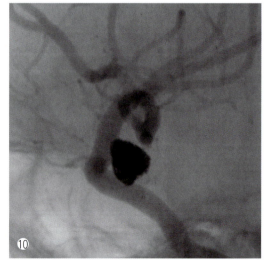

⑩

弹簧圈类型及尺寸的选择依据 ▶ 　　3D 弹簧圈由于其聚集特性，在 LVIS 支架展开过程中可以有效缓冲微导管进入动脉瘤的过程，因此被优先选为首发弹簧圈。考虑到 3D 弹簧圈易于形成间隙，为了实现更紧密的填充，次选了易于展开的复杂弹簧圈作为第 2 根和第 3 根弹簧圈，这些弹簧圈的尺寸与首发弹簧圈一致。在动脉瘤填充过程中，尽管常采用 HydroSoft 3D 弹簧圈以降低复发风险，但为了避免微导管回弹至载瘤动脉，采用了直径更小的弹簧圈。

潜在并发症与规避措施 ▶ 　　使用支架辅助治疗颅内动脉瘤存在血栓栓塞的风险。通过术前的 VerifyNow 检测仪检测，患者的 ARU 为 564，PRU 为 182，ARU 超过了正常截断值。因此，在置入支架之前，术者决定对患者进行奥扎格雷钠80mg 的快速静脉注射，以降低血栓形成的风险。

专家评述

　　在展开 LVIS 支架时，需特别注意微导管是否有向前推进或反向脱出的现象，因为微导管在进入动脉瘤时可能发生变化。

专家见解

　　对于形状不规则且直径超过 7 mm 的动脉瘤，双导管技术用于紧密填充非常有效。在导管入路通畅的情况下，展开 LVIS 支架时不一定需要中间导管，可以将其作为备用措施。此外，如果微导管意外从动脉瘤内脱出，双导管方法也能提供额外的安全保障。

关键词 ▶	眼动脉和颈内动脉虹吸部之外的部位　多发动脉瘤　伴子瘤
远端动脉瘤大小 ▶	长径 4.9 mm，短径 4.1 mm，瘤颈长 4.5 mm。
近端动脉瘤大小 ▶	长径 4.6 mm，短径 4.6 mm，瘤颈长 4.0 mm。
治疗前的血管造影 ▶	入路全貌①・正位②・侧位③・远端动脉瘤最佳工作角度（DSA）④・远端动脉瘤最佳工作角度（3D-DSA）⑤・近端动脉瘤最佳工作角度（DSA）⑥・近端动脉瘤最佳工作角度（3D-DSA）⑦。
抗血栓治疗 ▶	治疗前 1 周开始每天服用阿司匹林 100 mg 和氯吡格雷 75 mg。
栓塞技术（穿刺部位） ▶	支架辅助技术（股动脉）。
选择该治疗方案的理由 ▶	各动脉瘤均为宽颈动脉瘤，为保护载瘤动脉，需要使用支架。

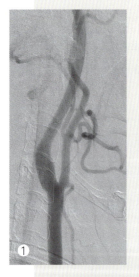

①

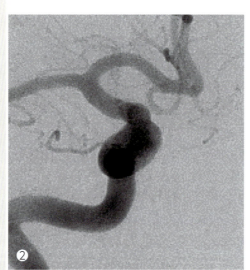

②

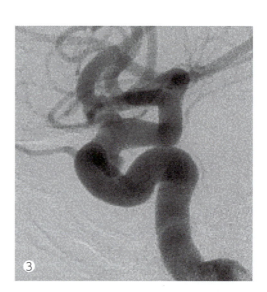

③

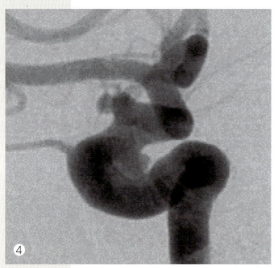

④

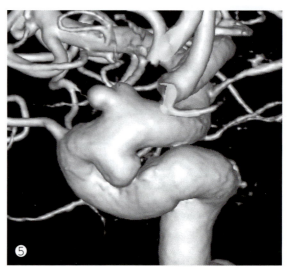

⑤

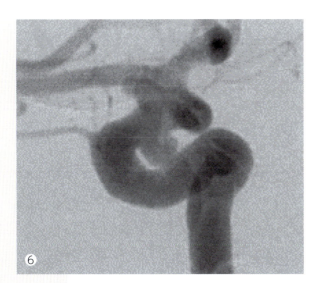

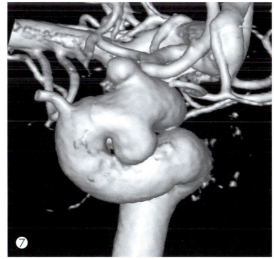

手术器械	导引导管	OPTIMO 8 F 90 cm
	微导管	Excelsior SL-10
	微导丝	Traxcess14
	支架	LVIS 4.5 mm/23 mm

术中使用的弹簧圈

远端动脉瘤：1. Target 360 Ultra 4 mm/8 cm，
　　　　　　2~4. i-ED coil SS 2 mm/2 cm

近端动脉瘤：1. i-ED coil complexinfini SS 3~5 mm/15 cm，
　　　　　　2. Target 360 Ultra 3.5 mm/8 cm，
　　　　　　3. i-ED coil complexinfini SS 2~3 mm/4 cm，
　　　　　　4. i-ED coil SS 2 mm/2 cm

 本病例的关键点

对于多发脑动脉瘤患者，我们采用了 Jailing 技术，通过两根精确引导的微导管分别对每个动脉瘤进行栓塞治疗。具体步骤如下：首先将微导管分别定位在不同的动脉瘤内，另一根微导管携带支架被准确地放置在右侧 M1 位置。在 M1 至 C3 区域放置支架后，先对较远端的动脉瘤进行了弹簧圈栓塞治疗，随后立即对较近端的动脉瘤进行相同处理。

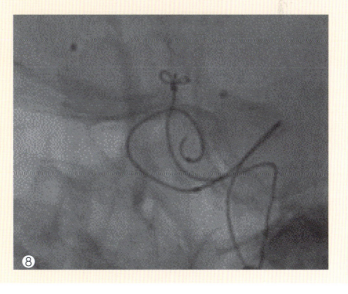

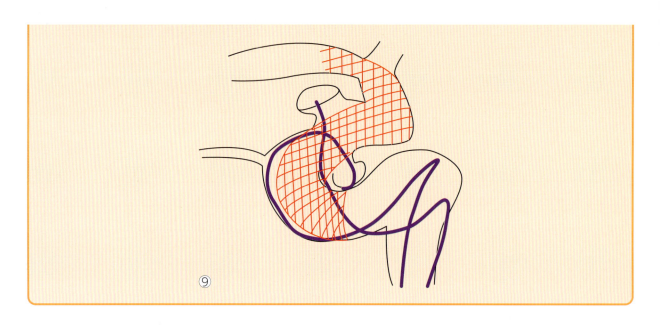

⑨

治疗后的血管造影 ▶ ⑩～⑬。

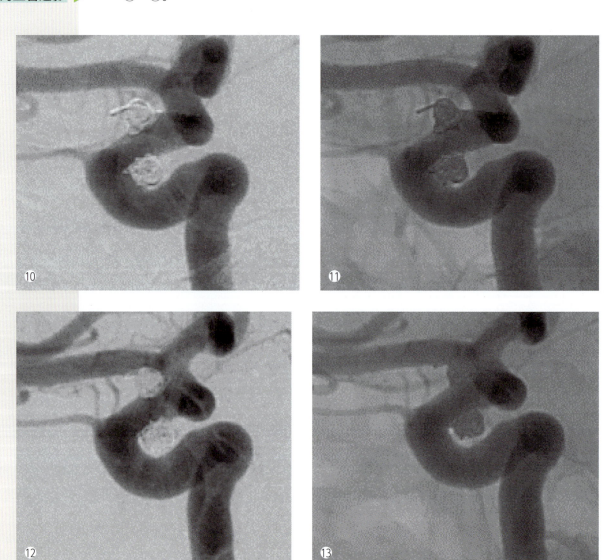

弹簧圈类型及尺寸的选择依据 ▶

针对位于远端且伴有子瘤的动脉瘤，选用了不易直接进入子瘤的、向内的 Target 360 Ultra 弹簧圈，并采用了易于操作且回弹力较小的 i-ED 微导管，以实现精准定位。在处理较近端的动脉瘤时，首先使用了具有扩张性的 i-ED coil complexinfini SS，接着，使用了在远端动脉瘤中未能成功插入的 Target 360 Ultra。随后，继续使用 i-ED coil 完成了栓塞操作。

潜在并发症与规避措施 ▶

在使用 Jailing 技术进行颅内动脉瘤血管内治疗时，微导管的正确操作至关重要。微导管在支架放置过程中易被误拉至动脉瘤外。为了防止此类情况，在动脉瘤栓塞操作中，应确保栓塞用微导管紧贴动脉瘤壁，并稳定置于动脉瘤内部。同时，在支架放置之前，必须彻底释放微导管张力，以减少栓塞对微导管的干扰。增强微导管可视性的一个有效策略是在栓塞操作前先向动脉瘤内预放数圈弹簧圈，这有助于早期识别并优化治疗过程。

专家评述

同时存在同侧多个动脉瘤时，一种方法是首先利用 Jailing 技术对远端动脉瘤进行栓塞，随后将微导管抽出并引导至近端动脉瘤进行操作。然而，操作过程有时可能不会按计划进行，因此最好采用 Transcell 技术进行栓塞准备。

专家见解

本例也适合使用血流导向装置。但因为本例中动脉瘤存在子瘤，放置血流导向装置后，动脉瘤内的血流变化可能引发破裂，最终选择了支架辅助弹簧圈栓塞的方案。

关键词	▶	大型动脉瘤　球囊辅助　水凝胶弹簧圈

动脉瘤大小 ▶ 长径 15.1 mm，短径 14.2 mm，瘤颈长 4.3 mm。

治疗前的血管造影 ▶ 入路全貌①・正位②・侧位③・最佳工作角度（DSA・3D-DSA）④⑤。

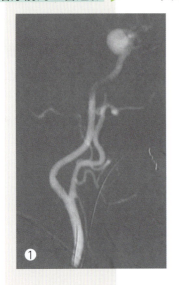 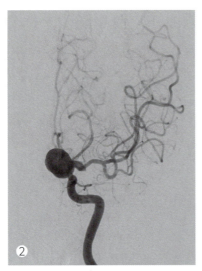 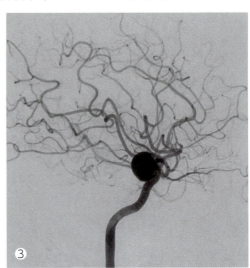

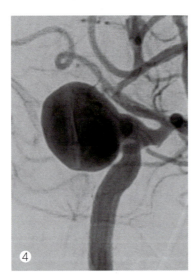 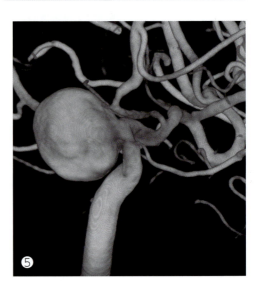

抗血栓治疗 ▶ 治疗前 4 周开始每天服用阿司匹林 100 mg 和氯吡格雷 75 mg。

**栓塞技术
（穿刺部位）** ▶ 支架辅助弹簧圈栓塞（股动脉）。

**选择该治疗方案的
理由** ▶ 在大型动脉瘤中，载瘤动脉的血流几乎全部进入瘤体。考虑到弹簧圈栓塞术后存在较高的复发风险，计划放置编织支架（LVIS 支架）以降低风险。

手术器械 ▶	导引导管	FUBUKI HARD 7 Fr 带弯度 FUBUKI HARD 6 Fr 带弯度
	中间导管	FUBUKI 4.2 Fr 125 cm
	微导管	Headway 17 STR（导管用） Headway 21 STR（支架用）
	微导丝	CHIKAI black 14
	栓塞导管	Scepter C 4 mm/15 mm
	支架	LVIS 4 mm/23 mm

术中使用的弹簧圈 ▶

HydroFrame 18 10 mm/36 cm

HydroSoft 3D 8 mm/33 cm×2 根

HydroSoft 3D 6 mm/19 cm×4 根

HydroSoft 3D 4 mm/12 cm×2 根

HydroSoft 3D 3 mm/8 cm×2 根

HydroSoft 3D 2 mm/8 cm×3 根

HydroSoft 3D 2 mm/6 cm×1 根

　　在 LVIS 支架置入过程中，为了提供更强的支撑，我们使用了一套包括 6 Fr 导引导管、4.2 Fr 中间导管以及 Headway 21 STR 微导管的系统用于放置支架。

　　在本例中，从下至上有 4 个位置存在明显的弯曲，其中，位于后交通动脉附近的弯曲最为严重，可能会影响支架的顺利置入。

　　我们采用了多种方法尝试改进 LVIS 支架的放置，包括将起始位置设定在 M1 段、颈内动脉末端或靠近后交通动脉的位置。结果表明，当支架前端位于靠近后交通动脉的区域时，尽管支架扩张到最大，但动脉瘤入口处仍存在展开不充分的问题。基于这个原因，我们决定不再继续采用支架辅助栓塞术（⑥）。

　　为了降低复发的风险，我们首选使用球囊辅助置入水凝胶弹簧圈的治疗方法，而不是一开始就选择其他难度较大的瘤颈部桥接支架。这样做的好处在于，即便之后动脉瘤复发，仍可考虑使用血流导向装置作为后续治疗手段。

　　在进行球囊辅助时，不必一开始就限定工作的具体角度。在球囊充气的状态下，通

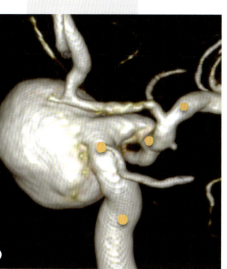

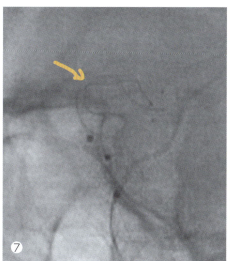

⑦

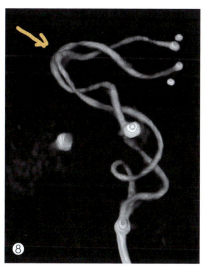

⑧

过从多个角度观察球囊与弹簧圈的相对位置，若能发现二者没有重叠的角度，便可以确定弹簧圈未突入载瘤动脉。这便是球囊辅助技巧中的关键步骤之一（⑦⑧）。

本例中瘤颈相对狭窄，通过球囊辅助实现了良好的栓塞效果。在治疗后的4年内，栓塞部位仍保持未复发（⑨～⑫）。

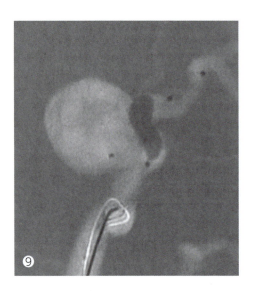

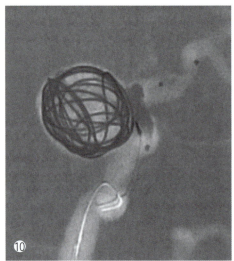

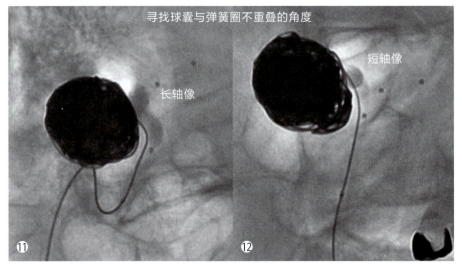

寻找球囊与弹簧圈不重叠的角度

长轴像

短轴像

 本病例的关键点

　　在本例中，通过使用颈部覆盖支架，栓塞术的复发风险可减少约一半。因此，我们尝试使用 LVIS 支架进行治疗。若不放置桥接支架，备选方案包括使用 Neuroform 或 Enterprise 支架，采用水凝胶弹簧圈进行栓塞，或在复发时使用血流导向装置。最终，我们选择了使用水凝胶弹簧圈进行球囊辅助栓塞术，若复发，则考虑使用血流导向装置进行再次治疗（⑬⑭）。

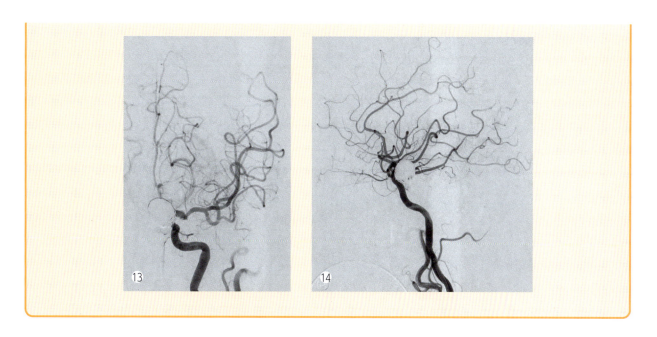

潜在并发症与规避措施 ▶ 在本病例中，动脉瘤前后的血管直径存在显著差异，且动脉瘤远端存在多处连续弯曲。这表明，放置 LVIS 等编织支架时可能面临一定挑战。因此，在释放支架前，我们采用了 3D 成像技术对支架的贴合性进行了详细评估。

专家评述

水凝胶弹簧圈通常倾向于在动脉瘤内紧密聚集，可降低扩散或脱落的风险，尽管已有强有力的证据支持其应用，但其实际应用频率并不高。然而，多个前瞻性临床研究已明确证实其对动脉瘤复发的抑制效果。

专家见解

水凝胶弹簧圈在应用过程中，常伴随解脱不良的现象。在回收过程中，可能发生弹簧圈松散或微导管内解脱的情况，尤其是在支架辅助下，这一问题更加明显。在这种情况下，回收弹簧圈将变得极其困难，增加了后续处理的难度。因此，我倾向于避免将水凝胶弹簧圈与支架辅助栓塞联合使用。

長谷川　仁

| 关键词 | ▶ | 小型　颈内动脉前壁　宽颈　形状不规则 |

动脉瘤大小 ▶ 长径 3.4 mm，短径 1.4 mm，瘤颈长 2.0 mm。

治疗前的血管造影 ▶ 入路全貌①·正位②·侧位③④·最佳工作角度（DSA）⑤⑥·最佳工作角度（3D-DSA）⑦。

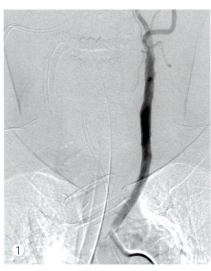

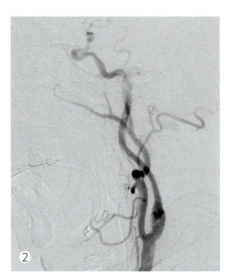

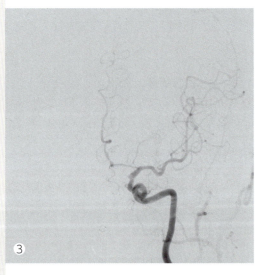

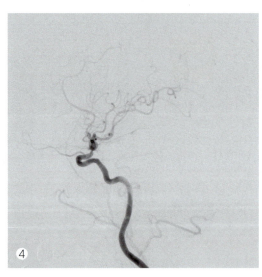

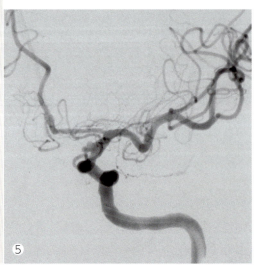

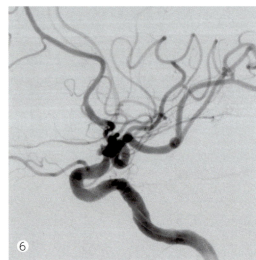

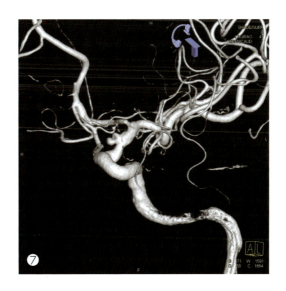

| 抗血栓治疗 ▶ | 治疗前 2 周开始每天服用阿司匹林 100 mg 和氯吡格雷 75 mg。 |

栓塞技术
（穿刺部位） ▶　支架辅助（Half-Jailing）技术（股动脉）。

选择该治疗方案的 ▶　尽管该动脉瘤体积较小，但因其瘤颈较宽且底部较浅，为了确保微导管的稳定性，
理由　采用了 Half-Jailing 的支架辅助技术。

手术器械 ▶

导引导管	ROARDMASTER TH 8 F 90 cm
中间导管	Cerulean DD6　115 cm
微导管（输送弹簧圈用）	Excelsior SL-10 90°
微导管（输送支架用）	Headway 21
微导丝	CHIKAI 14
支架	LVIS 4.5 mm/18 mm

术中使用的弹簧圈 ▶

1. Barricade complex finish 2 mm/6 cm
2. Barricade complex finish 1.5 mm/3 cm
3. Barricade complex finish 1 mm/3 cm

 本病例的关键点（⑧～⑪）

　　在治疗颈内动脉前壁动脉瘤时，由于其解剖特性，动脉瘤在微导管的扭力作用下极易移位。因此，确保微导管前端的形状及稳定性至关重要。通常情况下，从虹吸部到动脉瘤的距离越长，微导管越容易偏向瘤颈放置，这增加了微导管进入动脉瘤的难度（⑧⑩）。在本例中，我们选择了预成形 90° 的形状，但视距离情况，S 形的导管头同样有效。为确保微导管的稳定性，并覆盖动脉瘤颈部，颈部覆盖支架与 Half-Jailing 技术的结合非常有效。同时，通过展开支架，促进微导管本体及前端朝向动脉瘤移动的回撤技术也有一定作用（⑨⑪）。

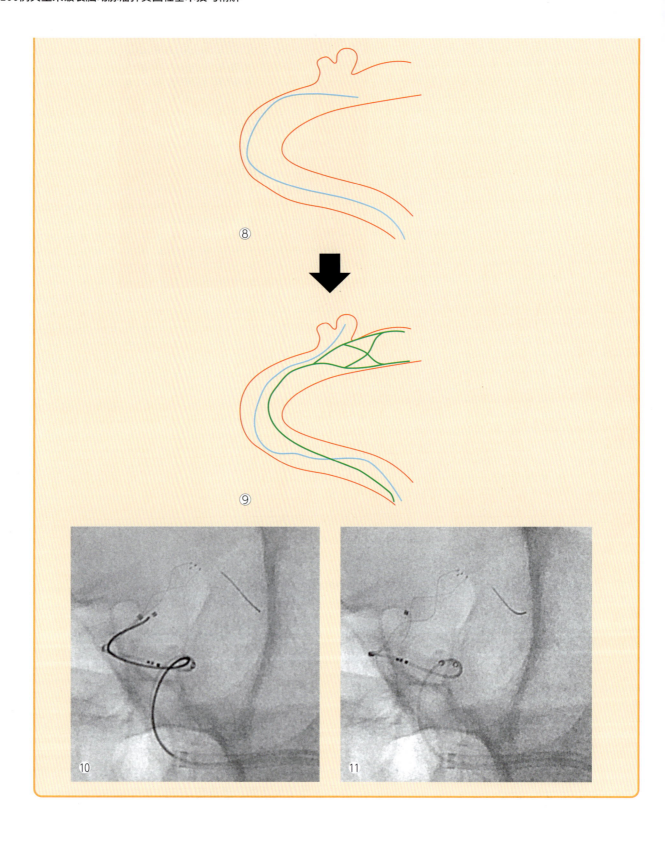

治疗后的血管造影 ▶　⑫～⑮

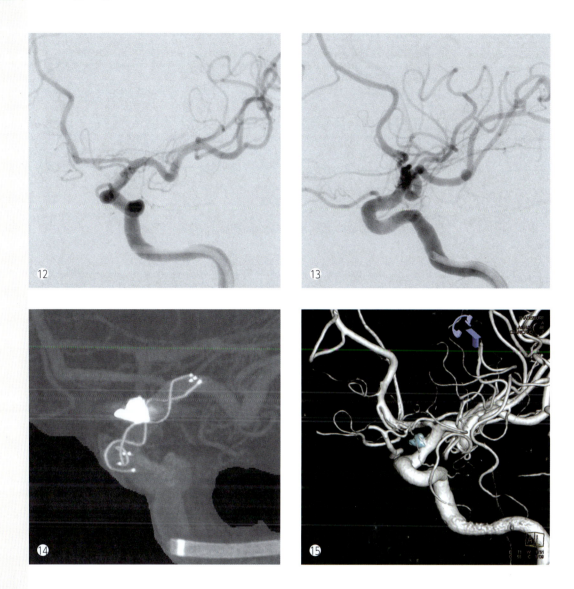

弹簧圈类型及尺寸的选择依据
（⑯～⑱） ▶

　　本例动脉瘤的治疗对象为微导管不稳定且易于回弹的非分叉部小型动脉瘤，其血管壁相对脆弱。因此，我们选择了整体系统（包括导丝在内）均具有高柔韧性的弹簧圈。Barricade 弹簧圈作为单极系统的电解脱装置，其相较于双极系统的弹簧圈柔软性更佳。这一特性使得在微导管位置不稳定的情况下，仍能够较为稳定地完成栓塞操作。鉴于其弹簧圈直径可小至 1mm，在小型动脉瘤的治疗中表现出良好的效果，可作为终末弹簧圈使用。

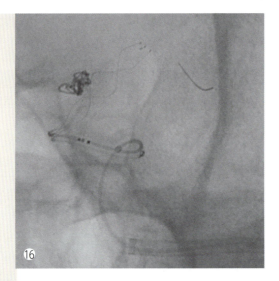
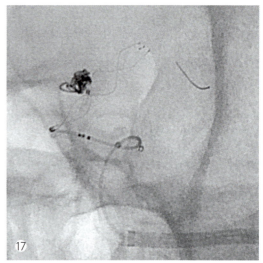

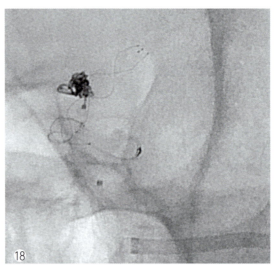

潜在并发症与规避措施 ▶

在采用 Half-Jailing 技术进行颅内动脉瘤的血管内治疗及弹簧圈栓塞时，必须警惕术中动脉瘤破裂的风险。尤其是在通过 6 Fr 规格的导引导管同时插入两根微导管（用于弹簧圈栓塞及支架置入）时，一旦发生破裂，将无法通过同轴球囊导管控制血流。在这种情况下，我们应立即放弃 Half-Jailing 技术，完全展开支架，并在拔出支架微导管后，立即通过球囊导管控制出血，或利用备用的血管鞘和导引导管操作球囊导管。在进行此类手术时，术者需时刻牢记这种应对策略。

专家评述

　　无论是破裂，还是未破裂的颈内动脉前壁动脉瘤，采用弹簧圈栓塞治疗都具有相当大的难度。因此，保持微导管的稳定性至关重要，精巧的操作技巧必不可少。

专家见解

　　颈部覆盖支架的使用对于弹簧圈的回撤操作及微导管的稳定性非常关键。尽管支架的展开及微导管的形状有时可能不利于对准动脉瘤，但在可接受的风险范围内，通过反复尝试及纠正错误以确保操作成功是至关重要的。

关键词	▶	颈内动脉前壁瘤　小型　宽颈　形状不规则

动脉瘤大小	▶	长径 8.7 mm，短径 5.6 mm，瘤颈长 4.8 mm。

治疗前的血管造影 ▶ 入路全貌①·正位②·侧位③·最佳工作角度（3D-DSA）④·最佳工作角度（DSA）⑤。

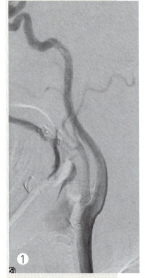

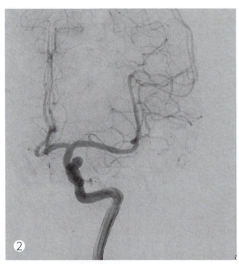

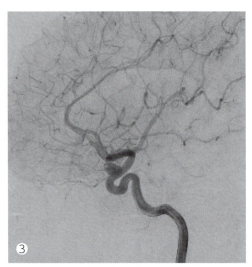

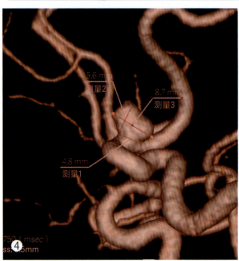

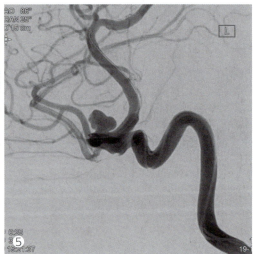

抗血栓治疗 ▶ 治疗前 1 周开始每天服用阿司匹林 100 mg 和氯吡格雷 75 mg。

栓塞技术（穿刺部位） ▶ 球囊辅助技术（股动脉）。

选择该治疗方案的理由 ▶ 为确保微导管的控制并防止其回退，采用了球囊辅助技术。

手术器械 ▶

导引导管	ROARDMASTER 6 Fr 90 cm
中间导管	无
微导管	Excelsior SL-10 150 cm（使用蒸汽塑形，使导管头呈曲度较缓的 J 形）
微导丝	Traxcess 0.014 in 200 cm
辅助球囊	Scepter XC 4 mm/11 mm

术中使用的弹簧圈 ▶

1. Target XL 360 Soft 7 mm/20 mm
2. VFC 3 ～ 6 mm/10 cm
3. Orbit Galaxy complex fill 5 mm/10 cm
4. Orbit Galaxy xtrasoft 3.5 mm/5 cm
5. Orbit Galaxy complex xtrasoft 3.5 mm/5 cm
6. Orbit Galaxy xtrasoft 3.5 mm/5 cm
7. HydroSoft 4 mm/8 cm
8. Orbit Galaxy complex xtrasoft 2.5 mm/3.5 cm

　　治疗过程详见⑥～⑩。由于采用了较粗的栓塞圈，并未追求过高的栓塞率（VER 达到 28.61%），治疗结束时动脉瘤存在颈部残余，但 2 年后几乎完全闭塞。

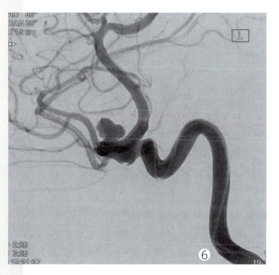
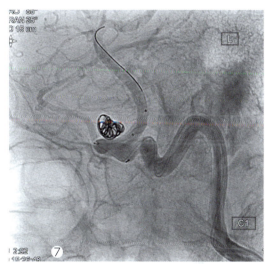

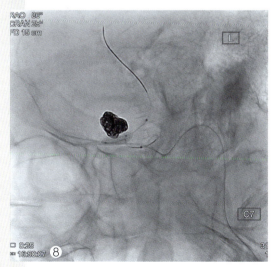
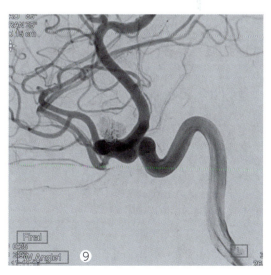

弹簧圈填充前 （DSA）	第一根弹簧圈填充后 （DA）
最终弹簧圈填充后 （DSA）	最终弹簧圈填充中 （球囊辅助，单发）

2 年后（MRA）

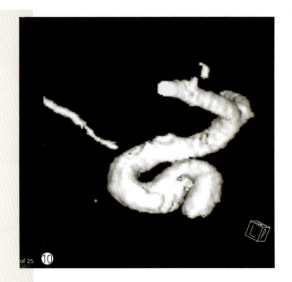

 本病例的关键点

　　如何将微导管稳定置入动脉瘤内，这在治疗上至关重要，这一点在"病例6"（第42页）中已有详细论述。然而，在本例中，我更想强调弹簧圈选择的重要性。⑪～⑰提供了逐步置入弹簧圈的影像，以展示这一过程。

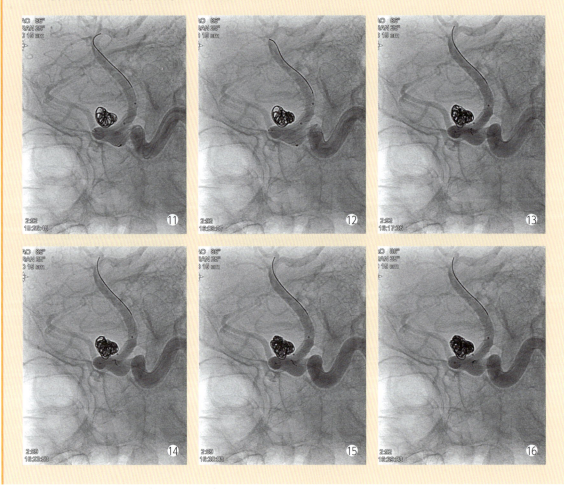

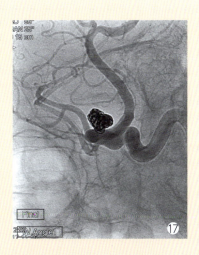

　　在成篮过程中，我们选用了尺寸较大、向外扩展的 Target XL 弹簧圈来确保成篮的稳定性。尽管通常在放置后续弹簧圈时，往往会因为担心弹簧圈脱出动脉瘤而倾向于使用小直径、柔软的弹簧圈，但这样会存在以下问题：为了提高栓塞率就需要填充更多的弹簧圈，最终可能导致导管在填充弹簧圈的过程中被推回至载瘤血管，从而无法实现有效的栓塞。在本例中，我们使用了稍粗且具有随机环形结构、能够在空间中灵活寻找位置的 Galaxy 弹簧圈。治疗中，首先对远端部分进行栓塞，然后依次从上部向瘤颈中部进行栓塞。由于这种弹簧圈能够借助自身形状精妙地调整导管方向，因而更易于实现紧密填塞（Tight Packing）。

潜在并发症与规避措施 ▶

　　即便成篮良好，但这一部位的不规则动脉瘤，往往需要频繁进行导管的操作，因此，后续插入的弹簧圈可能会破坏成篮结构。尽管术中可以通过支架辅助进行应急处理，但也可以一开始就选择支架辅助方法，并使用形状记忆性能较弱的弹簧圈来减少动脉瘤内弹簧圈之间的间隔。

专家评述

　　本病例的治疗发生在 DAC 广泛应用之前，因此未使用 DAC。对于本例这种情况的动脉瘤，如果有条件，可将 DAC 引导并留置在海绵窦段（Cavernous Portion）或眼动脉起始部附近，理论上可以显著提高微导管的可操作性。

专家见解

　　考虑到该部位动脉瘤使用血流导向装置（FD）进行治疗的完全闭塞率相对较高，结合其操作的难度、相关风险及预期效果，我个人认为今后可以将 FD 作为首选治疗手段。

关键词 ▶	颈内动脉前壁瘤　宽颈　长期预后　双导管·球囊辅助法
动脉瘤大小 ▶	长径 10.2 mm，短径 4.6 mm，瘤颈长 8.0 mm。
治疗前的血管造影 ▶	入路全貌①·正位②·侧位③·最佳工作角度（DSA）·最佳工作角度（3D-DSA）④。

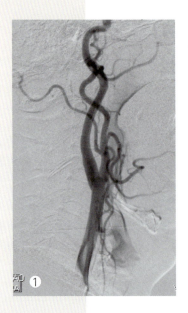

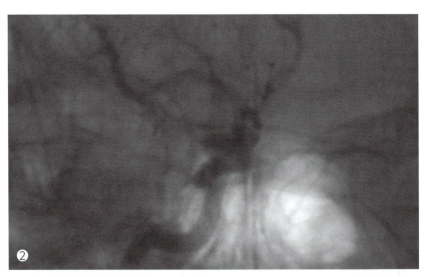

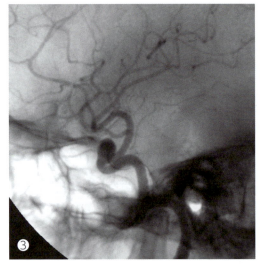

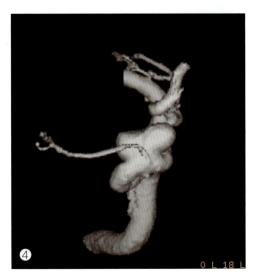

抗血栓治疗 ▶	阿司匹林 75 mg。
栓塞技术（穿刺部位） ▶	球囊辅助 + 双导管技术（股动脉）。
选择该治疗方案的理由 ▶	由于该动脉瘤为宽颈且呈柱状，单根弹簧圈难以稳定成篮，因此采用了球囊辅助，并实施了双导管成篮技术。

手术器械 ▶	导引导管	Shuttle guiding sheath 6 Fr 90 cm
	球囊导管	Copernick
	微导管	Excel 14
	微导管	Plowler 14

术中使用的弹簧圈 ▶

1. GDC 3D　5 mm/10 cm
2. GDC 3D　4 mm/8 cm
3. GDC helical 3 mm/6 cm
4. GDC helical 3 mm/6 cm
5. GDC helical 2 mm/4 cm
6. GDC helical 2 mm/4 cm
7. GDC helical 2 mm/3 cm
8. GDC helical 2 mm/3 cm

 本病例的关键点

　　对于颈部较宽的动脉瘤，由于血流高流量进入动脉瘤内，弹簧圈在瘤腔内往往不稳定。为应对此问题，我们采取了在球囊扩张的同时进行栓塞治疗的策略。本例中考虑到动脉瘤邻近眼动脉起始部，需要特别重视预防血栓栓塞等相关并发症。

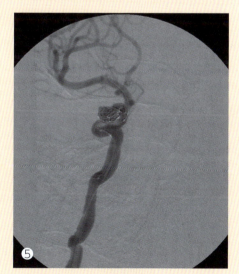

⑤

关键影像

治疗后的血管造影评估 ▶ ⑥⑦

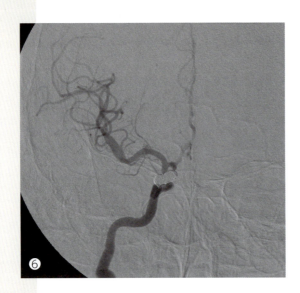
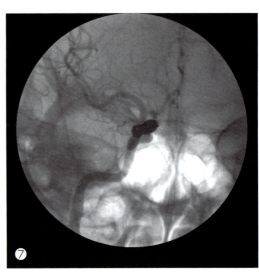

弹簧圈类型及尺寸的选择依据 ▶ 由于动脉瘤呈圆柱形,因此选用了与其短径相匹配的弹簧圈。

潜在并发症与规避措施 ▶ 该病例为扁平宽颈动脉瘤,弹簧圈溢出的风险较高。因此,我们谨慎地进行了球囊辅助操作,并巧妙地使用双导管进行栓塞治疗。治疗的关键在于成篮后,确保后续填塞的弹簧圈都稳定地位于成篮结构内。此外,在拔除微导管时也应格外小心。本例中为应对紧急情况准备了冠状动脉支架,以确保手术顺利进行。

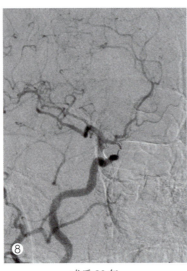

术后 20 年

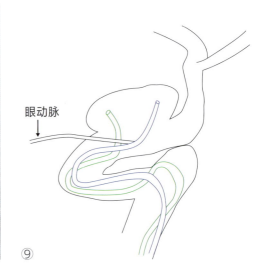

眼动脉

⑨

74

专家评述

　　在破裂颅内动脉瘤病例中，当前日本的医疗保险未认可急诊手术治疗中使用支架，但掌握这项技术在紧急情况下依然十分关键。本例中对于宽颈动脉瘤没有应用支架治疗，并在20年的随访期内载瘤动脉未出现狭窄，患者病情稳定。本例表明，在恰当治疗的情况下，即使不使用支架，单纯栓塞宽颈动脉瘤也可能取得良好的长期预后。

专家见解

　　尽管如今这些技术已经非常普及，但在本病例治疗时，球囊辅助和双导管技术在日本尚无人尝试，此次治疗为当时的首次尝试。令人欣慰的是，首例接受该治疗的患者已经健康生活了20年。当这一成果在国际学术会议上分享时，引起了广泛关注。曾有观点质疑"弹簧圈是否会脱落"，但经过20年的检验，这种担忧并未成为现实。

关键词 ▶	中型 颈内动脉后交通动脉分叉处动脉瘤 向后生长 宽颈

动脉瘤大小 ▶ 长径 9.7 mm，短径 7.1 mm，瘤颈长 9.8 mm。

治疗前的血管造影 ▶ 在侧位（①）工作角度下，尽管可以观察到整体血管走行和动脉瘤的全貌，但未能找到清晰显示后交通动脉（Pcom）起始部的角度。3D-DSA（②）显示后交通动脉从动脉瘤颈部向后发出。

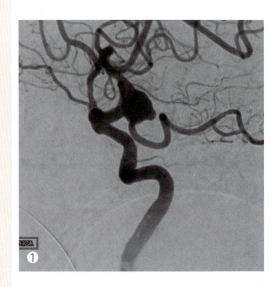 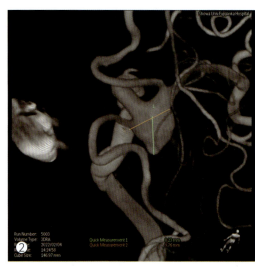

抗血栓治疗 ▶ 治疗前 1 周开始每天服用阿司匹林 100 mg 和氯吡格雷 75 mg。

栓塞技术（穿刺部位） ▶ 支架辅助弹簧圈栓塞（股动脉）。

选择该治疗方案的理由 ▶ 动脉瘤的颈部宽度超过 9 mm，且胚胎型后交通动脉从瘤颈部发出。为了保留后交通动脉并实现完全闭塞动脉瘤，本例经评估认为需要复合支架辅助技术。

手术器械 ▶

导引鞘	7 Fr shuttle sheath 90 cm, 5 Fr Envoy 90 cm
中间导管	Guidepost（作为支架微导管的 DAC）
微导管（塞栓用）	Excelsior SL-10
微导管（放置支架用）	Headway 21，Excelsior SL-10 45°预塑形
支架	LVIS blue 4 mm/22 mm（从 MCA 至 ICA），Neuroform Atlas 3 mm/21 mm（从 Pcom 至 ICA）

术中使用的弹簧圈 ▶

Target XL 360 Soft 8 mm/30 cm
HydroSoft 3D 7 mm/15 cm
HydroSoft 3D 6 mm/12 cm
i-ED coil infinite 3～5 mm/15 cm×2 根
HydroSoft 3D 3 mm/6 cm×4 根
HydroSoft 3D 3 mm/4 cm×2 根
HydroSoft 3D 2 mm/3 cm

本病例的关键点

在颅内动脉瘤的治疗中，位于颈内动脉与后交通动脉分叉处、宽颈并且瘤体发出分支的动脉瘤，治疗难度相当大。为了在保护后交通动脉的前提下实现完全闭塞动脉瘤，本例中采用了双支架的治疗策略。

弹簧圈类型及尺寸的选择依据 ▶

本例中，我们选择了可以增加 VER 的 Target XL 360 弹簧圈用于成篮。我们在大脑中动脉到颈内动脉放置编织支架，并反复调整弹簧圈以稳定成篮（③）。随后，从后交通动脉向颈内动脉展开支架，颈内动脉与 LVIS 重叠的部分采用 Jailing 技术进行固定。为了促进瘤内血栓的形成，选择了水凝胶弹簧圈作为填充弹簧圈（④）。VER 达22.5%，以动脉瘤腔内无造影剂残留（Dome Filling）的状态完成手术（⑤⑥）。

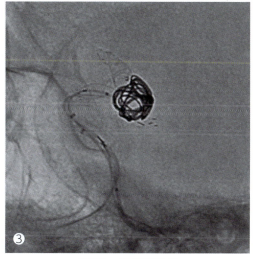

成篮后，在支架置入时

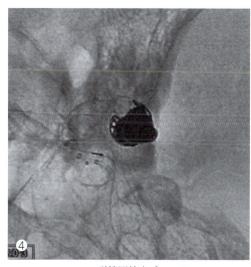

弹簧圈栓塞后

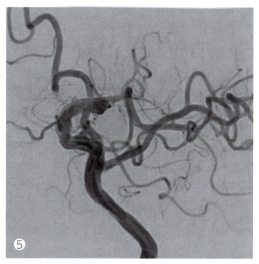

术后 DA

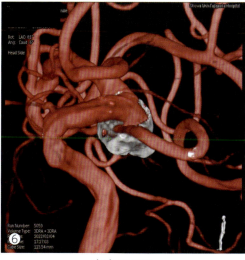

术后 3D-DSA

潜在并发症与规避措施 ▶

在本例中，确保后交通动脉的通畅是治疗的关键。本例中，动脉瘤向后发出后交通动脉，作为保护这条动脉的基本手段，可参考如下操作流程：首先将远端导引导管（DAC）

尽量推进至动脉瘤近端，以提高导丝和微导管的操作性；然后，确认微导管（如迷你猪尾状或预成形 S 形）是否能够搭靠在后交通动脉的起始部。如果可以搭靠，则继续推进导丝和微导管以维持操作的稳定性。然而，在本例中，所有微导管均未能成功进入后交通动脉，因此最终选择了瘤内成袢的方案以确保后交通动脉的通畅性。需要强调的是，瘤内成袢是一项对动脉瘤壁施加机械应力的操作，术中任何应力的增加都有可能引发动脉瘤破裂，造成致命风险。因此，在沿瘤壁推进微导管时，必须保持高度谨慎，确保微导管的推进完全处于手动控制的范围内，以避免对动脉瘤壁施加过大的应力。

另一个需要重视的问题是，本例中应用了复合支架进行治疗，从而显著增加了术中及术后血栓并发症的发生风险。因此，在术前对抗血小板治疗进行了监测，并依据目标值(PRU＜230, ARU＜550)进行了剂量的优化调整。此外，近年来普拉格雷(Prasugrel)的应用逐步增多，尤其是在面临传统抗血小板药物抵抗的患者中，普拉格雷展现出显著的优势。

专家评述

如本例所示，具有胚胎型后交通动脉的颈内动脉后交通动脉瘤是血管内治疗中难以根治的一类。虽然尚不清楚本例中采用的方法是否为最佳方案，但已有报道指出，单独使用血流导向装置（FD）难以实现根治，因此这是一个在治疗选择上令人棘手的动脉瘤类型。

专家见解

从长期角度来看，决定何时终止抗血小板治疗是一个复杂的问题。对于采用 FD 进行治疗的患者，可通过血管造影以及锥体束 CT 等影像技术，评估动脉瘤的闭塞程度及血管壁的内皮化情况，以便适时调整抗血小板药物的使用方案。然而，在支架辅助弹簧圈栓塞术中，这一评估过程本身就已充满挑战，而对于本例中采用的复合支架治疗方式，评估难度更是显著增加。

关键词 ▶	颈内动脉后交通动脉分叉处动脉瘤（胚胎型 Pcom） 3 mm 以下 新发·家族史

动脉瘤大小 ▶ 长径 2.8 mm，短径 2.5 mm，瘤颈长 2.0 mm。

治疗前的血管造影 ▶ 入路全貌①·正位②·侧位③·正位工作角度（DSA）④·正位工作角度（3D-DSA）⑤·侧位工作角度（DSA）⑥·侧位工作角度（3D-DSA）⑦。

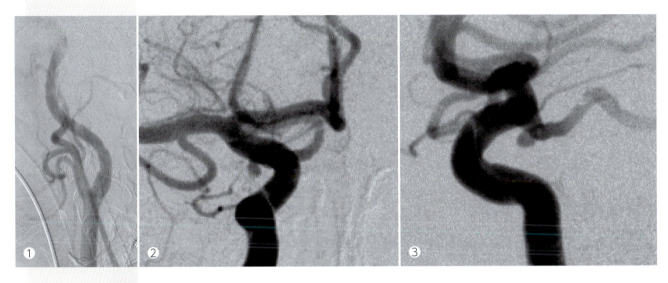

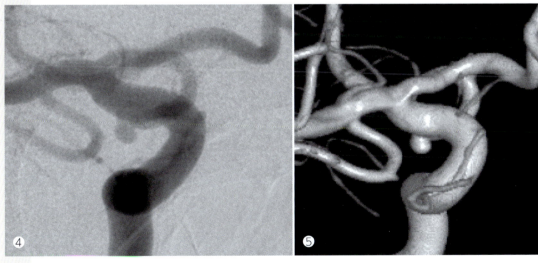

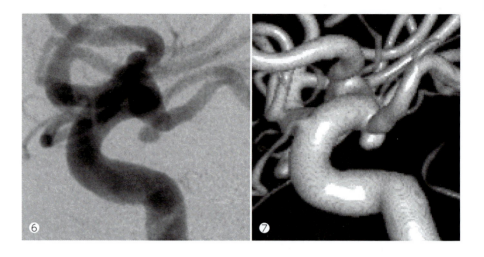

⑥　⑦

抗血栓治疗 ▶	治疗前 1 周开始每天服用阿司匹林 100 mg 和氯吡格雷 75 mg。
栓塞技术 （穿刺部位）▶	球囊辅助技术（股动脉）。
选择该治疗方案的 理由 ▶	在栓塞过程中，为了确保微导管的稳定性，采用了球囊辅助技术。

手术器械 ▶

导引导管	OPTIMO 7 F 90 cm
微导管	Excelsior SL-10
微导丝	Traxcess14
球囊导管	Transform 4 mm/7 mm

术中使用的弹簧圈 ▶

1. Target 360 Ultra 2 mm/3 cm
2. ED coil 1.5 mm/1 cm

弹簧圈类型及尺寸
的选择依据 ▶　　　　因为是小型动脉瘤，首先选用了较小尺寸的栓塞圈，随后使用了长度为 1 cm 的柔性 ED 栓塞圈。

 本病例的关键点

　　在本病例中，小型动脉瘤的位置略微偏离了载瘤动脉的轴线，导致在导管操作过程中出现了一定程度的控制困难，尤其是在弹簧圈输送的过程中，微导管容易向载瘤动脉的远端滑脱。为避免这一情况，术者可以采取在动脉瘤颈部远端放置扩张球囊导管的措施，从而有效防止微导管远端滑脱（⑧⑨）。

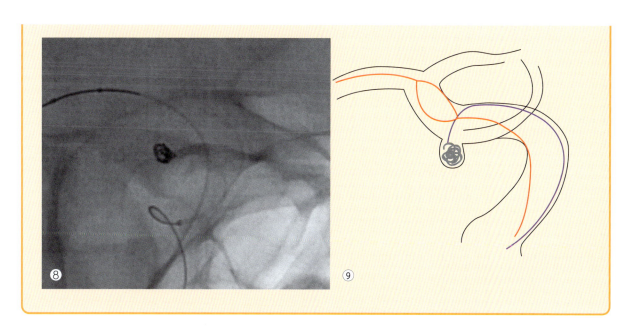

治疗后的血管造影 ▶ ⑩～⑬。

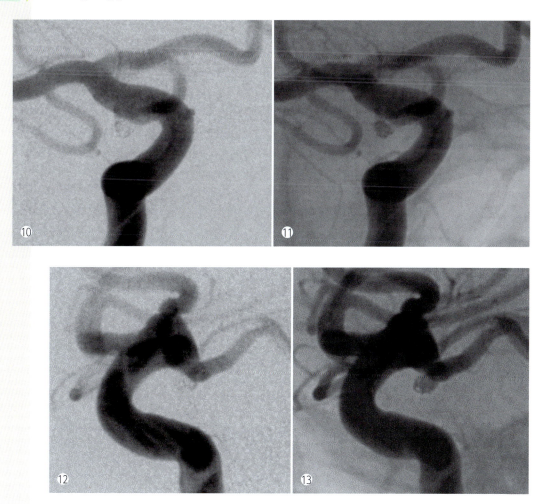

潜在并发症与规避措施 ▶ 考虑到引导微导管进入动脉瘤时存在动脉瘤穿孔的风险，因此采用球囊导引导管以提高操作的安全性。

 专家评述

颈内动脉后交通动脉分叉处动脉瘤的工作角度应精确调整，以实现最佳可视化。在正位时，应确保颈内动脉与后交通动脉的路径相互重叠，从而更好地观察动脉瘤的瘤颈部位。而在侧位时，则有助于充分展示后交通动脉的解剖走行与位置关系，以便术者进行精准干预。

专家见解

本病例因确诊为新发动脉瘤，同时具有家族史，且患者本人接受治疗的意愿非常强烈，因此决定进行介入治疗。展示本病例的主要原因在于，近期我们曾遇到一例完全相同部位与大小的破裂性动脉瘤，因而深感掌握相应的操作技术对于提高治疗成功率和改善患者预后至关重要。

关键词	▶	Judkins 导管左型　胚胎型　后交通动脉（Pcom）　交换导丝
动脉瘤大小	▶	长径 11.1 mm，短径 6.7 mm，瘤颈长 5.6 mm。
治疗前的血管造影	▶	入路全貌①・正位②・侧位③・最佳工作角度 DSA ④・3D-DSA ⑤。

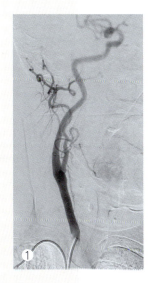
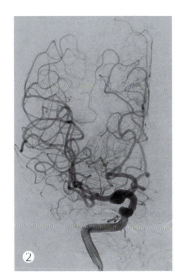
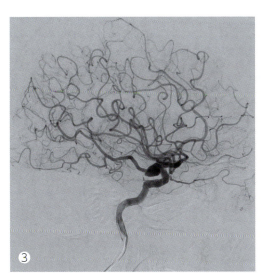

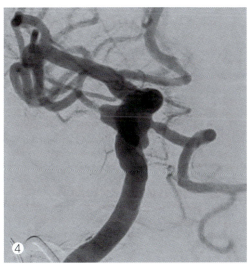
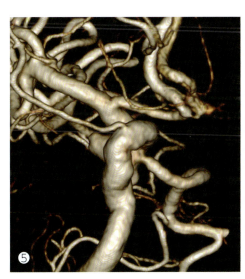

抗血栓治疗	▶	治疗前 4 周开始每天服用阿司匹林 100 mg 和氯吡格雷 75 mg。
栓塞技术 （穿刺部位）	▶	支架辅助＋球囊辅助（股动脉）。

| 选择该治疗方案的
理由 | ▶ | 为了保留胚胎型后交通动脉，本例考虑了 3 种可能的策略：①将球囊或支架放置在颈内动脉，并使其突入动脉瘤内；②将球囊或支架引导至后交通动脉；③使用双导管技术在动脉瘤内填充多根小型弹簧圈。最终，考虑到将导管系统引导至后交通动脉的方法最为有效，故选择了这一方法。对于超过 10 mm 的胚胎型后交通动脉瘤，动脉瘤的复发风险较高，因此在颈内动脉处放置了支架。 |

手术器械 ▶

导引导管	FUBUKI HARD 7 Fr 90 cm 带弯度
中间导管	无
微导管	Headway 17 90°（送入弹簧圈）Headway 17 STR（保护 Pcom）Headway 21（放置支架）
微导丝	CHIKAI black 14，CHIKAI 14，ExtentionNV
栓塞导管	Scepter C 4 mm×15 mm（IC） Scepter XC 4 mm×11 mm（Pcom）
支架	LVIS 4.5 mm/18 mm

术中使用的弹簧圈 ▶

Target XL 360 Soft 5 mm/15 cm×2 根
Target XL 360 Soft 4 mm/12 cm×2 根
Target XL 360 Soft 3 mm/9 cm×1 根
Target XL 360 Soft 2 mm/6 cm×2 根
Target 360 Ultra 3 mm/10 cm

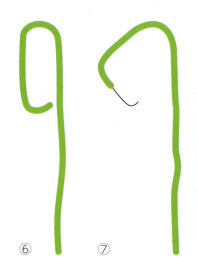

　　Judkins 导管左型是一种常用于经股动脉穿刺将导管放置于左冠状动脉时提升导引导管支撑力的形状。该导管前端整体呈现出发卡状的弯曲，在此基础上，最前端还配有一个更小的弯，通过这种形状的设计，可达到导丝插入后导管会像右图一样展开的效果。实际上，主动脉弓与颈内动脉虹吸部有些类似，在从侧面观察左冠状动脉的插入过程中，可以将主动脉弓看作颈内动脉虹吸部，将左冠状动脉比作大脑后交通动脉（后交通动脉）（⑥～⑨）。

⑥　　　　⑦

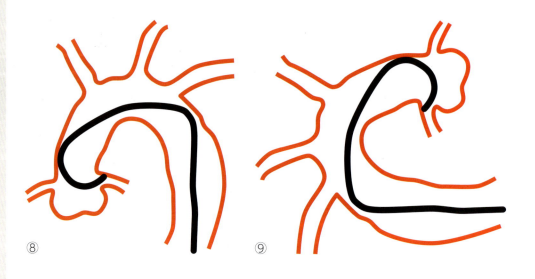

⑧　　　　⑨

借助 Judkins 导管左型带来的提示，对 Headway 17 进行类似的塑形后，我们可以轻松地将其尖端引导到后交通动脉的起始部，从而将导丝延伸至 PCA 远端。在推动导丝的过程中，应避免直接前推，而应通过旋转的方式来操控，这样可以防止导管脱出。这一技术的关键在于采用正确的旋转方向，旋转时应考虑方向是朝向操作者还是朝向远端。如果旋转方向选择正确，导丝就能像螺丝旋进螺丝孔那样，自主向前进入，而无须额外施力（⑩⑪）。

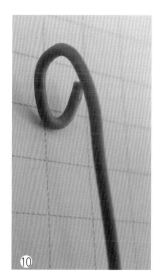

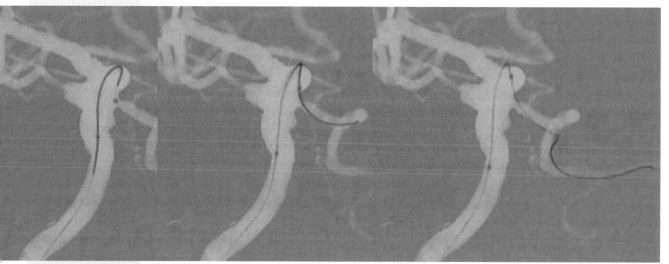

在推进导丝至更深部位后，我们换上了塑形后的 Headway 17 和 Scepter XC 4 mm×11 mm。然后，在颈内动脉中放置了 Scepter C 4 mm×15 mm，并在动脉瘤内放置微导管。在颈内动脉 (ICA) 和 Pcom 处扩张球囊后，通过原始影像可以直观地看到需要保护的血管，这样避免了重复进行 DSA，能直接了解弹簧圈与被保护血管间的相对位置。通过移动 C 臂，从纵向和横向观察球囊，确保在栓塞的同时弹簧圈不会进入载瘤动脉（⑫）。

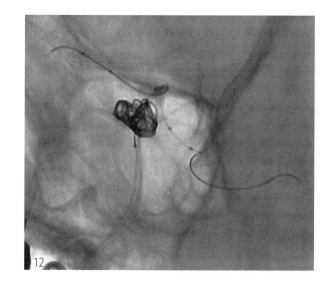

由于动脉瘤的宽度达到 11 mm，而高度仅有 5 mm。基于这种形状，我们首发弹簧圈选用了 5 mm 的弹簧圈进行治疗。考虑到 Target XL Soft 的柔软性，它的横截面积是普通弹簧圈的 2 倍，这意味着即使对于大型动脉瘤，也可以通过较少的弹簧圈数量实现有效的填充。在这个病例中，我们仅用了 8 根弹簧圈便达到了满意的栓塞效果。

在去除用于保护后交通动脉的球囊时，不能排除已放置的弹簧圈会突出到后交通动脉的风险。因此，应在保留导丝于大脑后动脉（PCA）的同时去除球囊，并确保后交通动脉的血流畅通无阻后，再取出导丝。

发出胚胎型后交通动脉分支的 ICPC 动脉瘤，其复发风险相对较高。通过留置颈部覆盖支架，可以有效降低一半弹簧圈栓塞术后的复发风险。因此，在手术的最后，我们放置了 LVIS 4.5 mm×18 mm 支架（⑬⑭）。

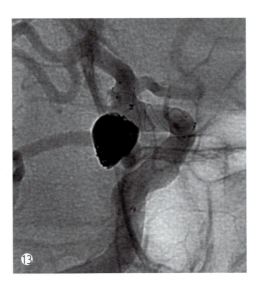
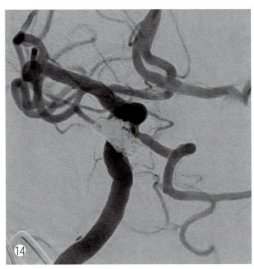

本病例的关键点

为了有效保护后交通动脉，采用模仿 Judkins 导管左型的双弯形状，对微导管进行塑形。实际术中的操作证实这一方法非常有效。该方法已在 6 例患者中成功实施，能够直接将球囊或支架定位至后交通动脉，无须绕过动脉瘤壁。

潜在并发症与规避措施 ▶

为了确保球囊能顺利引导至后交通动脉，首先需推进导丝至 PCA 的远端（P2）位置，随后交换导管。在导管交换操作之前，应先使用微导管造影，详细观察 PCA 分支出的细微血管。这一步骤完成后，选择一个避开这些微细血管分支的安全位置，保持导丝就位，随后执行交换操作。

专家评述

　　胚胎型后交通动脉通常在动脉瘤颈部稍远处发出。在保护后交通动脉的同时栓塞动脉瘤时，位于动脉瘤入口部的弹簧圈容易松散。本例中我们采用球囊辅助技术进行密集填充，但常规栓塞后留置血流导向装置也是一种有效的选择。

专家见解

　　当我去观摩一些非脑血管的介入手术时，在观察术者如何操作导管及应用治疗器械的过程中，时常能获得突如其来的启发。因此，我建议在治疗或检查的间隙，或者在有空余时间时，多去旁观其他诊疗科室进行的导管治疗。

4．颈内动脉后交通动脉分叉处动脉瘤（胚胎型 Pcom）

長谷川　仁

关键词	▶	中型　颈内动脉后交通动脉分叉处　宽颈　胚胎型
动脉瘤大小	▶	长径 5.8 mm，短径 5.7 mm，瘤颈长 3.6 mm。
治疗前的血管造影	▶	入路全貌①②·正位③·侧位④·最佳工作角度（DSA）⑤⑥·最佳工作角度

（3D-DSA）⑦⑧。

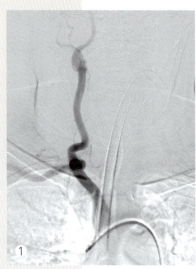
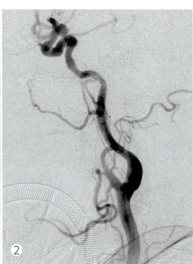
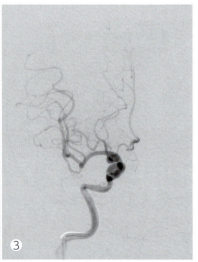

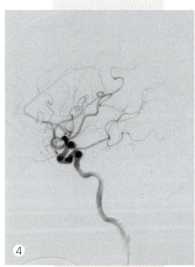
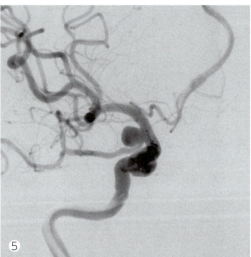
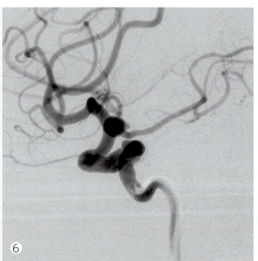

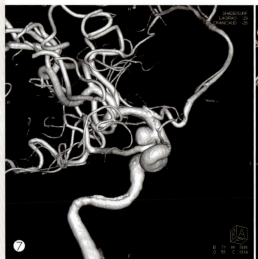
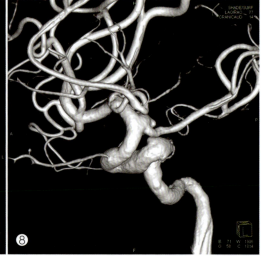

| 抗血栓治疗 ▶ | 治疗前 2 周开始每天服用阿司匹林 100 mg 和氯吡格雷 75 mg。 |

| 栓塞技术（穿刺部位）▶ | 简单技术→支架辅助技术（股动脉）。 |

选择该治疗方案的理由 ▶　具有胚胎型后交通动脉的颈内动脉后交通动脉分叉处动脉瘤通过血流导向装置治疗难以实现完全闭塞，且一旦置入该装置，后续其他治疗的选择将受到显著限制，而不使用辅助技术的单纯栓塞方法则具有较高的导管可操作性。因此，本例选择了保留后交通动脉的单纯瘤内栓塞策略。

手术器械 ▶

导引导管	ROARDMASTER TH 8 F 90 cm
中间导管	Cerulean DD6 115 cm
微导管（输送弹簧圈用）	Phenom 17
微导管（输送支架用）	Headway 21
微导丝	CHIKAI 14, CHIKAI black soft
支架	LVIS 4.5 mm/23 mm

术中使用的弹簧圈 ▶

1. Prime Frame 5 mm/15 cm
2. i-ED 4 mm/10 cm
3. i-ED 3.5 mm/8 cm
4. G3 mini 2.5 mm/3.5 cm
5. G3 mini 2 mm/3 cm
6. Prime Helix 2 mm/3 cm

！本病例的关键点

在瘤腔内进行栓塞操作过程中，初始的成篮弹簧圈的部分环状结构发生脱出，进入载瘤血管，并且脱出的程度逐渐加重（⑨）。鉴于该情况可能导致弹簧圈向远端脱落的风险，因此决定改为支架辅助栓塞技术。本例选用了 LVIS 支架，并为优化治疗效果，将支架置于瘤颈附近，使其网孔紧密贴合瘤颈（⑩）。通过支架的放置，成功将脱出的部分弹簧圈结构重新收回瘤腔内（⑪），从而有效降低其向远端血管脱落的风险。

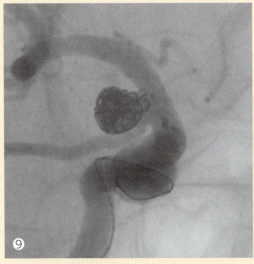

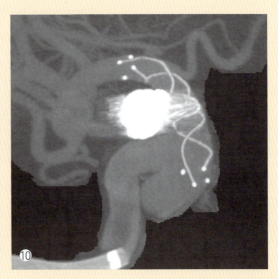

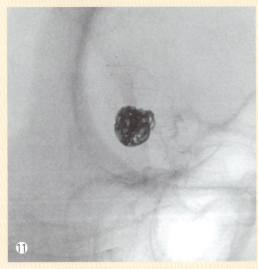

治疗后的血管造影 ▶ ⑫～⑭。

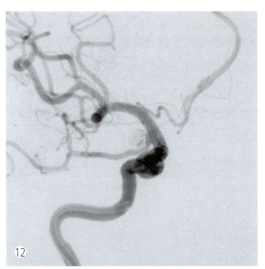

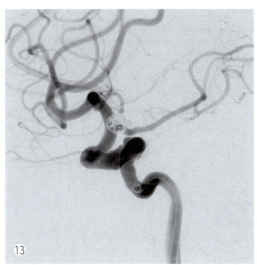

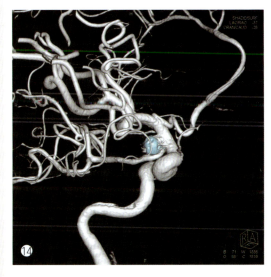

弹簧圈类型及尺寸
的选择依据 ▶ ⑮～⑰。

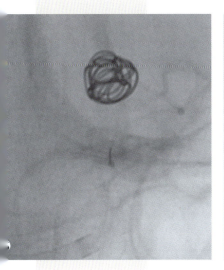

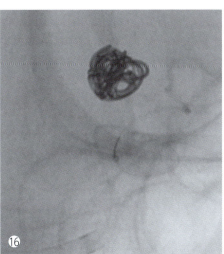

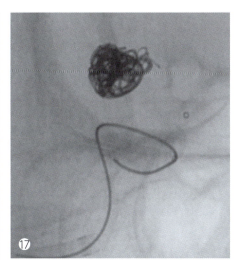

鉴于本次手术计划采用单纯弹簧圈栓塞，我们优先选择具有优良形状记忆性能的弹簧圈来完成成篮。在处理宽颈动脉瘤时，使用 Prime Frame 可以更加稳定地成篮。操作时，首先将微导管适当放置在动脉瘤颈部附近，随后进行调整以便更好地成篮，为后续的栓塞操作提供基础。特别是对于具备高强度形状记忆功能的弹簧圈，选用略小尺寸的弹簧圈往往有助于更高效地成篮。本例中，鉴于动脉瘤的长、短径都略小于 6 mm，因而选择了直径为 5 mm 的弹簧圈。

随后，为了最大限度地减少破坏成篮结构的风险，本例选用了柔软性更高的弹簧圈进行填充。然而，在填充过程中我们观察到，即使使用较为柔软的弹簧圈，成篮弹簧圈的环仍可能从颈部脱出并进入载瘤动脉。因此，第 2 根及之后选用直径更小、长度更短的弹簧圈可能更加合适。

潜在并发症与规避措施 ▶

在颅内动脉瘤的血管内治疗过程中，需特别警惕弹簧圈脱出或误入邻近血管的风险。一旦发现弹簧圈脱出且其位置不稳定，应迅速采取干预措施，尝试使用支架进行固定，确保弹簧圈的稳定性。在可选的众多支架类型中，闭环的 LVIS 和 Enterprise 2 支架以及开环的 Neuroform Atlas 支架均表现出良好的固定效果。特别是对于宽颈动脉瘤及伴有胚胎型后交通动脉的情况，LVIS 支架因其优异的性能成为首选，旨在提高治疗的治愈率。

在放置收尾弹簧圈（Finishing coil）时，存在较高的风险使其脱离已有结构并被血流冲至血管远端。在此类情况下，通常使用套圈进行回收。然而，对于体积较小且长度较短的弹簧圈，如果其冲至远端后未引起明显的血流障碍，则应根据具体情况评估是否有必要回收。

专家评述

在进行颅内动脉瘤血管内栓塞术时，术者应始终准备好支架以应对弹簧圈脱落的可能性。因此，即便计划采用单纯栓塞治疗，在术前管理中也应遵循双抗血小板药物的使用原则。如果治疗过程顺利且按照原计划进行，则可以将抗血小板药物调整为单药治疗，这是一种合理的方案。

专家见解

在后交通动脉发育良好并从颈部区域分支的情况下，往往会导致动脉瘤形成宽颈。尽管本例中最初选择了单纯栓塞技术，但实际上也可以考虑一开始即采用颈部覆盖支架或球囊辅助技术。对于伴有胚胎型后交通动脉的颅内动脉后交通动脉分叉处动脉瘤，血流导向装置有时难以达到根治的效果。因此，在制订初始治疗方案时，提前预见复发及可能的再治疗需求显得尤为重要。

4. 颈内动脉后交通动脉分叉处动脉瘤（胚胎型 Pcom）

佐藤　徹

关键词	▶	颈内动脉后交通动脉分叉处动脉瘤　宽颈　胚胎型
动脉瘤大小	▶	长径 8.7 mm，短径 6.8 mm，瘤颈长 5.2 mm。
治疗前的血管造影	▶	入路全貌①・正位②・侧位③・最佳工作角度（3D-DSA）④・最佳工作角度（DSA）⑤。

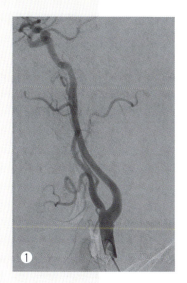 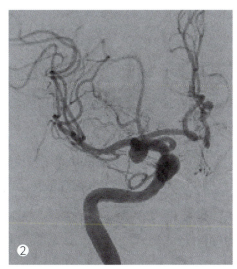 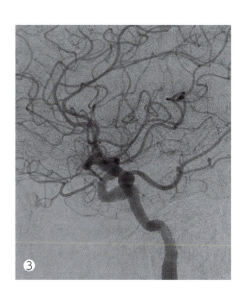

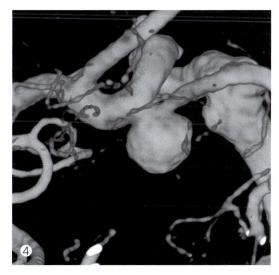 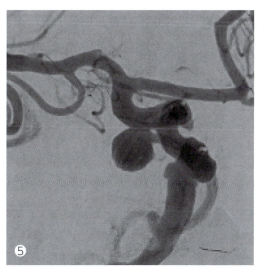

抗血栓治疗	▶	治疗前 2 周开始每天服用阿司匹林 100 mg 和氯吡格雷 75 mg。
栓塞技术 （穿刺部位）	▶	双导管技术（股动脉）。
选择该治疗方案的 理由	▶	为了保留后交通动脉，球囊辅助或支架辅助均需要在后交通动脉方向上进行瘤内突出操作，但该过程可能对血管和动脉瘤颈部施加显著的应力，进而增加了手术风险。因此，本例选择了避免此类操作的方案，采用双导管技术以保持瘤颈线并稳固成篮。

手术器械 ▶

导引导管	ROADMASTER 7 Fr 90 cm
中间导管	无
微导管	1. Excelsior SL-10 150 cm J 形预塑形 2. Excelsior SL-10 150 cm 45°预塑形
微导丝	Traxcess 0.014 in 200 cm

术中使用的弹簧圈 ▶

【45°】

1. V-trak Complex10 8 mm/20 cm, 3. V-trak Complex10 6 mm/15 cm, 6. Galaxy Xtrasoft 4 mm/8 cm,7. VFC 3 ～ 6 mm/6 cm, 8. Galaxy Xtrasoft 3 mm/6 cm

【J 形】

2. V-trak Complex10 8 mm/20 cm, 4. VFC 3 ～ 6 mm/10 cm, 5. VFC 3 ～ 6 mm/6 cm, 9. Galaxy Xtrasoft 2.5 mm/3.5 cm, 10. Galaxy Xtrasoft 2.5 mm/2.5 cm, 11. Target 360 Ultra 2 mm/3 cm, 12. Target 360 Nano 1.5 mm/3 cm

　　治疗过程详见⑥～⑨。由于始终使用了较粗的弹簧圈，最终栓塞率达 28.61%。尽管治疗结束时存在颈部残余，但 2 年后几乎完全闭塞。

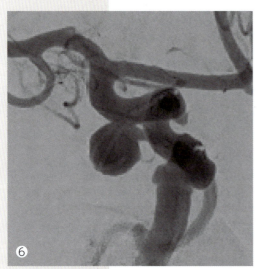

⑥

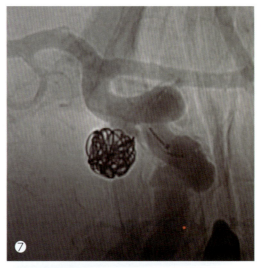

⑦

弹簧圈
填充前
（DA） | 第 2 根弹簧圈
填充后
（DA）

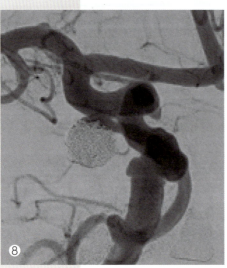

⑧

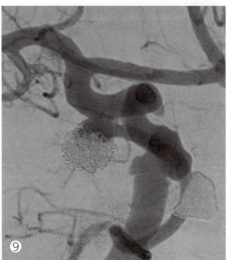

⑨

最终弹簧圈
填充后
（DSA） | 治疗
1 年后
（DSA）

本病例的关键点

　　在治疗过程中，如何构建一个牢固且无偏差的成篮是治疗成败的关键。本例中，通过使用名为 V-Trak complex 的粗径外向弹簧圈，以交替的方式插入两个相同尺寸的弹簧圈，成功地确保了成篮贴合动脉瘤壁且保留瘤颈线。应用双导管技术的最大优点在于，与单导管相比，成篮后体积塞栓率（VER）可加倍。具体操作方法是在预想的瘤颈线上移动导管尖端，先卷入第一根弹簧圈，再用相同尺寸的弹簧圈进行内侧支撑（⑩～⑫）。最后，通过双导管将具备较好空间适应能力的弹簧圈（本例中为 VFC）放置于可能形成间隔的不同部位，最终确保栓塞的 VER 较高。术后 1 年进行的血管造影显示颈部残余有所增大，但其后无明显变化，患者已顺利度过 7 年随访期。

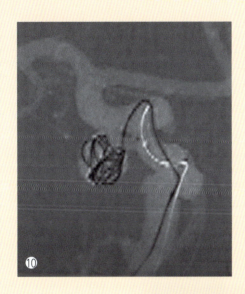

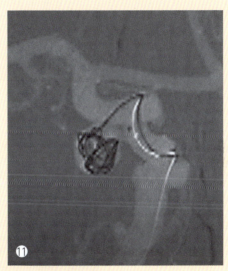

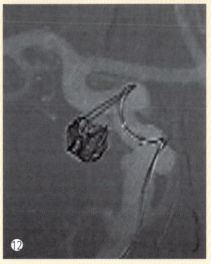

潜在并发症与规避措施　▶　　由于宽颈动脉瘤具有较高的后交通动脉血栓形成风险，抗血小板治疗的应用以及术中对抗凝治疗的精确控制（维持活化凝血时间约为 300 s）显得尤为关键。一旦血栓形成，最佳的应对策略是撤出导管，并进行耐心的观察。在某些情况下，面对不完全理想的手术结果，暂时终止手术可能是更为谨慎和合理的选择。

专家评述

在胚胎型颈内 - 后交通动脉分叉部动脉瘤中，血流导向装置置入术后的治愈率较低[1]，因此，弹簧圈栓塞术仍然具有重要的治疗地位。近年来，已有多种支架技术如 T-stenting 或 λ-stenting 的报道[2,3]，但其对术者的技术要求极高，且伴随一定的并发症风险。因此，在初次治疗中单纯采用弹簧圈进行紧密填塞可能更为合理。

专家见解

血流导向装置对于本例中病变位置的动脉瘤闭塞率较低，因此弹簧圈栓塞术被认为是更优的选择。在选择弹簧圈时，材料的特性尤为重要。如前所述，优先使用直径较大、向外扩展的弹簧圈。当填塞弹簧圈之间的间隔时，不宜选择形状记忆性能优良的 3D 弹簧圈，而应使用螺旋形、形状记忆性能较弱或随机环形的弹簧圈，以便更精确地将其放置在预定位置。

参考文献

[1]Roy AK, Howard BM, Haussen DC, et al. Reduced efficacy of the pipeline embolization device in the treatment of posterior communicating region aneurysms with fetal posterior cerebral artery configuration. Neurosurgery. 2018；82：695-700.

[2]Aydin K, Stracke CP, Barburoglu M, et al. Long-term outcomes of wide-necked intracranial bifurcation aneurysms treated with T-stent-assisted coiling. J Neurosurg. 2021；134：39-48.

[3]Tanabe J, Nakahara I, Matsumoto S, et al. λ stenting：a novel technique for posterior communicating artery aneurysms with fetal-type posterior communicating artery originating from the aneurysm dome. Neuroradiology. 2022；64：151-159.

关键词	▶	后交通动脉瘤　胚胎型　易破裂　假性动脉瘤
动脉瘤大小	▶	长径 9.3 mm，短径 6.0 mm，瘤颈长 6.1 mm。
治疗前的血管造影	▶	入路全貌①·正位②·侧位③·最佳工作角度（DSA）④·最佳工作角度（3D-DSA）⑤。

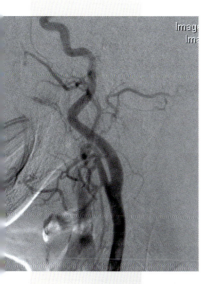
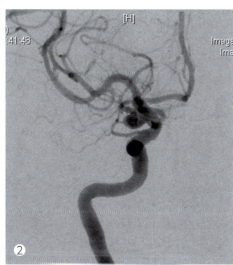
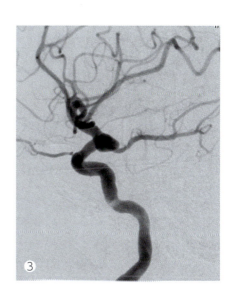

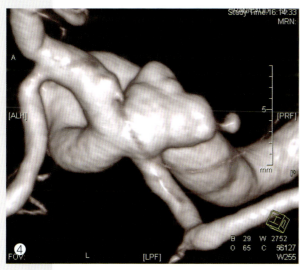
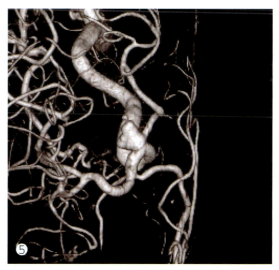

抗血栓治疗	▶	阿司匹林 100 mg，氯吡格雷 75 mg。
栓塞技术（穿刺部位）	▶	球囊重塑 + 双导管技术（股动脉）。
选择该治疗方案的理由	▶	考虑到瘤体顶端形成了小突起或假性动脉瘤，初期应避免使用支架。瘤体呈双向膨胀，出于对后交通动脉的保护需求，评估认为双导管技术更易于成篮并达到治疗目标。

手术器械	▶		
	导引导管	FUBUKI guiding sheath 6 F 90 cm
	微导管	Excelsior SL-10 手动塑形
	微导管	Headway Duo 14 手动塑形

术中使用的弹簧圈 ▶

1. Galaxy complex fill 7 mm/21 cm
2. Axium Prime 3D 6 mm/20 cm
3. Axium Prime 3D 5 mm/15 cm
4. Axium Prime 3D 4 mm/12 cm
5. Target 360 Ultra 3 mm/8 cm
6. Target 360 Nano 2.5 mm/4 cm
7. Axium Prime 3D 2 mm/4 cm
8. Axium Prime 3D 1.5 mm/4 cm
9. Axium Prime 3D 1.5 mm/3 cm

 本病例的关键点

因动脉瘤尖端部位呈现不规则形状，类似假性动脉瘤的腔室，我们将其视作具有潜在破裂风险的病例来处理。鉴于后交通动脉属于胚胎型，保护该部位至关重要，故精心设计了手术的工作角度（⑥⑦）。

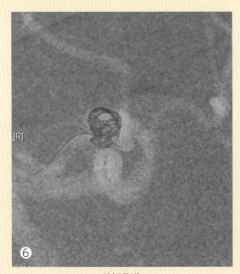

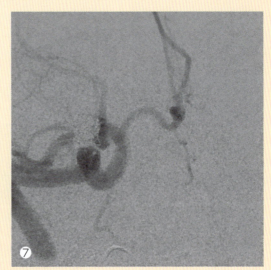

⑥ 关键影像

⑦ 填充后

治疗后的血管造影 ▶ ⑧

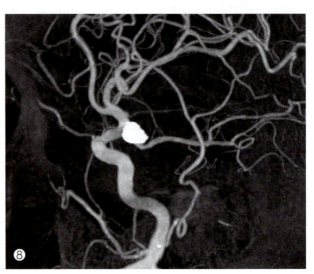

⑧ 治疗后

弹簧圈类型及尺寸的选择依据 ▶ 由于本例为扁平动脉瘤，为保护后交通动脉的完整，首选使用易于操作且不会影响后交通动脉的 Galaxy 弹簧圈进行初步治疗。针对另一膨胀部位，选择了 Axium 弹簧圈来实现更好的填充效果，以达到理想的治疗形态。

潜在并发症与规避措施 ▶ 考虑到动脉瘤处在临界破裂边缘，术中破裂的风险较高，因此我们格外谨慎。术中我们还特别注意避免弹簧圈环套在后交通动脉的起始部。本次，我们巧妙地利用了 Galaxy 弹簧圈的随机环特性，成功构建了理想的弹簧圈框架，降低了手术风险。

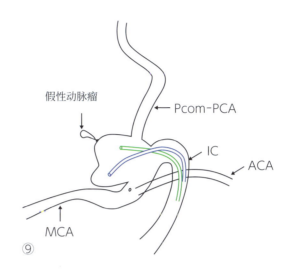

假性动脉瘤

← Pcom-PCA

IC

ACA

MCA

⑨

专家评述

要严格保留后交通动脉起始部，并填塞不规则动脉瘤，双导管技术无疑是合适的选择。手术关键在于一开始正确地双导管成篮。

专家见解

对于伴有胚胎型后交通动脉或濒临破裂的动脉瘤，置入血流导向装置仍存在争议，因此，在此类情况下，本方法是一种有效的治疗手段。

津本智幸

关键词 ▶	中型　颈内动脉后交通动脉分叉处动脉瘤　向下生长　宽颈
动脉瘤大小 ▶	长径 7.3 mm，短径 4.5 mm，瘤颈长 7.0 mm。
治疗前的血管造影 ▶	在正位（①）工作角度下确认了血管的走行、动脉瘤，以及后交通动脉的起始部。在侧位（②）工作角度下上确认了动脉瘤的长径。

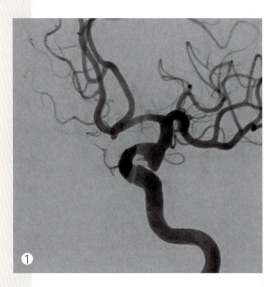 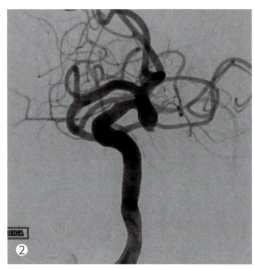

抗血栓治疗 ▶	治疗前 1 周开始每天服用阿司匹林 100 mg 和氯吡格雷 75 mg。
栓塞技术（穿刺部位） ▶	球囊辅助栓塞，如失败则转为支架辅助弹簧圈栓塞（股动脉）。
选择该治疗方案的理由 ▶	该动脉瘤的瘤颈宽达 7.0 mm，深度为 4.5 mm，且瘤顶存在一个小突起。尽管患者年龄较高（82 岁），但由于动脉瘤存在子瘤，破裂风险较高，因此决定进行治疗。考虑到患者高龄等原因，不适合长期抗血小板治疗，因此计划采用球囊辅助的治疗方法。

手术器械 ▶

导引鞘	6 Fr Axcelguide 85 cm
中间导管	Cerulean DD-6
微导管（塞栓用）	Excelsior SL-10 J 形预塑形
球囊	Scepter XC 4 mm/11 mm

术中使用的弹簧圈 ▶

Target 360 Soft 6/20
Target 360 Soft 4/8
i-ED coil Complex Soft 4/8
i-ED coil Complex Soft 3.5/8
i-ED coil Complex Soft 3/4
i-ED coil Complex SS 2/4
i-ED coil Complex SS 2/4

本病例的关键点

这是一个伴有细小后交通动脉的颈内动脉后交通动脉分叉处动脉瘤病例，患者不希望放置支架。根据载瘤动脉的直径及后交通动脉起始部的位置，判断该病例治疗中需要对球囊进行过扩张处理。在本例中，尽可能提高 DD-6，以加强对球囊的控制（③）。

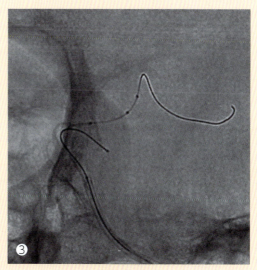

③

置入微导管时

弹簧圈类型及尺寸的选择依据 ▶

处理该颅内动脉瘤时，由于其颈部较宽，给放置弹簧圈带来了困难。为了解决这个问题，我们微调球囊位置，稍向远端移动，并在过度扩张的同时对导管施加压力，这样就可以继续填塞弹簧圈（④）。为了对后交通动脉的起始部提供保护，首先采用 2 根弹簧圈构建一个成篮支架，接着使用更柔软的弹簧圈进行密集填充（⑤）。尽管后交通动脉起始部附近的栓塞程度较轻，但子瘤的末端已经消失。考虑到患者的高龄，对瘤体进行适当填充后结束治疗（⑥）。

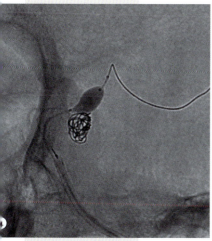

成篮时

填充第 7 根弹簧圈时

⑤

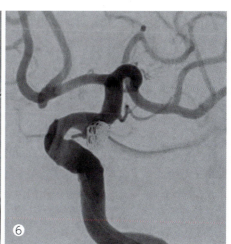

⑥

术后血管造影

潜在并发症与规避措施 ▶

在瘤颈较宽的病例中，手术过程中可能会出现弹簧圈部分突出至载瘤动脉的情况，若仅为 1～2 圈通常问题不大，但如果突出超过此范围，则需要放置支架以支撑弹簧圈。使用 Scepter 球囊时，可以插入 LVIS Jr（最大直径 3.5 mm），但对于直径较大的颈内动脉则无法使用。虽然不在适应证范围内，但也可尝试通过 Scepter 球囊导入 Neuroform Atlas 支架。有时可以顺利导入，但也可能在导管入口处遇到困难。此时应避免强行操作，建议更换为专门用于支架放置的微导管以完成操作。

专家评述

　　本例中，弹簧圈通过球囊与血管壁之间的间隙进入颈内动脉。尽管球囊已充分扩张，但仍不可避免地形成了间隙，导致弹簧圈在血流作用下被冲出。为了减少对血流的影响，也许采用带球囊的导引导管会是更好的选择。

专家见解

　　在本例中，选择这种治疗方法是为了避免使用抗血小板治疗。如果患者可以接受抗血小板治疗，为了提升治疗的效果，我们可能会考虑牺牲后交通动脉并实施弹簧圈栓塞术。此外，采用 LVIS 支架或配合血流导向装置进行弹簧圈栓塞手术也是一种选择。

5. 颈内动脉后交通动脉分叉处动脉瘤（非胚胎型 Pcom）

鐵尾佳章　增尾　修

关键词	▶	小型　不规则动脉瘤　宽颈

动脉瘤大小 ▶ 长径 8.3 mm，短径 4.1 mm，瘤颈长 5.5 mm。

治疗前的血管造影 ▶ 入路全貌①・正位②・侧位③・最佳工作角度（DSA）④・最佳工作角度（3D-DSA）⑤。

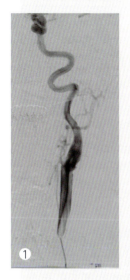 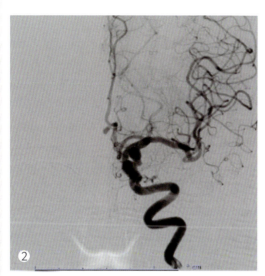 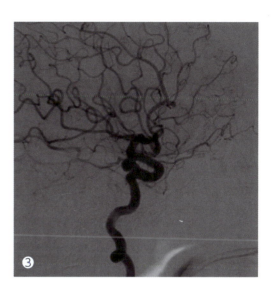

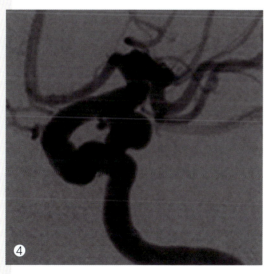 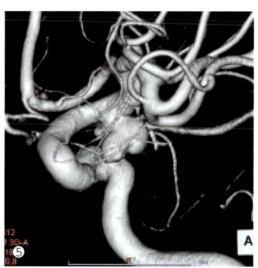

抗血栓治疗 ▶ 治疗前 2 周开始每天服用氯吡格雷 75 mg。

**栓塞技术
（穿刺部位）** ▶ 双导管技术（股动脉）。

**选择该治疗方案的
理由** ▶ 瘤侧分支的后交通动脉应予以保留，同时需要对不规则的动脉瘤进行致密的栓塞。

手术器械 ▶

导引导管	Slim Guide 8 F 83 cm
中间导管	Cerulean DD6 118 cm
微导管	Headway 17 STR XT17 STR
微导丝	CHIKAI 0.014 in

术中使用的弹簧圈 ▶

1. HydroSoft 3D 5 mm/10 cm
2. Galaxy G3 7 mm/21 cm
3. ED ∞ soft 16 mm/10 cm
4. smart wave 2.5 mm/4 cm
5. smart wave 2.5 mm/4 cm

! **本病例的关键点·弹簧圈类型及尺寸的选择依据（⑥～⑩）**

　　首先，我们对两根微导管的前端进行了塑形，并将 Headway 17 导管定位到动脉瘤的前方，同时将 XT17 导管定位到动脉瘤的后方。接着，通过 XT17 导管引入首发弹簧圈，为了在动脉瘤的入口处形成稳定的瘤颈线且匹配动脉瘤的短径尺寸，选用了直径为 5mm 的 HydroSoft 3D 弹簧圈。在确保首发弹簧圈安全到位且无脱落风险后，我们通过 Headway 17 导管引入第 2 根弹簧圈 Galaxy，该弹簧圈直径为 7mm，与动脉瘤的长径相匹配，其目的是进一步加固瘤颈线并填补前方部分的空隙。尽管最终动脉瘤前端填塞较为疏松，但通过在动脉瘤流入区密集栓塞，阻断了造影剂的流入，从而消除了动脉瘤内的残余血流。

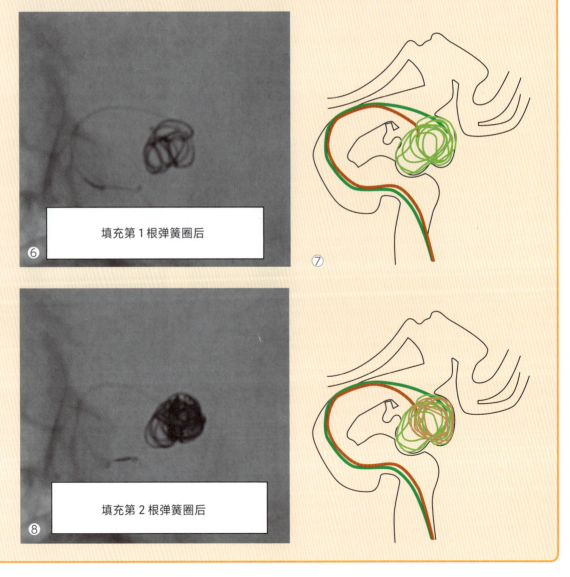

⑥ 填充第 1 根弹簧圈后

⑦

⑧ 填充第 2 根弹簧圈后

治疗后的血管造影 ▶　　⑨⑩。

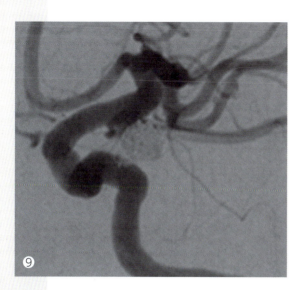

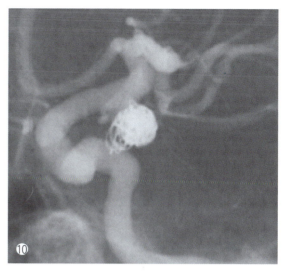

潜在并发症与规避措施 ▶　在宽颈动脉瘤的治疗中，为了防止在治疗的最后阶段出现弹簧圈扩张破坏瘤颈线，使用粗一些的弹簧圈构建稳定的瘤颈线十分关键。此外，当处理不规则形状的动脉瘤时，仅用一根弹簧圈去同时构建瘤颈线并形成均匀的填塞是较为困难的。因此，采用两根导管分别填入目标不同的弹簧圈，可以有效地创建一个更加统一和均衡的动脉瘤框架。

专家评述

在双导管技术应用中，首先需明确两根微导管的目标位置，然后对导管进行相应的成形处理，依此目标选用合适的弹簧圈和尺寸。

专家见解

不同类型的弹簧圈各具特点，既展现出独特的优势，也存在一定的局限性。采用双导管技术，我们能够巧妙地利用一种弹簧圈的优点来"弥补"另一种弹簧圈的不足，从而实现两者优势的有效结合。

关键词 ▶	小型　向下生长　动脉瘤发出后交通动脉
动脉瘤大小 ▶	长径 3.3 mm，短径 2.3 mm，瘤颈长 1.5 mm。
治疗前的血管造影 ▶	入路全貌①·正位②·侧位③·最佳工作角度（DSA）④·最佳工作角度（3D-DSA）⑤。

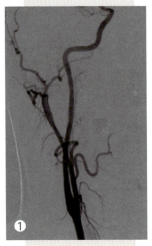
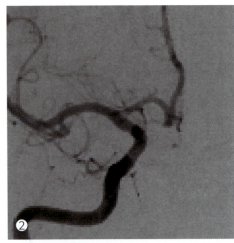
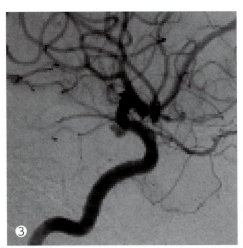
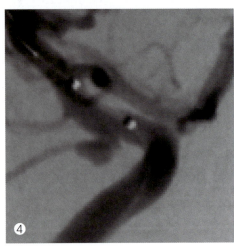
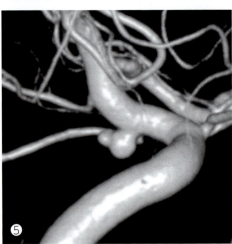

抗血栓治疗 ▶	治疗前 2 周开始每天服用阿司匹林 100 mg。
栓塞技术 **（穿刺部位）** ▶	球囊辅助技术（股动脉）。
选择该治疗方案的 **理由** ▶	对于小型动脉瘤，为了支撑微导管并保留后交通动脉，选择了球囊辅助技术。

手术器械 ▶

导引导管	Slim Guide 8 F 85 cm
中间导管	Cerulean DD6 118 cm
微导管	Headway 17 STR
微导丝	CHIKAI 0.014 in
球囊	SHOURYU HR 4×7 mm

术中使用的弹簧圈 ▶

1. i-ED SilkySoft 2 mm/4 cm
2. i-ED SilkySoft 1.5 mm/2 cm
3. i-ED SilkySoft 1 mm/2 cm

 本病例的关键点

　　通过对微导管进行大幅度弯曲塑形，我们成功地将其引导至动脉瘤。但由于动脉瘤体积较小，使用弹簧圈时微导管容易发生回弹。为解决这一问题，我们在动脉瘤远端扩张了一个球囊，并在球囊近端对导管进行支撑，这样便顺利地填充了首根弹簧圈。接着，我们将球囊移至动脉瘤颈部，这一举措不仅构筑了颈部结构，还避免了损伤后交通动脉，在此基础上继续进行弹簧圈的填充（⑥~⑩）。

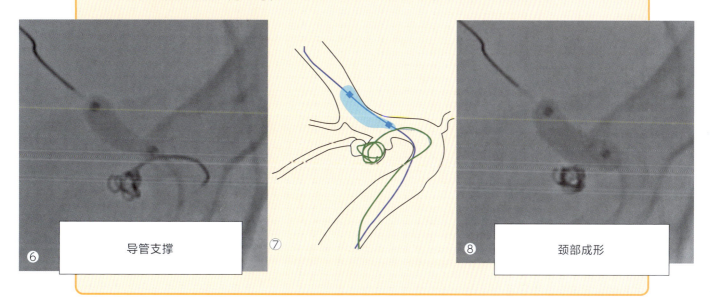

⑥ 导管支撑　　⑦　　⑧ 颈部成形

治疗后的血管造影 ▶ ⑨⑩。

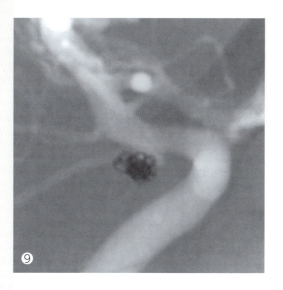

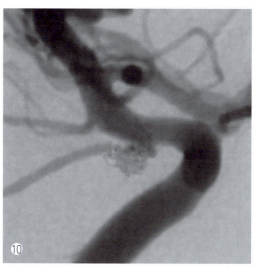

⑨　　⑩

107

弹簧圈类型及尺寸的选择依据 ▶ 在选择首发弹簧圈时，主要以动脉瘤本体的大小进行挑选，有意忽略了后方子瘤。

潜在并发症与规避措施 ▶ 小型动脉瘤的处理需要特别注意，这是因为微导管置入的方向和动脉瘤的长轴方向往往不同，增加了术中破裂的风险。因此，在进行栓塞手术时，不仅需要密切监测弹簧圈的情况，还必须细致观察微导管的动向，以避免施加过大的张力，减少并发症发生的可能。

专家评述

球囊辅助技术被广泛应用，旨在防止弹簧圈从载瘤动脉中脱落。此技术可根据实际情况调整球囊位置，进一步稳定导管，提高治疗效果。

专家见解

扩张球囊时，为了使球囊保持在原位而不发生移位，需要消除导管的弯曲并保持适当的张力。

5．颈内动脉后交通动脉分叉处动脉瘤（非胚胎型 Pcom）

岐浦祯展

关键词	▶	颈内动脉后交通动脉分叉处动脉瘤（非胚胎型 Pcom）　形状不规则 颈部颈动脉狭窄
动脉瘤大小	▶	长径 5.4 mm，短径 3.1 mm，瘤颈长 4.1 mm。
治疗前的血管造影	▶	入路全貌①·正位②·侧位③·最佳工作角度（DSA）④·最佳工作角度（3D-DSA）⑤。
抗血栓治疗	▶	治疗前 1 周开始每天服用阿司匹林 100 mg 和氯吡格雷 75 mg。
栓塞技术 （穿刺部位）	▶	支架辅助技术（股动脉）。
选择该治疗方案的 理由	▶	考虑到球囊辅助技术可能导致瘤颈部的栓塞不够紧密，因此选择了支架辅助技术。

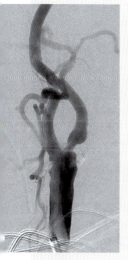
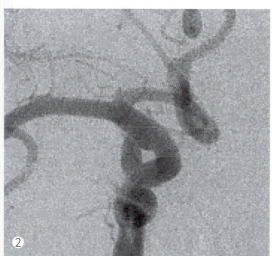
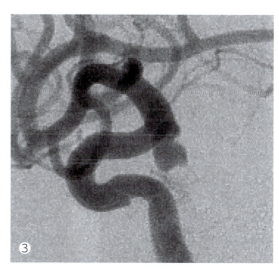
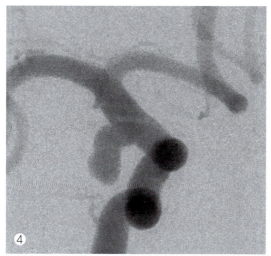
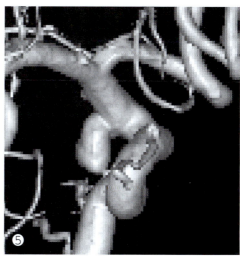

手术器械 ▶

导引导管	OPTIMO 9 F 90 cm
颈动脉支架	Carotid WallStent 10 mm/24 mm
中间导管	Cerulean DD6
微导管	Excelsior SL-10
微导丝	Traxcess
支架	LVIS 4.5 mm/18 mm

术中使用的弹簧圈 ▶

1. HydroSoft 3D 4 mm/8 cm
2. HydroSoft 3D 3 mm/6 cm
3. HydroSoft 3D 3 mm/4 cm
4. HydroSoft 3D 2.5 mm/6 cm
5. HydroSoft 3D 2 mm/4 cm

 本病例的关键点

　　患者因颈动脉狭窄接受了颈动脉支架置入手术，通过将中间导管引入支架远端，采取了支架辅助技术以实施栓塞治疗。

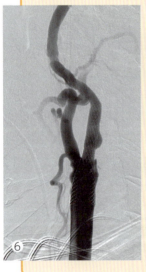

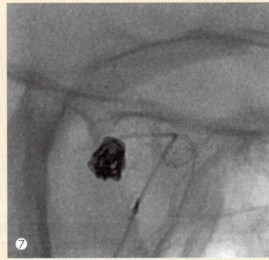

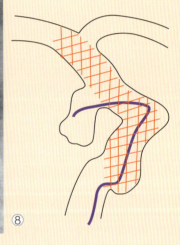

⑥　　　　　　　⑦　　　　　　　⑧

治疗后的血管造影 ▶ ⑨⑩。

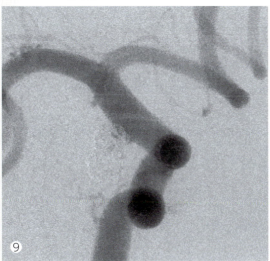 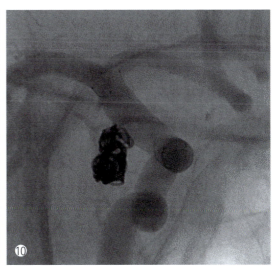

⑨ ⑩

弹簧圈类型及尺寸的选择依据 ▶ 因颅内动脉瘤形状不规则，术者决定采用分段栓塞方式。为了精准栓塞动脉瘤的顶端部分，术者选用了较小尺寸的 HydroSoft 3D 4 mm/8 cm。随后缩小尺寸，并在内部进行紧密填塞。在动脉瘤颈部区域，则使用了 HydroSoft 3D 2.5 mm/6 cm 和 HydroSoft 3D 2 mm/4 cm 进行栓塞处理。原本预期能够进一步栓塞，但由于微导管开始脱出，便没有强行操作而终止了填塞。

潜在并发症与规避措施 ▶ 在本例中，由于在颈部和动脉瘤处同时使用支架，导致血栓形成成为需要关注的问题。虽然使用 VerifyNow 检测仪来评估抗血小板药物的效果是一个有效的方法，但实际上，像我们医院这样未配置该设备的机构并不少见。因此，术前确保患者已经接受了足够疗程的抗血小板药物治疗显得尤为重要。

 专家评述

患者的颈动脉狭窄程度约为 60%，这种情况下穿过狭窄区域可能会接触到斑块，引发斑块脱落。因此，采用了 Prodi 改良法来实施颈动脉支架置入手术。随后在血流逆转的条件下，成功完成了中间导管通过支架部位的操作。

专家见解

在处理颈动脉狭窄时，若需要实施支架置入手术，则选择合适的支架类型至关重要。使用开环支架存在一定风险，在穿过狭窄部位时，支架的边缘可能会被卡住，从而影响手术效果。相比之下，闭环支架由于其结构特点，更不容易发生此类问题，因此推荐使用闭环支架。同时，与常规颈动脉支架置入手术（CAS）相似，扩张操作可能会引发斑块脱落。为了避免这一风险，在进行弹簧圈栓塞前，应谨慎地适度扩张，并在必要时，在弹簧圈栓塞后需要再次扩张支架。

庄岛正明

关键词 ▶	高龄　双导管　球囊辅助　丘脑前穿支动脉　草莓状
动脉瘤大小 ▶	长径 7.8 mm，短径 4.2 mm，瘤颈长 6.0 mm。
治疗前的血管造影 ▶	入路全貌①・正面②・侧面③・最佳工作角度（DSA・3D-DSA）④⑤。

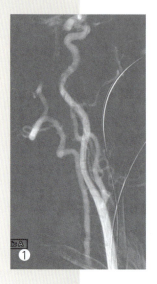
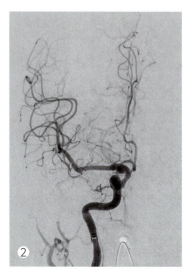
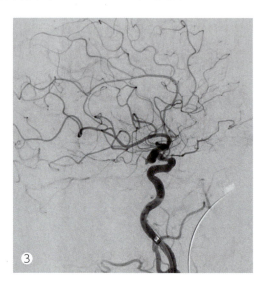

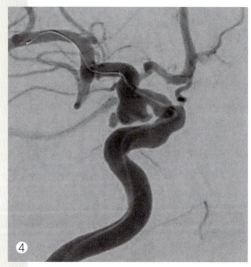
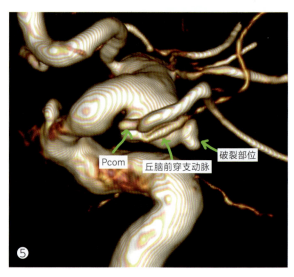

抗血栓治疗 ▶	术前给予阿司匹林 200 mg。
栓塞技术 **（穿刺部位）** ▶	球囊辅助＋双导管技术（股动脉）。
选择该治疗方案的 **理由** ▶	本例为草莓状、底部扩展的宽颈破裂动脉瘤。后交通动脉在其起始部附近有丘脑前穿支动脉直接从动脉瘤分出，因此认为需要保留后交通动脉的起始部附近。由于在这种底部扩展的宽颈动脉瘤中放置栓塞弹簧圈并不容易，因此决定联合使用两种辅助技术。

手术器械 ▶

导引导管	FUBUKI HARD 7 Fr 90 cm
中间导管	无
微导管	2 根 Headway 17 90°
微导丝	Synchro2 Standard（微导管用） Traxcess14（球囊用）
栓塞导管	Scepter C 4 mm/15 mm

术中使用的弹簧圈 ▶

Axium Prime 3D 2.5 mm/6 cm

Axium Prime 3D 1.5 mm/3 cm

Target 360 Nano 1 mm/3 cm×3 根

本病例为一例 80 岁高龄患者，治疗首要目标在于防止急性期再出血。因此，我们决定采取的治疗策略是阻断流向破裂部位的血流。

我们选择了尺寸为 4 mm/15 mm 的 Scepter C 球囊来进行操作，在颈内动脉中使用球囊的过程中，为了确保操作的稳定性，选择了尽可能长的球囊。

通过将微导管末端折弯 2 cm，形成三维的 M 形，我们能够一次性成功地将微导管引导至颅内动脉瘤的目标位置，即破裂部位附近。

为了精准栓塞动脉瘤的深部，我们选用了直径为 2.5 mm、4.2 cm 的弹簧圈。考虑到仅用长度为 4 cm 的弹簧圈难以与动脉瘤壁充分接触，形成的成篮结构稳定性不足，我们因此选择了直径为 2.5 mm、长度为

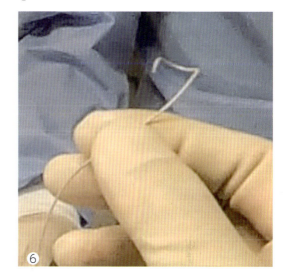

6 cm、具有 3D 形态的 Axium Prime 弹簧圈以增加接触面积和稳定性。其次，通过交替插入第 2 根 Axium Prime 3D 弹簧圈（1.5 mm/3 cm），能够更有效地形成稳定的成篮结构（⑥）。

通过持续充气的球囊和填充 3 根 1 mm/3 cm 的弹簧圈，成功扩大并稳定了瘤内的弹簧圈，有效阻断了破裂部位及其附近的血流（⑦～⑨）。

 本病例的关键点

在治疗草莓状扩张的动脉瘤时，将微导管正确引导到瘤内的关键位置尤为关键。这一过程中，比起选择特定厂商的弹簧圈，微导管的进入方向和定位的准确性显得更为重要，特别是在处理难以栓塞的病例时，微导管的塑形技术更应受到重视。对于已破裂的动脉瘤，建议准备一套能紧急制作 3D 打印血管模型的设备，以有助于治疗的精确进行。

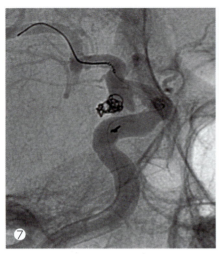
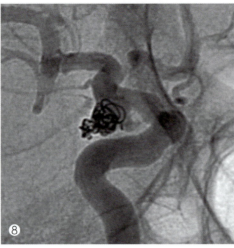
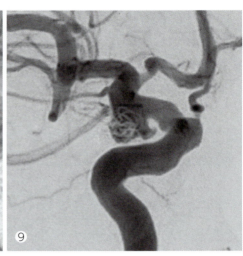

⑦　⑧　⑨

 潜在并发症与规避措施 ▶

　　一旦弹簧圈脱落，存在其随血流漂移的风险。因此，暂时形成篮状结构后，会继续保持球囊充气状态以填充弹簧圈。为避免影响已成形的篮状结构，选择了直径为 1 mm 的弹簧圈。

专家评述

　　即使牺牲了非胚胎型后交通动脉，通过 P1 部分接受的血流可以降低产生症状性脑梗死的风险。在初步诊断时，通过 3DCT 血管造影图像评估显示，尽管动脉瘤颈部较宽，但牺牲后交通动脉（Pcom）进行颅内动脉瘤（ICPC）的血管内治疗并不会带来太大困难。然而，手术过程中细致地观察三维血管造影（3D-DSA）图像后会发现，动脉瘤壁分支出的丘脑前穿支动脉，这一发现可能会促使治疗策略的调整。在紧急治疗情况下，可能会忽略对图像的深入评估，但我们建议冷静下来，花时间仔细观察 3D-DSA 图像，以做出最佳治疗决策。

专家见解

　　对于宽颈动脉瘤，在使用双导管技术放置弹簧圈时，应避免在形成稳定框架之前进行弹簧圈的解脱操作。如果使用两根弹簧圈仍无法形成稳定框架，可进一步增加导管数量以构建稳定框架。笔者曾使用最多 4 根微导管用于成篮。

5．颈内动脉后交通动脉分叉处动脉瘤（非胚胎型 Pcom）

長谷川　仁

关键词 ▶	中型　颈内动脉后交通动脉分叉处　宽颈　非胚胎型 Pcom
动脉瘤大小 ▶	长径 5.4 mm，短径 3.8 mm，瘤颈长 5.1 mm。
治疗前的血管造影 ▶	入路全貌①②·正位③·侧位④·最佳工作角度（DSA）⑤⑥·最佳工作角度（3D-DSA）⑦⑧。

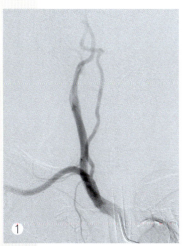
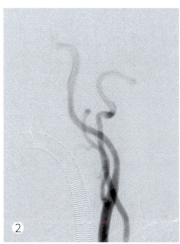
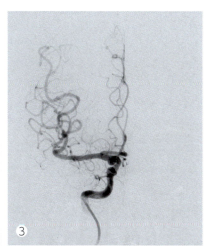

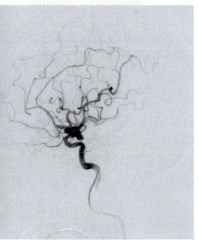
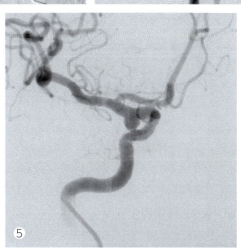
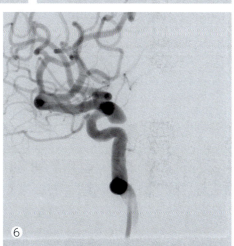

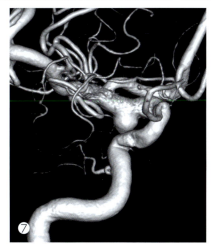
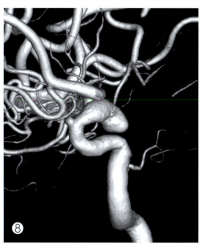

| 抗血栓治疗 ▶ | 治疗前 2 周开始每天服用阿司匹林 100 mg 和氯吡格雷 75 mg。 |

| 栓塞技术
（穿刺部位）▶ | 支架辅助技术（股动脉）。 |

| 选择该治疗方案的
理由 ▶ | 本例为大于 5 mm 的中型宽颈动脉瘤，为了保留载瘤动脉，选择了支架辅助技术。 |

手术器械 ▶

导引导管	ROARDMASTER TH 8 F 90 cm
中间导管	Cerulean DD6 115 cm
微导管（输送弹簧圈用）	Phenom 17
微导管（输送支架用）	Headway 21
微导丝	Synchro SELECT soft
支架	LVIS 4.0 mm/22 mm

术中使用的弹簧圈 ▶

1. Target XL 360 Soft 4 mm/12 cm
2. HydroSoft 3D 3 mm/10 cm
3. Optima SS 1 mm/2 cm
4. Optima SS 1 mm/2 cm

 本病例的关键点

在宽颈动脉瘤的治疗中，尤其是当后交通动脉发育欠佳时，选择合适的辅助支架和留置方法，以及血管内栓塞微导管的前端形状设计和其在动脉瘤中的具体位置，显得尤为关键。我们采用 LVIS 支架，并通过增加导管系统推进过程中颈部的网格密度，有效提升了血流导向效果，这一策略旨在降低动脉瘤复发的风险（⑨）。此外，通过将栓塞用微导管经 100℃高温、持续 30 s 的蒸汽处理，使其预弯成类似猪尾的形状，并精确地将尖端部分定位在动脉瘤的远端颈部至瘤壁位置，确保尖端处于出血区域内（⑩）。这样的创新做法，使得我们能在支架的辅助下，更为密集地填充整个动脉瘤空间，提高了治疗效果。

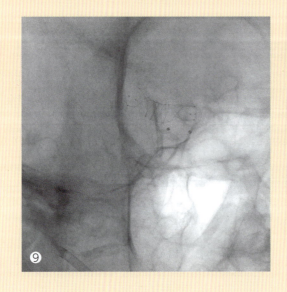

⑨

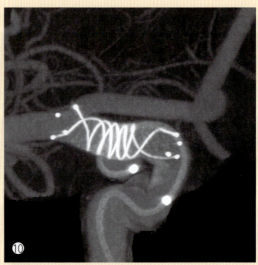

⑩

治疗后的血管造影 ▶ ⑪～⑭。

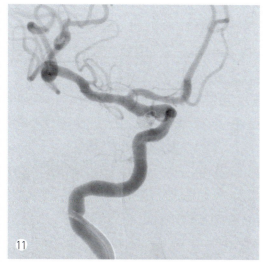 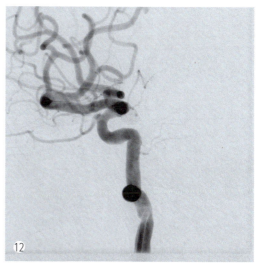

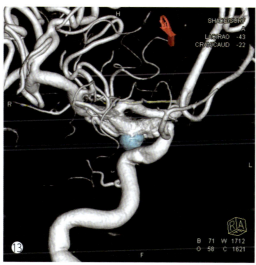 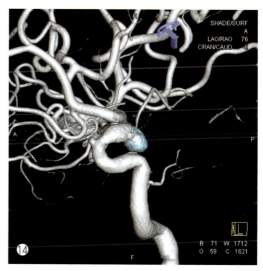

弹簧圈类型及尺寸的选择依据 ▶ ⑮⑯。

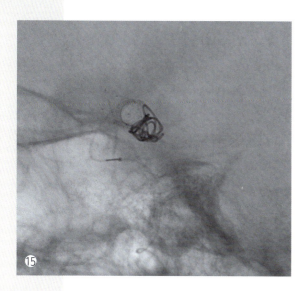 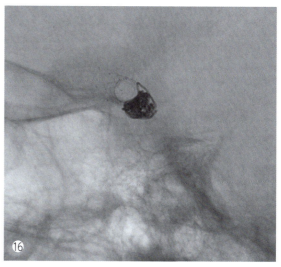

在治疗直径不超过 5 mm 的动脉瘤时，选择直径较粗的 Target XL mini 弹簧圈能够提高栓塞效果，并形成柔软而坚固的栓塞块。具体操作中，需根据动脉瘤的实际大小选择比动脉瘤直径小一号的弹簧圈；例如动脉瘤直径为 5 mm，则应选用直径为 4 mm 的弹簧圈，以形成理想的篮状结构。若能将弹簧圈有效铺展至动脉瘤颈部边缘，并围绕支架进行留置，则可实现更加有效的栓塞效果。

LVIS 支架的结构特征使得即便与小直径弹簧圈配合使用，其从支架中脱落的风险也极低。因此，为了实现更紧密的栓塞效果，选择使用非常柔软的 1 mm 直径弹簧圈作为末端弹簧圈。

潜在并发症与规避措施 ▶

在使用支架治疗颅内动脉瘤时，防止血栓形成是最重要的考虑因素。为此，术前必须充分使用抗血小板药物，并对其效果进行评估。此外，手术期间及术后进行有效的抗凝治疗和持续的抗血小板治疗也同样关键。

在颅内颅底动脉瘤的治疗中，如果后交通动脉的显示不清晰，我们需特别注意丘脑前穿支动脉（TTA）的情况。TTA 可能会从动脉瘤壁中分支出来。在使用弹簧圈进行栓塞治疗时，若未能准确识别并保护这些细微血管，可能会导致相应区域发生梗死。因此，在血管造影过程中，准确地识别这些血管及其分支的位置变得尤为重要。

专家评述

中型宽颈的 ICPC 动脉瘤，当伴随后交通动脉发育不完全时，使用辅助支架联合适量的弹簧圈是一种有效的治疗方法。

专家见解

选用具备血流导向作用的支架，并提高瘤颈部的网眼密度进行留置，期望能够达到类似于使用血流导向装置的效果。通过充分使用弹簧圈，即使发生复发，也保留了进一步治疗的可能性，这使得其与血流导向装置相比拥有更多的治疗优势，是一种有效的治疗选择。

参考文献

[1]Endo H, Sato K, Kondo R, et al. Tuberothalamic artery infarctions following coil embolization of ruptured posterior communicating artery aneurysms with posterior communicating artery sacrifice. AJNR Am J Neuroradiol. 2012;33:500-506.

佐藤　徹

关键词 ▶	颈内动脉后交通动脉分叉处动脉瘤　非胚胎型　大型　宽颈　颈动脉狭窄
动脉瘤大小 ▶	长径 10 mm，短径 7 mm，瘤颈长 6 mm。
治疗前的血管造影 ▶	入路全貌①・狭窄部位的 CT ②・正位③・侧位④・最佳工作角度（3D-DSA）⑤・最佳工作角度（DSA）⑥。

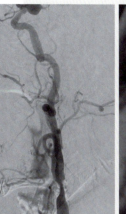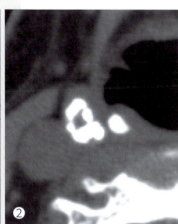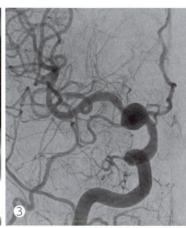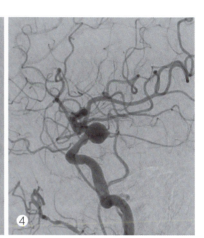

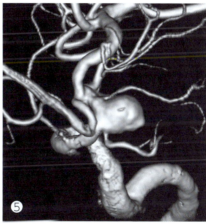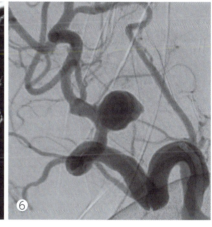

抗血栓治疗 ▶	治疗前 1 周开始每天服用阿司匹林 100 mg 和氯吡格雷 75 mg（首次给予 300 mg 负荷剂量）。
栓塞技术（穿刺部位） ▶	支架辅助技术（股动脉）。
选择该治疗方案的理由 ▶	由于这是一个宽颈动脉瘤，因此需要使用支架。此外，颈动脉狭窄部的直径仅能勉强通过 4 Fr 导管，且因全周性钙化，无法进行 PTA 或 CAS。考虑到球囊辅助技术或双导管技术需要使用多根导管，因此认为实施这些技术存在困难。

手术器械 ▶		
导引导管	Shuttle sheath 6 Fr 80 cm
中间导管	4 Fr Cerulean G 118 cm
微导管	Excelsior SL-10 150 cm 蒸汽塑形成曲度较缓的 J 形
微导丝	Traxcess 0.014 in 200 cm
支架	Enterprise 2 4 mm/30 mm

术中使用的弹簧圈 ▶

1. Target XL 360 Soft 8 mm/30 cm
2. Target XL 360 Soft 7 mm/20 cm
3. Orbit Galaxy complex fill 6 mm/15 cm
4. Orbit Galaxy complex fill 5 mm/10 cm
5. VFC 3 ~ 6 mm/6 cm
6. Orbit Galaxy Xtrasoft 4 mm/8 cm
7. Orbit Galaxy Xtrasoft 4 mm/6 cm
8. Orbit Galaxy Xtrasoft 3 mm/4 cm
9. Orbit Galaxy Xtrasoft 3 mm/4 cm
10. HyperSoft 3D 2.5 mm/4 cm

　　⑦～⑩展示了治疗的过程。由于始终使用了较粗的弹簧圈，最终达到了 30.81% 的体积塞栓率，形成了较好的栓塞效果。治疗结束后虽存在颈部残余，但在半年后几乎完全闭塞。

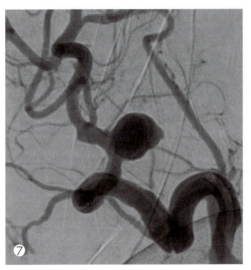
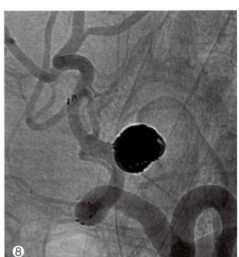

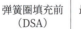

弹簧圈填充前　　最终弹簧圈填充后
　（DSA）　　　　（DA）

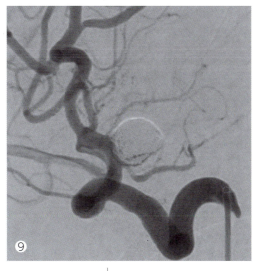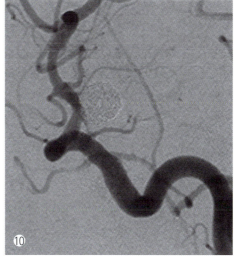

最终弹簧圈填塞后 （DSA）	治疗半年后 （DSA）

 本病例的关键点（⑪⑫）

　　该病例为宽颈动脉瘤，原本考虑需要使用支架，但由于进入路径存在问题，从避免缺血性并发症的角度出发，仅将 4 Fr Cerulean G 导引至颈内动脉，采用了所谓的"Transcell 技术"，仅使用一根微导管实施支架辅助技术。由于这是一个大型动脉瘤，进行单导管技术的风险相对较低，因此选择在动脉瘤内回转导管，缓慢置入弹簧圈，以尽量避免发生"回撤"现象。鉴于这是一个大型动脉瘤，使用了大直径、较粗的弹簧圈以提升体积栓塞率。

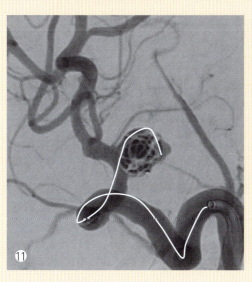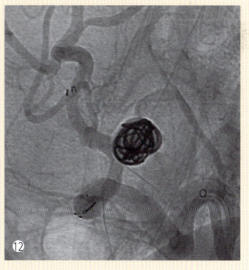

潜在并发症与规避措施 ▶　　针对导管由于意外回弹从动脉瘤内移至载瘤动脉的情况，推荐深入放置导管并缓慢栓塞，避免急速填塞弹簧圈。针对弹簧圈在载瘤动脉的颈部附近卷曲的问题，建议避免使用数量过多、过于柔软以及长度短的弹簧圈。

专家评述

弹簧圈栓塞术中最常见的并发症是血栓栓塞。这不单是由于局部操作引起的，导引导管 (GC) 使用过程中造成的有效血管直径减小也是一个关键因素。尽管这种情况可能比较特殊，但我们不应一味选择使用大直径的 GC 进行治疗。相反，应当考虑使用小直径的 GC 或 DAC，这样做可以有效降低缺血性并发症的发生风险。

专家见解

在支架辅助技术应用中，通常很难将弹簧圈推进到载瘤动脉中，这个过程中遇到的是一种称为 Jailing 的基本现象。相比之下，采用穿网眼技术，仅需通过一根微导管便可完成操作，显著提高了操作的便捷性，特别是在导管的控制上更为简单。在多种可用的支架中，闭环网眼设计的 Enterprise 2 支架最适合执行穿网眼操作，因此应优先考虑使用。

关键词	▶	后交通动脉分叉处　复发动脉瘤　蛛网膜下腔广泛出血
动脉瘤大小	▶	长径 4.2 mm，短径 2.4 mm，瘤颈长 3.2 mm。
治疗前的血管造影	▶	入路全貌①·正位②·侧位③·最佳工作角度（DSA）④·最佳工作角度（3D-DSA）⑤⑥。

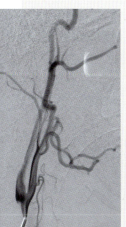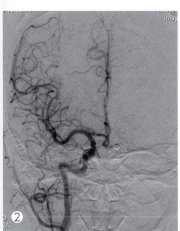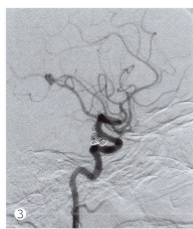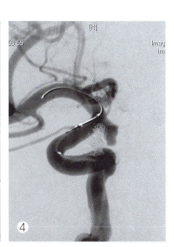

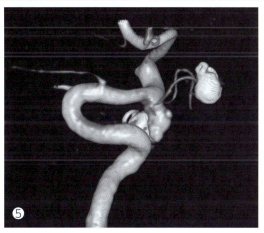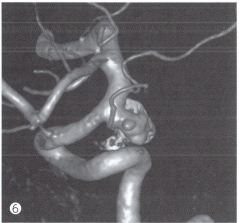

抗血栓治疗	▶	阿司匹林 100 mg，氯吡格雷 75 mg。
栓塞技术（穿刺部位）	▶	球囊重塑 + 双导管技术（股动脉）。
选择该治疗方案的理由	▶	为了防止破裂，使用了球囊进行瘤颈保护以作待用。另外，为了应对术中可能发生的破裂，选择了双导管技术。

手术器械	▶		
	导引导管	Axcelguide guiding sheath 6 F　95 cm	
	微导管	Phenom 17 manual shape（成篮弹簧圈用）	
	微导管	Headway duo 14 manual shape 156 cm（填充弹簧圈用）	
	微导丝	Synchro select soft 0.014 in 215 cm, Traxcess 0.014 in	
	球囊导管	Scepter XC 4 mm/11 mm	

术中使用的弹簧圈 ▶

1. Galaxy G3 XSFT 12	4 mm/6 cm
2. Axium Prime 3D	2.5 mm/4 cm
3. Axium Prime 3D	3 mm/6 cm
4. Optima Complex 10 super soft	1 mm/2 cm

❗ 本病例的关键点

　　在处理复发性颅内动脉瘤时，先前已对一侧动脉瘤进行了治疗。患者此前在另一家医院接受了未破裂动脉瘤的治疗，但因导管穿孔和弹簧圈在动脉瘤外脱出，导致动脉瘤3次出血。我们首先与该医疗机构联系，尽力搜集相关资料。同时，考虑患者还出现了动眼神经麻痹的症状，因此在治疗中特别小心，避免触碰上次的破裂点，以防止术中再破裂。

　　在先前治疗中，使用的弹簧圈干扰了视野，使得新置入的弹簧圈在特定工作角度下难以观察清楚。尽管存在困难，我们还是谨慎地完成了治疗。

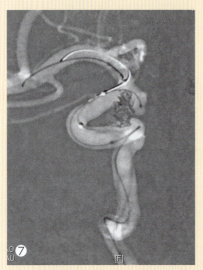
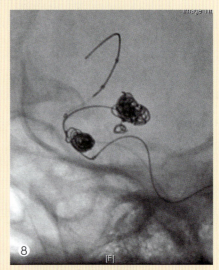

关键影像

治疗后的血管造影 ▶

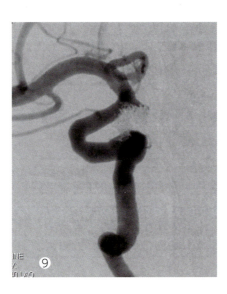
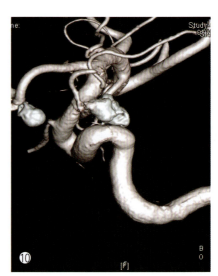

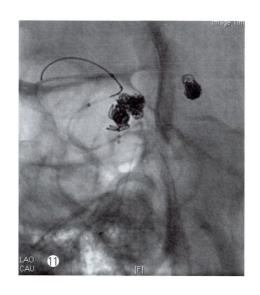

弹簧圈类型及尺寸的选择依据 ▶

为避免影响瘤壁的复发出血部位以及防止已置入的弹簧圈从瘤内脱落，我们选用了 Galaxy 弹簧圈，这种弹簧圈也能很好地与扁平空间配合。同时，为保护后交通动脉，我们应用了 4 mm 成篮技术。针对优先填充的尖端细小部分，我们选用了 Axium Prime 进行分段栓塞，针对尖端膨胀成子瘤样的区域进行填充。此外，为避免使用上一次的导管和弹簧圈，我们特意采用了不同的器械。

潜在并发症与规避措施 ▶

由于动脉瘤体积的增大及形态的变化，我们最关切的是防止术中的动脉瘤破裂。因此，在轻柔制作成篮后，我们采取了一种特别的方法来避免对已经增大的动脉瘤壁施加压力：把弹簧圈填充进动脉瘤内部不规则的空间以及不规则的子瘤中，然后再进行回撤填塞。在手术前，我们还通过颈动脉压迫测试，成功地确认了患者对侧血管的血流向瘤变侧代偿的状况良好。

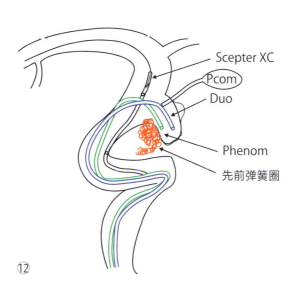

⑫

专家评述

　　复发性颅内动脉瘤的复发部位通常形状特殊，可能呈扁平或新月形。因此，首先理解其腔室的三维立体结构非常重要。治疗未破裂脑动脉瘤的目标是预防其破裂，这让我们强烈认识到预防破裂的必要性及做好应对措施的重要性。在手术中，最大限度地降低破裂风险的关键是精准控制微导管尖端的位置和方向。即便在使用弹簧圈时视线受阻，也可以通过初始定位、形状和第二标识的位置进行判断。同时，依靠手感精确地填充弹簧圈也是保证手术成功的重要步骤。

专家见解

　　根据蛛网膜下腔出血的位置，我们判断左侧动脉瘤是本次破裂的源头；与此同时，右侧动脉瘤被怀疑为之前在其他医院治疗过但后来复发的。因此，我们决定对这两个动脉瘤进行栓塞治疗。不过，实际情况是右侧动脉瘤复发在内侧，这意味着我们并不能确定哪个动脉瘤是真正破裂的那个。即便如此，在考虑到右侧动脉瘤可能就是那个破裂动脉瘤的情况，我们优先对其进行了栓塞治疗。

面高俊介　松本康史

患者需尽早接受经鼻垂体腺瘤切除术，但合并动脉瘤与肿瘤相邻。为了能够安全地进行肿瘤切除，决定预先对动脉瘤进行栓塞术。

关键词 ▶	前交通动脉瘤　大型　双导管　向前生长
动脉瘤大小 ▶	长径 12.3 mm，短径 9.9 mm，瘤颈长 12.3 mm。
治疗前的血管造影 ▶	入路全貌①·正位②·侧位③·最佳工作角度（DSA）④⑤·最佳工作角度（3D-DSA）⑥。

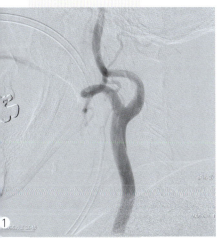
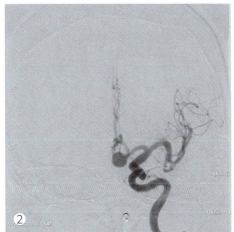
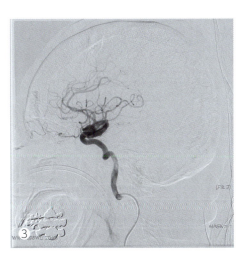

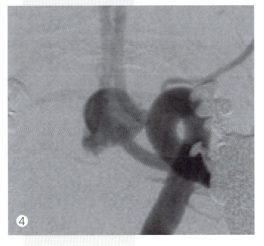
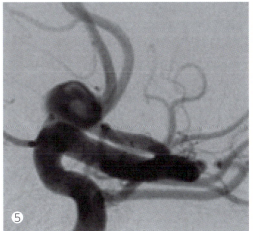
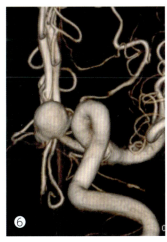

抗血栓治疗 ▶	治疗前 5 天开始每天服用阿司匹林 100 mg 和氯吡格雷 75 mg。
栓塞技术（穿刺部位） ▶	双导管技术（股动脉）。
选择该治疗方案的理由 ▶	由于这是一个宽颈大型动脉瘤，单纯技术难以实现栓塞，加之患者需接受肿瘤切除术，因此避免了需要持续使用抗血小板药物的支架置入。

手术器械 ▶

导引导管	FUBUKI 6 F guiding sheath
中间导管	Guidepost
微导管	Phenom 17，Headway 17
微导丝	CHIKAI 0.014 in

术中使用的弹簧圈 ▶

SMART COIL Standard 7 mm/25 cm

Axium Prime Frame 8 mm/30 cm

SMART COIL Soft 6 mm/10 cm

OPTIMA Complex soft 6 mm/11 cm

OPTIMA Complex soft 5 mm/9 cm

SMART COIL Soft 4 mm/6 cm

OPTIMA Complex soft 6 mm/11 cm

SMART COIL Soft 4 mm/10 cm

SMART COIL Extra Soft 1.5 mm/3 cm

SMART COIL Extra Soft 1.5 mm/2 cm

Barricade complex finish 2.5 mm/3 cm

Barricade complex finish 3.5 mm/4 cm

SMART COIL Soft 3.5 mm/8 cm

SMART COIL Extra Soft 1.5 mm/3 cm

SMART COIL Extra Soft 1.5 mm/2 cm

SMART COIL Extra Soft 1.5 mm/3 cm

Barricade complex finish 3 mm/10 cm

Barricade complex finish 3 mm/8 cm

i-ED SilkySoft 2.5 mm/4 cm

SMART COIL Extra Soft 3.5 mm/8 cm

Barricade complex finish 3.5 mm/8 cm

Barricade complex finish 3.5 mm/6 cm

Barricade complex finish 3 mm/8 cm

Barricade complex finish 3 mm/6 cm

i-ED coil 3 mm/6 cm

Barricade complex finish 2.5 mm/3 cm

OPTIMA Complex 2.5 mm/6 cm

SMART COIL Extra Soft 1 mm/3 cm

OPTIMA Complex 1.5 mm/4 cm

OPTIMA Complex 2 mm/8 cm

SMART COIL Extra Soft 1.5 mm/2 cm

术中使用的弹簧圈 ▶

本病例的关键点

由于动脉瘤颈部向前伸展，故将患者头部调整为 Chin-up（下颌部抬高）位置，从而从下方向上观察，这样做可以设定一个合适的工作角度，有效分离动脉瘤的颈部，这个步骤非常关键（⑦）。

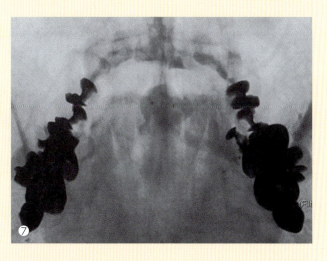

治疗后的血管造影 ▶ ⑧～⑪。

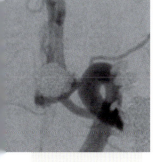 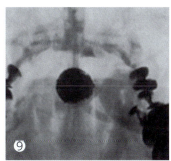 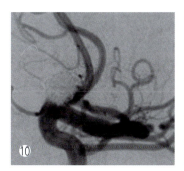 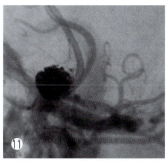

弹簧圈类型及尺寸的选择依据 ▶ 为了对动脉瘤颈部进行有效塑形，我们采取了使用小直径弹簧圈和双导管技术。首先，在保持一根导管内弹簧圈未完全释放的状态下，通过另一根导管推进填充材料。等到弹簧圈成篮稳定后，再释放最初的弹簧圈。在这个过程中，我们特别注意保持动脉瘤颈部线条的清晰，继续推进填充材料，最终实现了良好的栓塞效果。

潜在并发症与规避措施 ▶ 在手术过程中，术者应始终保持高度警觉，注意防范血栓的形成。这包括预备好可能在弹簧圈移位等紧急情况下需要使用的支架，并通过术前使用两种抗血小板药物来预防。

专家评述

在应用双导管技术进行颅内动脉瘤血管内治疗时，通过巧妙结合不同微导管的特性，我们可以更灵活地应对手术过程中可能出现的各种突发情况。这种方法不仅使我们能够更准确地选择弹簧圈，而且大大提高了手术的成功率，对术者来说极为重要。

专家见解

在宽颈动脉瘤的治疗中，支架辅助是一项有效的方法，但有时会遇到困难，正如本病例所展示的那样，球囊辅助瘤内栓塞术也是一种可行的选择。然而，在第 1 根弹簧圈成功填充后，尝试安置第 2 根弹簧圈时，存在第 1 根弹簧圈移位的风险。采用双导管技术，可以有效地通过反复缠绕两根弹簧圈直至达到满意的栓塞效果，从而构筑一个稳固的篮状结构。

关键词	▶	前交通动脉瘤　相对宽颈　大脑前动脉分支（正常变异）　抗凝治疗（DOAC）中
动脉瘤大小	▶	长径 3.9 mm，短径 3.4 mm，瘤颈长 3.9 mm。
治疗前的血管造影	▶	入路全貌①·最佳工作角度②③·最佳工作角度（3D-DSA）④⑤。

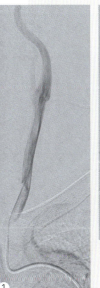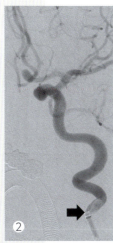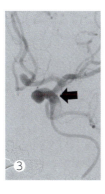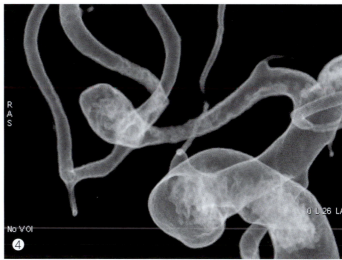

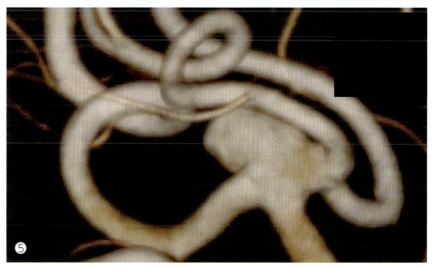

抗血栓治疗	▶	治疗前 2 周开始每天服用阿司匹林 100 mg 和氯吡格雷 75 mg。
栓塞技术（穿刺部位）	▶	双导管技术（股动脉）。
选择该治疗方案的理由	▶	由于动脉瘤颈部相对较宽，通常情况下会选择使用支架，但患者正在服用 DOAC（直接口服抗凝剂），且希望将抗血栓治疗的时间缩短，因此未使用支架，而是选择了双导管技术。

手术器械	▶	
导引鞘	FUBUKI 6 F sheath（②中箭头）
中间导管	Cerulean DD6（③中箭头）
微导管	Excelsior SL-10，Headway 17
微导丝	CHIKAI 14

术中使用的弹簧圈 ▶

---
1. Axium Prime 3D 4 mm/10 cm
2. Target 360 3D Nano 3 mm/6 cm
3. i-ED SilkySoft 3 mm/6 cm
4. Optima 10 Super soft 2.5 mm/4 cm
5. Axium Prime Helix 2.5 mm/4 cm
6. i-ED SilkySoft 2 mm/3 cm

 本病例的关键点

由于本病例存在大脑前动脉（ACA）的正常变异，因此选择能够确认3条ACA起始部的工作角度尤为重要（④～⑥）。此外，虽然动脉瘤颈宽为3.9 mm，穹顶的最大直径也为3.9 mm，属于相对宽颈的情况，但由于患者正服用直接口服抗凝剂（DOAC），因此决定不使用支架。为了防止弹簧圈从瘤颈脱入载瘤血管，并尽可能进行致密的栓塞，选择了双导管技术。

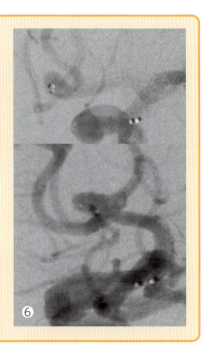
⑥

弹簧圈类型及尺寸的选择依据 ▶

通过交错地使用两种弹簧圈，我们成功地构建了一个篮状结构。首先，我们挑选了一种具备较强外扩能力的Axium弹簧圈，以确保能够有效地填充颅内动脉瘤。为了防止这种弹簧圈在血管中发生移位，我们采用了一种柔性更好、更易于操作的Target Nano coil作为补充，用来稳定Axium弹簧圈的位置。篮状结构完成后，为了达到更紧密的栓塞效果，我们又选择了一种比较柔软的弹簧圈来进行最终的留置。

潜在并发症与规避措施 ▶

A1段的主轴与动脉瘤的主轴基本对齐，而动脉瘤的顶部宽约5 mm，这表明其在手术中破裂的风险较低。然而，由于动脉瘤颈部较宽，加之A2位置有3个分支展现出复杂的形态，最大的挑战是如何在保证这3条大脑前动脉（ACA）起始部安全的同时，构建一个能完整覆盖动脉瘤顶部的稳定支架。通过采用双导管技术，像编织一样交替插入2根弹簧圈，逐步形成一个理想的支架结构，接着，利用这2根导管进行尽可能致密的栓塞操作（⑦⑧）。该病例在术后1个月内接受了抗血栓治疗，并在1年后通过MRI随访确认实现了动脉瘤的完全栓塞（⑨）。

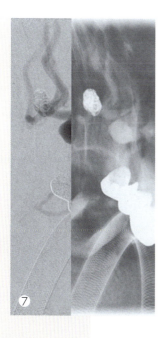
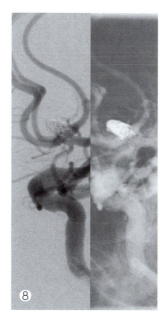
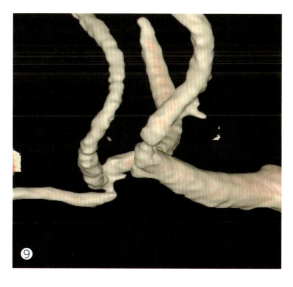

 专家评述

　　在治疗前交通动脉瘤时，通常选择在瘤体内放置两根微导管。简单来说，放入一根微导管与放入两根没有太大区别。使用双微导管法是一种非常古老的栓塞技术，它与球囊重塑技术不同，因为不阻断手术过程中的血流；同时，与支架辅助技术相比，双微导管方法也不会在载瘤血管内留下任何异物，这使得它成为一种最为安全有效的栓塞方式。

专家见解

　　在前交通动脉瘤开颅手术中，术野相对较深，并且该部位存在较多正常变异，因此即使是经验丰富的术者操作，患者也有可能出现高级脑功能障碍等并发症。

　　另一方面，在动脉瘤栓塞术中，由于导引导管、中间导管和微导管等器械的改进，进入瘤内的操作变得更加容易，而且，前交通动脉（ACA）血流量并不大，因此术后复发的概率相当低。因此，我们认为这是最适合进行栓塞术的部位。此外，随着老年人口的增加，具备适合手术指征的动脉瘤，但因房颤等原因接受 DOAC 治疗的患者数量也会增加。对于此类患者，需要针对每个具体病例，慎重考虑抗凝药物与抗血小板药物的使用问题。

关键词 ▶	前交通动脉瘤 小型 向上生长 导管形状

动脉瘤大小 ▶ 长径 3.0 mm，短径 1.8 mm，瘤颈长 2.0 mm。

治疗前的血管造影 ▶ 入路全貌①·正位②·最佳工作角度 1（DSA）③·最佳工作角度 2（DSA）④·最佳工作角度（3D-DSA）⑤。

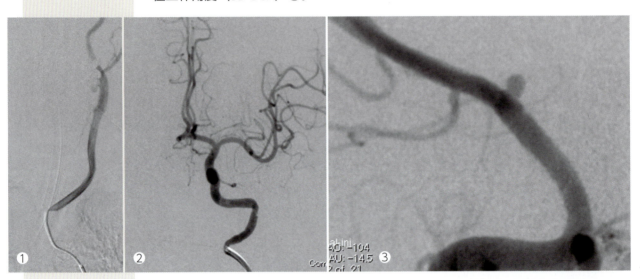

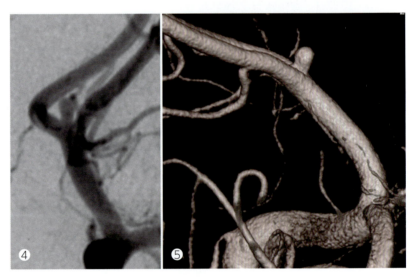

抗血栓治疗 ▶ 治疗前 1 周开始每天服用阿司匹林 100 mg 和氯吡格雷 75 mg。

栓塞技术（穿刺部位） ▶ 简单技术（股动脉）。

选择该治疗方案的理由 ▶ 由于动脉瘤为窄颈微小瘤，为防止破裂，球囊导管需预置于导引鞘内备用。

手术器械 ▶

导引鞘	FUBUKI DK 4 Fr
微导管	Excelsior SL-10
微导丝	CHIKAI 14
球囊导管	Scepter C 4/10 mm （在导引鞘内备用，不使用）

术中使用的弹簧圈 ▶

Target 360 Ultra 2/3 mm

Nano 1.5/2 [体积塞栓率（VER）36.5%]

本病例的关键点

　　向上生长的小型前交通动脉瘤，是前交通动脉瘤中治疗难度最高的类型。微导管的形状至关重要，首先要确保微导管的末端不会刺入瘤的前壁，因此将导管的末端弯曲成小 J 形，形成较强的 S 形。导引导丝推进到任一侧的 A2 段，使微导管随之跟进并保持末端朝上。如果调整微导管末端至瘤颈部附近后仍无法对准进入瘤内的方向，可以将末端略微弯曲的导丝插入微导管末端，并旋转导丝，使微导管的末端缓慢朝着旋转方向改变。当微导管对准瘤方向时，小心地将导丝推进至瘤内，并谨慎地让微导管随之跟进。若在双侧 A2 都进行尝试后，微导管的末端仍无法对准瘤的方向，则可以根据此时微导管末端的方向和从瘤处拉回时的微导管末端形状，重新对 S 形的末端进行 3D 立体形状的调整，使其朝向瘤的方向，再次尝试（⑥⑦）。

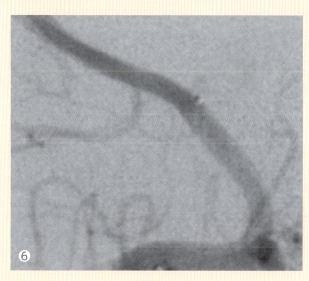

⑥

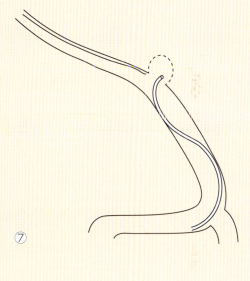

⑦

治疗后的血管造影 ▶

从工作角度 1、2 的 DA（⑧⑨）。

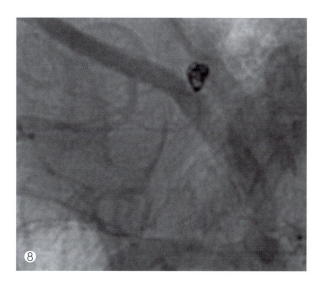

⑧

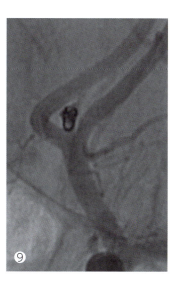

⑨

弹簧圈类型及尺寸的选择依据 ▶

在处理小型动脉瘤时，通过调整导管的末端朝向，可以有效地缩小动脉瘤颈部，这一技术被称为颈部塑形。这类似于在造影过程中动脉瘤表现不明显的情形。若动脉瘤颈部存在凹陷，则无须通过强行构建一个稳固的弹簧圈框架来防止其脱出。此时，只需选择一个容易按照短径向外扩展的弹簧圈，保证弹簧圈的体积栓塞率（VER）为 20% 即可。当处理位于前方且朝上的前交通动脉瘤时，一旦微导管推出动脉瘤外部，就需要做好微导管可能不再重新进入动脉瘤内的准备，并且微导管可能进入前交通动脉 A2 分支的任意一侧。使用柔软的 3D 形状弹簧圈并缓慢插入的策略可以使弹簧圈自行弯曲并适应所在位置，而无须担心将微导管尖端推回。

潜在并发症与规避措施 ▶

在进行小型动脉瘤的血管内治疗时，由于导丝和微导管移动很容易导致动脉瘤破裂，因此，操作时应避免用力推进导管。正确的做法是先确保导管稳定地对准动脉瘤的方向，然后再缓慢推进到动脉瘤内部。SL-10 微导管由于其尖端柔软且滑动性良好，在使用时较为便捷。然而，由于易变形，使用时需特别注意确保其尖端能稳定地形成 J 形，这样可以防止尖端意外钻入动脉瘤的前壁。此外，采用中间导管能够简化微导管的操作过程。但在面临动脉瘤破裂的风险时，可能需要考虑使用更大尺寸的导引导管来推进球囊导管。栓塞术后，在拉回微导管的过程中，应注意通过维持尖端的 J 形来防止钩住弹簧圈，避免将其从动脉瘤中拉出。

专家评述

向上生长的小型前交通动脉瘤的栓塞术具有很高的难度。如果瘤颈部偏离 A1 段的末端（即所谓的轴偏移），则手术难度会进一步增加。因此，需结合病情进行适当的病例选择，包括对患者进行随访观察或选择夹闭手术等其他治疗方案。

专家见解

如果一根导管（例如之前停产的 Neurodeo10）能够通过手腕的旋转来传递扭力，进而改变其前端的方向，则将极大地方便处理该类动脉瘤的手术。然而，目前日本国内用于弹簧圈栓塞术的微导管均具备持扭力传递功能。与此相对照的是，SL-10 的微导管前端设计为柔软型，依靠在导管内旋转弯曲导丝，能逐渐调整其朝向。

关键词 ▶	小型　向上生长　双导管　进入 A1 段时角度陡峭
动脉瘤大小 ▶	长径 4 mm，短径 3 mm，瘤颈长 2.7 mm。
治疗前的血管造影 ▶	入路全貌・正位・侧位・最佳工作角度（DSA）①②・最佳工作角度（3D-DSA）③④。

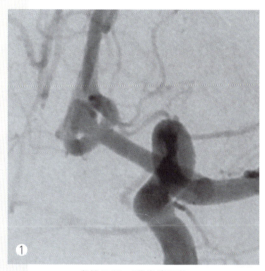

术前 DSA 工作角度正位

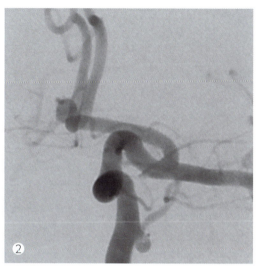

工作角度侧位

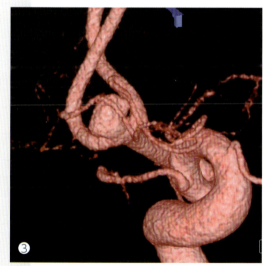

术前 3D-DSA 正位

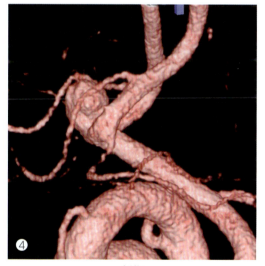

侧位

抗血栓治疗 ▶	治疗前 2 周开始每天服用阿司匹林 100 mg 和氯吡格雷 75 mg。
栓塞技术（穿刺部位） ▶	双导管技术（股动脉）。
选择该治疗方案的理由 ▶	在重新定位时，首发弹簧圈可能移动。

手术器械 ▶

导引导管	OPTIMO 8 F 90 cm
中间导管	无
微导管 1	Excelsior SL-10 直的
微导管 2	Excelsior XT-17 直的

本病例的关键点（⑤～⑩）

　　前交通动脉（Acom）动脉瘤的特点是小型且朝向上方，这导致使用导管进行引导和稳定操作异常困难，因此被认为是比较棘手的类型。此外，从 ICA 到 A1 段的角度非常陡峭，增加了治疗的难度。

　　瘤颈部较为稳定，填塞首发弹簧圈可能导致导管脱落。为避免首发弹簧圈在后续重新定位过程中移动，采取了双导管技术。

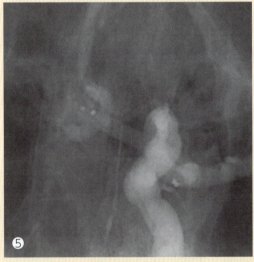

⑤ 双导管置入后

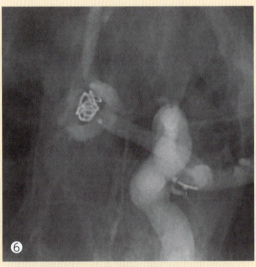

⑥ 首发弹簧圈填充后

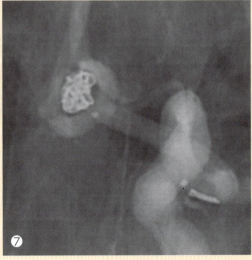

⑦ 第 2 根弹簧圈填充后

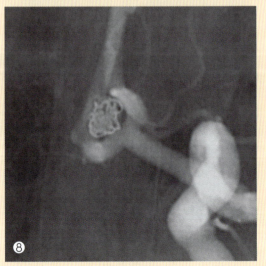

⑧ 第 3 根弹簧圈填充后

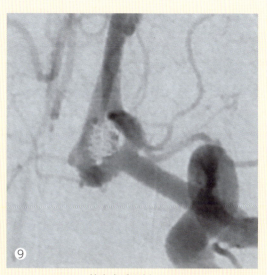

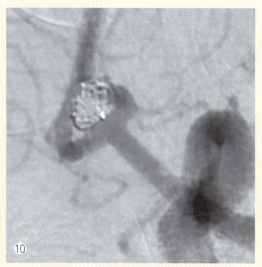

| 栓塞术后即刻 DSA | 1 年后 DSA |

弹簧圈类型及尺寸的选择依据 ▶ 选择合适大小和形状的弹簧圈是可行的。引导弹簧圈放置的图像显示，从动脉瘤的稍微外侧进行填塞。

潜在并发症与规避措施 ▶ 在使用微导管进行颅内动脉瘤血管内治疗时，操作者必须密切注意，避免因过度推进而导致动脉瘤穿孔。同时，在弹簧圈填充过程中，确保微导管尖端对动脉瘤壁施加的压力保持在安全范围内，是至关重要的。

专家评述

近年来，与微导管相比，使用中间导管在 ICA 到 A1 段的角度较陡时可以提供更好的稳定性。

专家见解

在对位于 Acom 的向上生长小型动脉瘤进行血管内治疗时，术者需特别警惕术中动脉瘤破裂的风险。此外，在释放微导管期间，弯曲的导管可能会不小心刺破动脉瘤，所以术者应时刻关注屏幕，以避免此类情况发生。推进微导管时没有必要过分深入，特别是在采用双微导管技术时，只需确保其进入动脉瘤中心附近即可。同时，也要密切注意微导管尖端（星号）对动脉瘤可能产生的压力，以防止对病灶造成损伤。

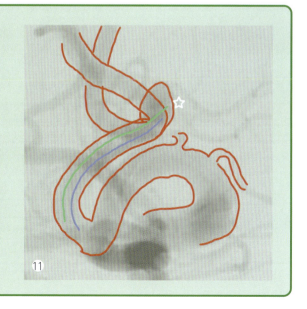

井上律郎　東登志夫

关键词 ▶	前交通动脉瘤　中间导管　S 形微导管
动脉瘤大小 ▶	长径 3.6 mm，短径 2.6 mm，瘤颈长 2.8 mm。
治疗前的血管造影 ▶	入路全貌①·正位②·侧位③·最佳工作角度④·3D-DSA ⑤。

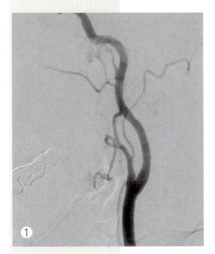 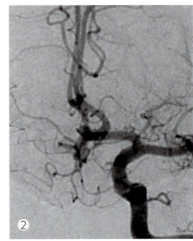 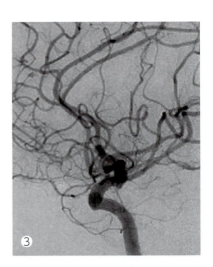

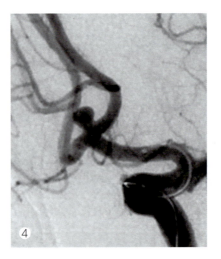 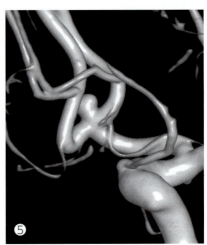

抗血栓治疗 ▶	治疗前 2 周开始每天服用阿司匹林 100 mg 和氯吡格雷 75 mg。
栓塞技术（穿刺部位）▶	单纯栓塞技术（股动脉）。

选择该治疗方案的理由 ▶
　　考虑到瘤顶的直径，该动脉瘤属于稍宽颈瘤，但根据其大小和形状，判断可以通过选择合适的弹簧圈，利用单纯栓塞技术完成栓塞。

手术器械 ▶

导引导管	ROARDMASTER 8 F 90 cm
中间导管	TACTICS 3.2/3.4 F 120 cm
微导管	Excelsior SL-10（S 形预塑形）
微导丝	CHIKAI 0.14 in

术中使用的弹簧圈 ▶

Axium Prime Frame 3 mm/6 cm
Axium Prime 3D 2 mm/2 cm
Axium Prime 3D 1 mm/2 cm

本病例的关键点⑥

　　微导管的稳定性是实现弹簧圈栓塞成功不可或缺的因素[1,2]。在这个病例中，微导管需要穿越颅内动脉，其中左 A1 段先是向上凸出形成一个凸起，紧接着又向下凹陷，形成一个柔和的 S 形曲线。基于这样的形态，我们选择了一根预塑形 S 形的微导管。通过巧妙利用这种导管形状，我们将微导管的末端定位于动脉瘤的颈部区域。这一过程从 A1 段的近端开始，微导管沿着 S 形曲线首先在近端 A1 段的上壁处获得支撑，在接近动脉瘤的位置又紧贴下壁，如此获得了所需的稳定性（⑥中白色箭头指示了微导管的末端）。

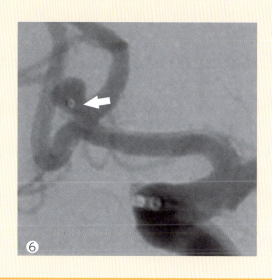

⑥

治疗后的血管造影（⑦） ▶

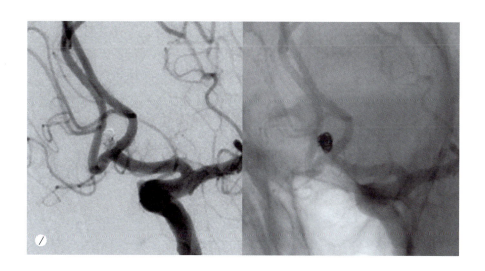

⑦

弹簧圈类型及尺寸的选择依据 ▶

　　针对具有稍宽颈部的动脉瘤，我们采用了 Axium Prime Frame 弹簧圈进行治疗。这种弹簧圈在填充过程中减少了微导管的回撤现象，因此对于小型动脉瘤的治疗效果尤为显著。

潜在并发症与规避措施 ▶

　　在将微导管引导至小型动脉瘤时，需要注意由于导管"跳跃"可能引起的动脉瘤穿孔。因此，应密切关注载瘤动脉近端部分的微导管移动，避免施加过多张力。在本例中，通过填充弹簧圈，使微导管自然回弹至适当位置。在这一点上，选择 S 形微导管是合理的。

专家评述

在治疗远端动脉瘤时，为了提高微导管的操作性，建议使用中间导管 [3]。

专家见解

这是一种简单的技术，通过 3D-DSA 充分评估动脉瘤的形状，选择适合的弹簧圈是成功的关键。A1 段近端的形状可能因微导管的放置而略向上凸，因此需要预测这种形状变化，选择合适的导管形状。

参考文献

[1]Ishibashi T, Takao H, Suzuki T, et al. Tailor-made shaping of microcatheters using three-dimensional printed vessel models for endovascular coil embolization. Comput Biol Med. 2016;77:59-63.

[2]Song X, Qiu H, Tu W, et al. Three-dimensional printing-assisted precision microcatheter shaping in intracranial aneurysm coiling. Neurosurg Rev. 2022;45:1773-1782.

[3]Kim M, Shanker R, Kam A, et al. Coaxial Access for Microcatheter Stabilization During Aneurysm Coiling:2-Dimensional Operative Video. Oper Neurosurg（Hagerstown）. 2021;21:E39-E40.

关键词 ▶	前交通动脉瘤　宽颈　球囊辅助
动脉瘤大小 ▶	长径 7.3 mm，短径 4.6 mm，瘤颈长 4.0 mm。
治疗前的血管造影 ▶	正位①・侧位②・最佳工作角度（DSA）③⑤・最佳工作角度（3D-DSA）④⑥。

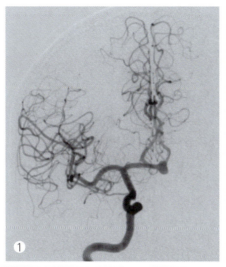
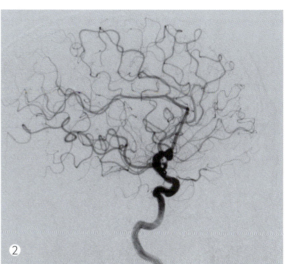
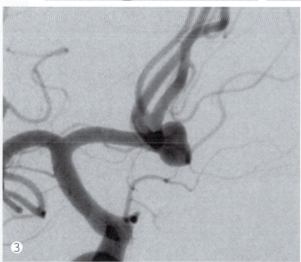
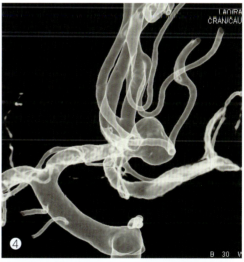
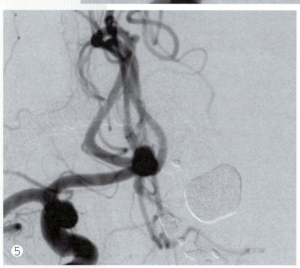
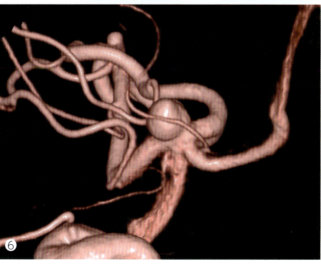

| 抗血栓治疗 ▶ | 治疗前 2 周开始每天服用阿司匹林 100 mg 和氯吡格雷 75 mg。 |

栓塞技术（穿刺部位） ▶ 球囊辅助技术（两侧股动脉）。

选择该治疗方案的理由 ▶ 由于 A1-A2 的分叉角度较为陡峭，决定不使用支架。考虑到分叉角度，决定球囊从右侧 A1 通过至左侧 A2，以及从左侧 A1 通过至右侧 A2。

手术器械 ▶

导引导管	FUBUKI 7 F 90 cm
中间导管	无
微导管	Excelsior SL-10
微导丝	CHIKAI 0.014
球囊导管	Transform SC 3 mm/5 mm

术中使用的弹簧圈 ▶

1. Target 360 Soft 6/20
2. Target 360 Ultra 4/8
3. Target 360 Ultra 4/8
4. Target 360 Ultra 4/8
5. Target 360 Ultra 3/6
6. Target 360 Ultra 2/4
7. Target 360 Ultra 2/4
8. Target 360 Ultra 2/4
9. Target 360 Ultra 2/4
10. Target 360 Ultra 2/4
11. Target 360 Nano 1/3

本病例的关键点

右侧 A1-A2 分支的角度较陡峭，导致从右侧 A1 将球囊引导至右侧 A2 变得困难。为了充分覆盖颈部，不仅需从右侧 A1 引导球囊到左侧 A2，还需从左侧 A1 引导球囊至右侧 A2（⑦⑧）。

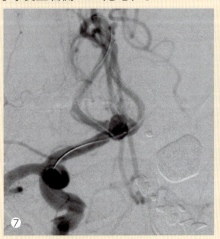
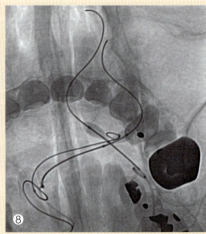

⑦　⑧

144

治疗后的血管造影 ▶ 最佳工作角度（DSA）⑨⑩。

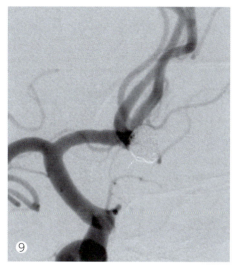

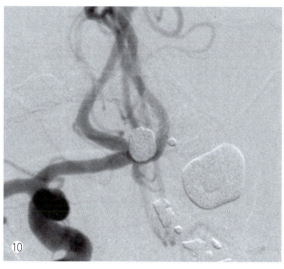

潜在并发症与规避措施 ▶ 在处理前交通动脉瘤等分叉处动脉瘤时，我们面临着较高的血栓形成和分支血管闭塞风险。因此，在进行球囊辅助治疗之前，确保抗血小板药物的有效性是必需的。此外，为了确保血流在分支中得以维持，手术过程中还需要经常进行造影检查。

 专家评述（⑪～⑮）

在治疗前交通动脉瘤时，我们经常面临一个挑战：难以完全区分动脉瘤、载瘤动脉及其分支。针对这一问题，专家通常采用一种策略，即调整操作角度，使得双侧 A2 的起始部分和前交通动脉在 X 线透视下重合成一条直线。这样做可确保在栓塞治疗过程中，操作者可以清晰地看到并避免弹簧圈与关键血管重叠，从而有效避免操作中的风险。

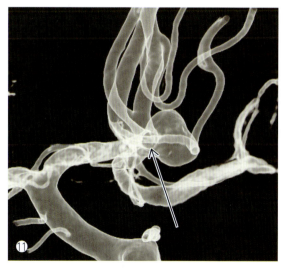

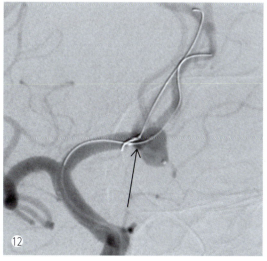

145

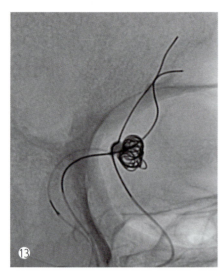
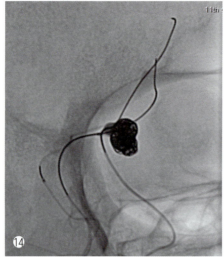
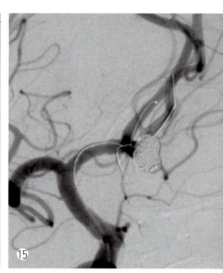

⑬ ⑭ ⑮

专家见解

　　虽然许多中心在处理前交通动脉时并不采用球囊辅助方法，但我们通常会在颈部置入球囊以确保重塑工作的可靠性及应对术中破裂的血流阻断。所使用的球囊较小，规格为Transform SC 3 mm/5 mm。基于我们的经验，至今尚未遇到任何由球囊置入和扩张所引起的问题。

面高俊介　松本康史

对于未破裂动脉瘤，栓塞术后经过大约 10 年的时间，瘤颈残留逐渐扩大，因此决定补充栓塞。

关键词 ▶	前交通动脉瘤　支架　复发病例
动脉瘤大小 ▶	长径 5.0 mm，短径 3.2 mm，瘤颈长 2.8 mm。
治疗前的血管造影 ▶	入路全貌①・正位②・侧位③・最佳工作角度（DSA）④⑤・最佳工作角度（3D-DSA）⑥⑦。

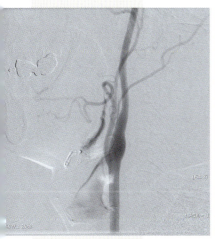

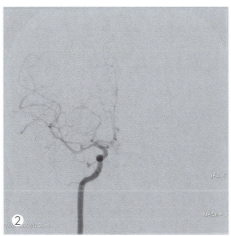

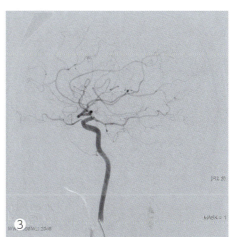

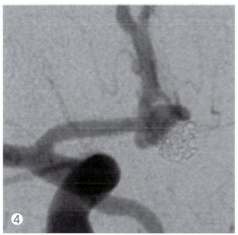

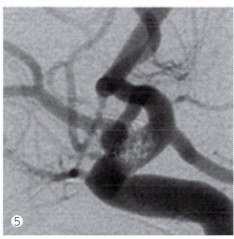

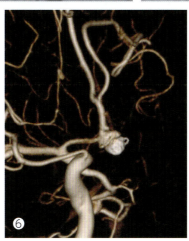

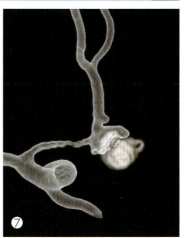

147

| 抗血栓治疗 ▶ | 治疗前 5 天开始每天服用阿司匹林 100 mg 和氯吡格雷 75 mg。 |

| 栓塞技术（穿刺部位）▶ | 支架辅助技术（股动脉）。 |

| 选择该治疗方案的理由 ▶ | 由于这是一个宽颈且复发的病例，因此选择了支架辅助，以实现更为致密的栓塞效果。 |

手术器械 ▶

导引导管	FUBUKI 6 F guiding sheath
中间导管	Tactics 3.4 F
微导管	Phenom 17（塞栓用），Excelsior SL-10（支架用）
微导丝	CHIKAI 0.014 in
支架	Neuroform Atlas 3.0 mm/15 mm

术中使用的弹簧圈 ▶

Axium Prime Frame 4 mm/8 cm

i-ED ExtraSoft 3.5 mm/8 cm

i-ED ExtraSoft 3 mm/4 cm

i-ED SilkySoft 2 mm/3 cm

i-ED SilkySoft 2 mm/2 cm

i-ED SilkySoft 2 mm/2 cm

i-ED SilkySoft 1.5 mm/2 cm

i-ED SilkySoft 1.5 mm/2 cm

i-ED SilkySoft 1 mm/2 cm

本病例的关键点（⑧⑨）

在本病例中，面临的是一例复发的动脉瘤。为了有效防止其复发，需要进行致密的填塞操作。为此，我们将微导管插入动脉瘤内的较深处，并在支架展开的同时小心控制位置，以避免移位。在栓塞过程中，还需密切注意微导管可能发生的回撤现象。通过这些细致入微的操作，最终实现了令人满意的栓塞效果。

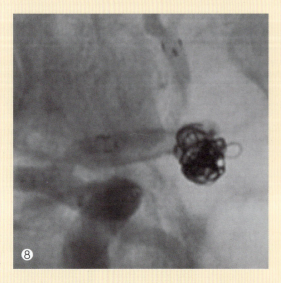

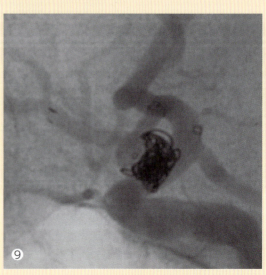

⑧ ⑨

治疗后的血管造影 ▶　⑩～⑬。

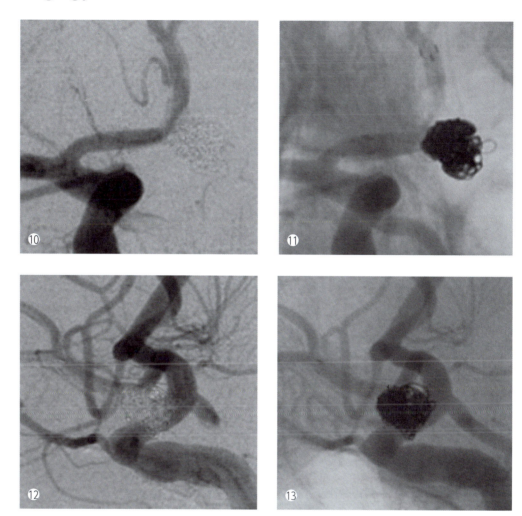

弹簧圈类型及尺寸 ▶
的选择依据

　　首先使用中间径长4 mm的成篮弹簧圈，并对其进行成篮处理以改善其形状和性能。接着，通过逐步减小弹簧圈的尺寸来进行密集填充，以确保填充物的致密性和稳定性。为了避免填充过程中发生回撤现象，我们采用了i-ED弹簧圈。这种方法可以有效提高血管内治疗的精确性和安全性。

潜在并发症与规避 ▶
措施

　　在使用Jailing技术进行栓塞时，需要将两根微导管引导至载瘤动脉中。在大脑前动脉等细径载瘤动脉中的栓塞术中，这样做可能会增加血栓性并发症的风险，因此包括支架展开在内的操作需要迅速且熟练。Neuroform Atlas支架在屈曲部和细径载瘤动脉中也能被稳定地置入，因而非常有用。

专家评述

　　利用中间导管能有效稳定微导管操作，并在出现问题时能迅速做出反应，极具实用性。特别是在微导管意外脱出瘤体时，通过穿网眼技术重新引导至瘤内的操作中，中间导管的效用得到了有效验证。

专家见解

　　在治疗前交通动脉瘤等细小血管疾病时，Neuroform Atlas 支架已成为首选。此类支架不仅特别适配细小血管，其具备通过直径 0.0165 inSL-10 导管进行操作的能力，更显著优于之前的技术。相比之下，过去常用的 Neuroform EZ 支架需用到直径为 0.027 in 的导管，这使得在细小血管的远端操作显得尤为困难。自从 2017 年 Neuroform Atlas 推出以来，短短几年内，血管内支架置入术的难度已大幅降低。

廣畑 優

关键词	▶	前交通动脉瘤　宽颈

动脉瘤大小 ▶ 长径 7.3 mm，短径 6.6 mm，瘤颈长 4.1 mm。

治疗前的血管造影 ▶ 入路全貌①·对侧（右）CAG ②·左 CAG ③·最佳工作角度 DSA ④·最佳工作角度 3D-DSA ⑤。

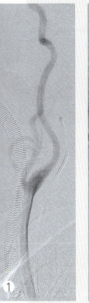 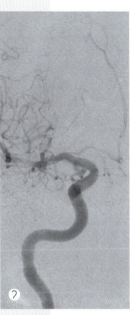 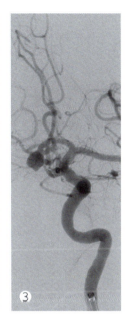 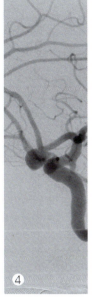 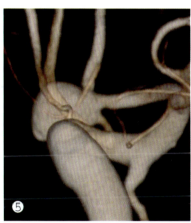

抗血栓治疗 ▶ 治疗前 2 周开始每天服用阿司匹林 100 mg 和氯吡格雷 75 mg。

栓塞技术（穿刺部位） ▶ 支架辅助＋对侧 ICA 留置导管（双侧股动脉）。

选择该治疗方案的理由 ▶ 由于动脉瘤为宽颈且直径超过 7 mm（④⑤），因此判断需要使用支架。此外，前交通动脉（Acom）整体构成了动脉瘤的瘤颈，如果在前交通动脉附近不插入弹簧圈，栓塞效果将会比较差，复发的可能性较大。对侧（右侧）CAG 可显示右侧大脑前动脉（尽管 ACA-A1 段为左侧优势）。因此，在右侧颈内动脉放置导管，以便在手术过程中通过右侧 CAG 确认 Acom 部位被弹簧圈遮挡时，确保右侧大脑前动脉的血流得到保留。为此，决定在双侧 ICA 内均放置导管。

手术器械 ▶

导引鞘	5 F FUBUKI sheath
中间导管	未使用
微导管	Headway 17：支架留置用（⑦中白色箭头）
HEADWAY 17	瘤内塞栓用（⑦中黑色箭头）
微导丝	CHIKAI 0.014
支架	LVIS Jr 2.5 mm×23 mm（⑧）

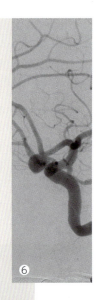
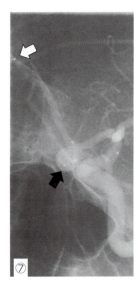
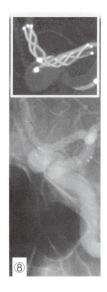
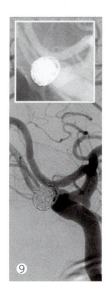
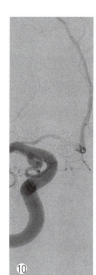

术中使用的弹簧圈 ▶

Axium Prime Frame 7 mm/20 cm

ED-10 Complex 6 mm/20 cm

Barricade complex finish 5 mm/10 cm

Terumo HydroSoft 3D 4 mm/12 cm

Barricade complex finish 3 mm/10 cm

Galaxy G3 mini 2 mm/4 cm

 本病例的关键点

　　该病例为瘤体最大径达到 7.3 mm 且具有宽颈的前交通动脉瘤，整个前交通动脉都成为瘤颈的一部分。由于动脉瘤较厚，如果在手术中血管造影显示 Acom 部位完全没有弹簧圈的情况下结束治疗，栓塞效果可能欠佳。如果要对瘤内进行致密的栓塞，即使在最优的工作角度下，Acom 部分也可能因弹簧圈遮挡而无法被清晰显示。如果患者存在对侧的 A1 段，则可以在对侧的颈内动脉内留置导管，通过造影确认对侧 ACA 的血流得到保障，从而可以更安心地继续进行栓塞术。此外，左侧 A2 至 A1 的角度较为平缓，因此微导管的插入和支架的置入预计相对容易。因此，选择了具有较小支架栅格，并能在一定程度上提供血流导向装置（FD）效果的 LVIS 支架。

弹簧圈类型及尺寸的选择依据 ▶

　　在本病例中，动脉瘤形状近似于球形，使用支架辅助治疗意味着对弹簧圈的选择并非至关重要。治疗开始时，首先根据动脉瘤的直径挑选合适尺寸的成篮弹簧圈使其覆盖动脉瘤表面，接着按照从大到小的顺序选用尺寸更小的弹簧圈，目的是在成篮内部形成尽可能紧密的栓塞效果。

潜在并发症与规避措施 ▶

　　将微导管插入动脉瘤，并将携带 LVIS Jr 编织支架的微导管从左侧 A2 延伸至 A1 的过程相对简单。这是因为 A2 到 A1 的角度大约为 90°，使得 LVIS Jr 支架可以相对容易地在其中展开。

　　在支架辅助下，从 Half-Jailing 状态的导管中进行栓塞时，由于担心瘤内置放的微导管在展开支架时会脱落到瘤颈侧，往往将导管的前端置于瘤腔的深部。如果在支架展开的状态下，导管前端仍未从深部移动，那么就需要从这个深位置插入与瘤最大直径相匹配的成篮弹簧圈（Framing Coil）。在这种情况下，由于导管前端被支架固定，在插入成篮弹簧圈时，有可能发生动脉瘤穿孔。此外，如果尝试通过拉动 Jailing 状态下的微导管进行位置调整，有时很难将其拉到理想位置（因为导管被支架固定，拉动导管时不能做到完全同步移动支架，往往是在施加了一定张力后突然移动）。在本例中，当 Jailing 状态完成时，导管前端位于最佳位置（动脉瘤的中央），因此进行了栓塞。然而，如果导管前端位于深部时，也有可能直接使用释放支架时的微导管通过穿网眼技术插入瘤腔浅部，并进行成篮弹簧圈的插入。对于 LVIS Jr，在大多数病例中，可以通过穿网眼技术进行留置。在本例中，术后 1 年通过 DSA 和 MRA（silent MRA）确认了动脉瘤的完全栓塞（术前左侧 CAG 显示双侧 ACA，但随访的 DSA 中右侧 ACA 仅在右侧 CAG 中显示）（⑪⑫）。

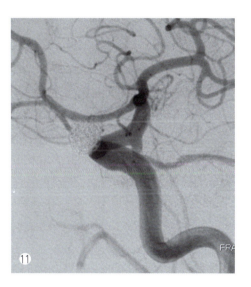
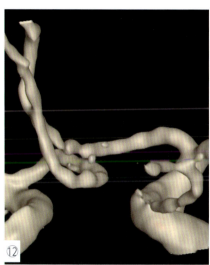

 专家评述

在处理颅内动脉瘤时，若动脉瘤的颈部成为关注点，且患者对侧的 ACA-A1 段难以处理，我们建议采用双侧股动脉穿刺。即使这样做略显复杂，但它可以使我们提前做好准备，以便进行对侧的 CAG 检查。主要原因是，当 Acom 部位的弹簧圈重叠导致我们无法确认其位置时，这种方法可以使我们检测到对侧 ACA 的血流情况，从而大大提高了治疗的准确性。

专家见解

我个人一直认为，栓塞术是治疗这类动脉瘤的最佳选择。随着微导管释放支架（如 LVIS Jr 和 Neuroform Atlas）的应用，目前几乎所有病例都采用了栓塞术进行治疗。不过，展望未来，分支部动脉瘤的治疗可能会逐渐转向使用 WEB 等新型医疗器械进行治疗。

神山信也

关键词	▶	前交通动脉瘤　Jack-Up　Y 支架　血栓　普拉格雷
动脉瘤大小	▶	长径 5.2 mm，短径 4.2 mm，瘤颈长 4.1 mm。
治疗前的血管造影	▶	入路全貌・正位①・最佳工作角度（DSA）②・最佳工作角度（3D-DSA）③。

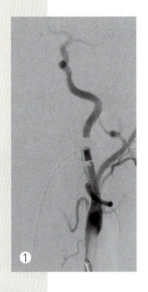
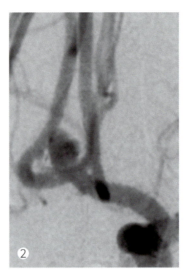
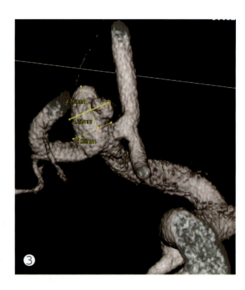

抗血栓治疗 ▶

治疗前 2 周开始每天服用阿司匹林 100 mg 和氯吡格雷 75 mg，术前 1 天改为西洛他唑 200 mg，血栓形成后使用奥扎格雷 80 mg，尿激酶 18 万 U（动脉注射），普拉格雷 20 mg。

栓塞技术（穿刺部位） ▶

支架辅助技术（股动脉）。

选择该治疗方案的理由 ▶

对于向上生长的宽颈动脉瘤，需要放置支架以重建载瘤动脉。

手术器械 ▶

导引鞘	FUBUKI DK 4 Fr
微导管	Excelsior SL-10，Neurodeo10
微导丝	CHIKAI 14
支架	Neuroform Atlas 3/21，3/15

术中使用的弹簧圈 ▶

Galaxy G3 5/15，3/6（VER 30.8%）

 本病例的关键点

在治疗宽颈前交通动脉瘤时，术者首先植入弹簧圈，以确保即使在动脉瘤变为豆荚形状的部位也能够顺利扩张弹簧圈。接着，通过对侧 A2 动脉展开支架，形成 Y 形支架结构，从而有效地将弹簧圈固定于动脉瘤内部。在此过程中，由于支架未能完全保护同侧 A2 起始部，致使弹簧圈推动该部位形成循环并产生血栓。为了解决这一问题，术者采取了通过同侧 A2 动脉的支架网格展开支架的策略，并给予患者 20mg 的氯吡格雷，成功使血栓消散（④⑤）。

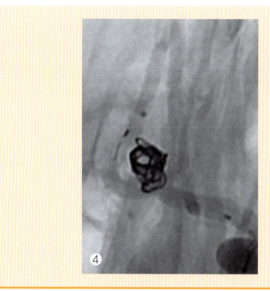
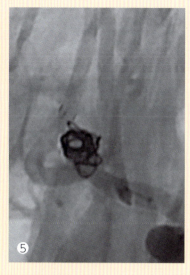

选择内向型 Galaxy G3 弹簧圈，可以在填满动脉瘤的同时保证其结构的完整，通过选择匹配动脉瘤最长径的方式实现。Neuroform Atlas 作为首选支架，因其易于定位而受到青睐。但在血管弯曲或迂回的情况下，通过稍微拉回导管使其尖端靠近至动脉瘤附近时，可能会面临导管尖端突然滑动的问题，导致其返回到距离动脉瘤更近的位置。为此，通常会优先选择长度为 21 mm 的支架而不是 15 mm 的支架，这样做可以确保在远端部位留有充足的空间来稳妥放置支架。

在进行颅内动脉瘤的血管内治疗时，通常会采用支架置入和弹簧圈填塞的方法。这种方法适用于动脉瘤颈部容易出现"狗耳朵状"的情况。然而，当动脉瘤位于血管的分叉处时，弹簧圈有可能被推移到没有支架保护的分支起始部位。若出现这种情况，应避免弹簧圈脱出，并尝试重新填充或使用 3D-DSA 确认其位置。本例中，我们通过 3D-DSA 检查确认了弹簧圈的脱出状况，并且在观察到仅有一个循环且在等待 10 min 后未形成血栓的情况下，决定进行弹簧圈的解脱。随后，尽管采用了尿激酶和奥扎格雷治疗，并尝试了导丝机械粉碎的方法，但仍未能消除血栓。因此，我们添加了支架以固定脱出的弹簧圈，但是支架内部却形成了血栓。在给予氯吡格雷 20 mg 治疗 30 min 后，血栓成功消退（⑦⑧）。第 2 天，患者恢复至术前的状态，症状消失并且顺利恢复。

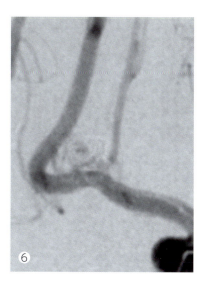
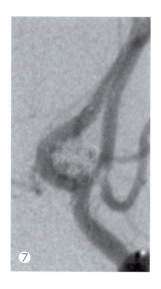
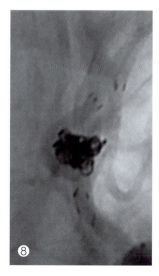

治疗后的血管造影评估 ▶ 治疗后 DSA（⑦），治疗后 DA（⑧）。

专家评述

当医疗器械设备上有血栓形成时，虽然可以加入多种抗血栓药物进行处理，但实践证明，20 mg 氯吡格雷的负荷剂量效果最佳。

专家见解

在本例中，尽管终止使用抗血小板药物 2 年后并未出现任何问题。但鉴于出现了长期缺血性并发症的案例，这些案例在使用了 Y 形支架后停用抗血小板药物，因此我们建议尽量避免使用 Y 形支架。此外，只要抗血小板药物效果足够好，就不易发生弹簧圈脱出形成血栓。而且，如果能立即开始使用氯吡格雷，就无须额外留置支架。

| 关键词 | ▶ | 小型　向上生长　支架辅助技术　穿网眼技术　重新定位 |

动脉瘤大小 ▶ 长径 5.9 mm，短径 3.5 mm，瘤颈长 3.4 mm。

治疗前的血管造影 ▶ 最佳工作角度（DSA）①，最佳工作角度（3D-DSA）②。

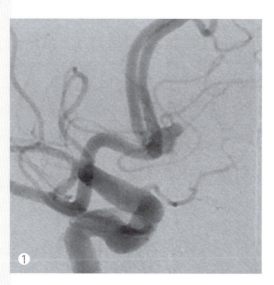 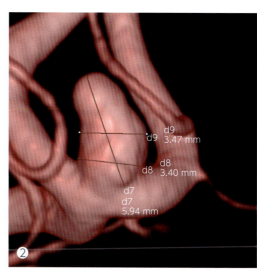

抗血栓治疗 ▶ 治疗前 2 周开始每天服用阿司匹林 100 mg 和氯吡格雷 75 mg。

栓塞技术（穿刺部位） ▶ 支架辅助技术（股动脉）。

选择该治疗方案的理由 ▶ 动脉瘤在瘤颈附近呈筒状，瘤顶部底部有轻微膨出，因此选择在该位置填充弹簧圈。

手术器械 ▶

导引导管	OPTIMO 8 Fr 90 cm
中间导管	Tactics
微导管 1	Excelsior SL-10 直的
微导管 2	Excelsior XT-17 直的
支架	Neuroform Atlas 3 mm/21 mm

术中使用的弹簧圈 ▶

Target 360 Soft 3 mm/8 cm

Target 360 Soft 3 mm/4 cm

Target 360 Nano 2 mm/3 cm

Target 360 Nano 1 mm/2 cm

本病例的关键点

在对向上生长的前交通动脉瘤进行治疗时，使用微导管时要格外谨慎。由于 A1 段向下走行而动脉瘤向上，微导管前进过程中很容易撞击到动脉瘤底部。这就要求我们在操作微导管时，必须保持高度警觉。针对这种情况，采用 S 形微导管是最佳选择。在将微导管插入动脉瘤内部时，应确保导丝稳固地深入动脉瘤内部，这能够提供必要的支撑，确保治疗的安全和有效（③～⑤）。

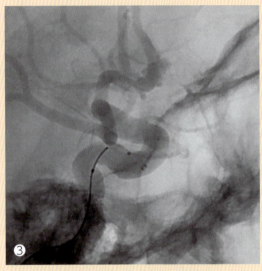

使用中间导管进行支架置入的微导管

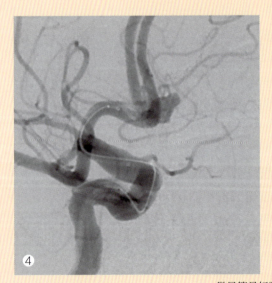

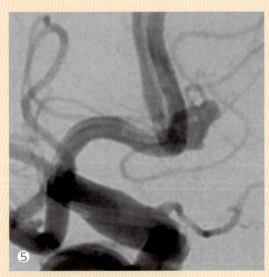

微导管最好预塑形成 S 形

**弹簧圈类型及尺寸
的选择依据** ▶

⑥⑦。

我们选择了能够覆盖整个动脉瘤尺寸的弹簧圈，填充了动脉瘤深处的子瘤部分。由于 Target 弹簧圈特别容易传递压力，这使其非常适合治疗远端动脉瘤。

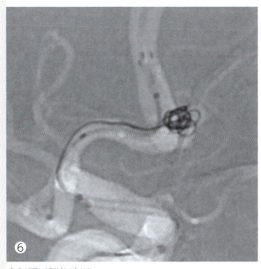 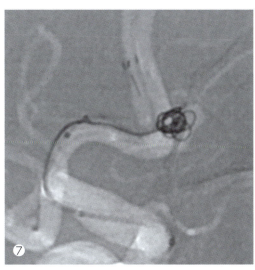

⑥⑦ 支架展开侧位路图
选择不会使支架近端部分伸入 ICA 的长度尺寸和注意留置部位是必要的

支架置入 ▶

⑧～⑰。

要确保微导管精确导向 A2 远端。面对支架展开过程中微导管滑脱的风险，相比于拉动微导管，更推荐通过推进输送导丝来让微导管自然回撤，这样的方法在展开支架时更为有效。

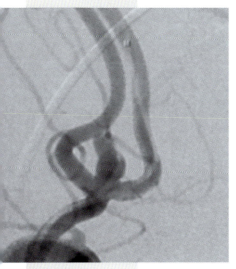 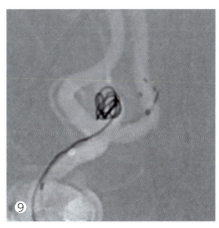 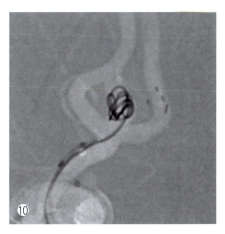

n 动脉瘤　支架置入
为止远端部分滑脱，最好是稍微用力推进以重新定位导丝

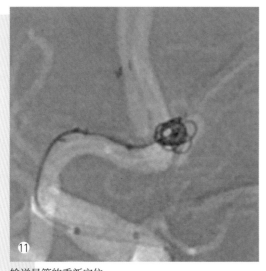 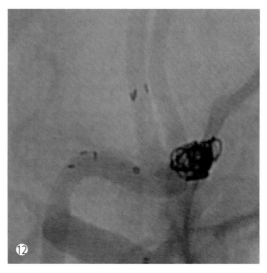

输送导管的重新定位
在支架置入后，使用导丝对微导管进行重新定位。操作时，应适当降低导丝的张力，并保持轻微拉紧状态，这样做有助于确保支架近端的标记点稳定不移动

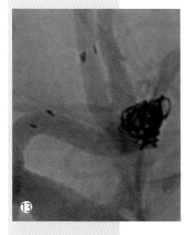 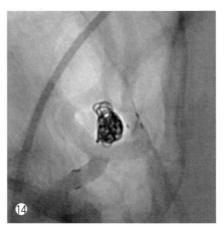 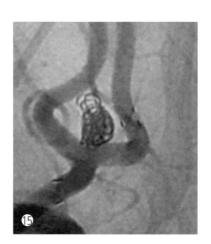

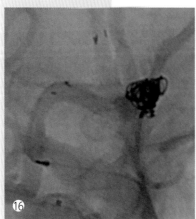 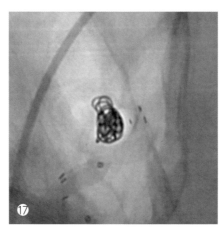

通过穿网眼重定位技术，我们成功地将弹簧圈引导至动脉瘤下壁的膨出部分

专家评述

在这类病例中，使用中间导管并重视微导管的塑形是有益的（⑱⑲）。

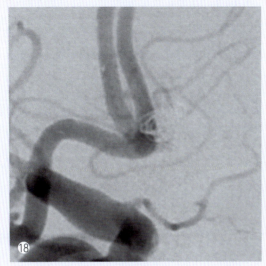

⑱

最终图像

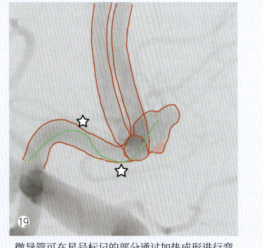

⑲

微导管可在星号标记的部分通过加热成形进行弯曲

专家见解

在血管内治疗颅内动脉瘤时，正确操作非常重要。如果发现支架的形状不适合，我们需要有勇气重新选择，以确保治疗的安全和有效。由于支架会限制微导管的活动范围，因此在利用弹簧圈进行引导的过程中，操作者必须格外细心，以避免压力过大造成不良后果。

关键词	▶	前交通动脉瘤　宽颈　T 形支架
动脉瘤大小	▶	长径 11.1 mm，短径 7.0 mm，瘤颈长 6.6 mm。
治疗前的血管造影	▶	入路全貌①·正位②·侧位③·最佳工作角度④⑤·3D-DSA ⑥⑦。

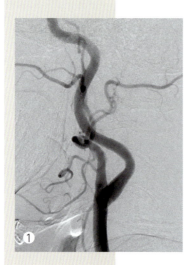

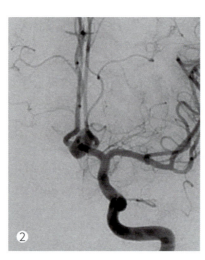

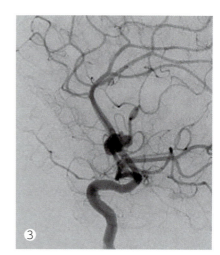

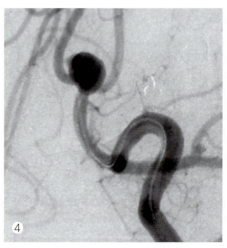

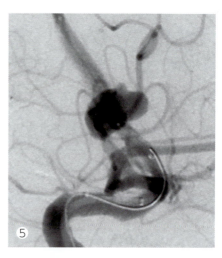

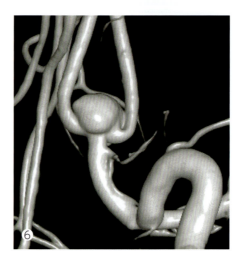

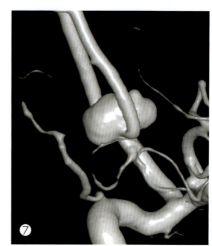

| 抗血栓治疗 ▶ | 治疗前 2 周开始每天服用阿司匹林 100 mg 和氯吡格雷 75 mg。 |

| 栓塞技术
（穿刺部位）▶ | 支架辅助技术（股动脉）。 |

| 选择该治疗方案的
理由 ▶ | 在动脉瘤颈部附近可以看到两侧 A2 段的分支。为了保留两侧 A2 段，需要使用支架
使其固定。 |

手术器械 ▶		
导引导管	ROADMASTER 8 F 80 cm
中间导管	TACTICS 3.2/3.4 F 120 cm
微导管（输送弹簧圈用）	Excelsior SL-10（直的） Headway Duo（直的）
微导管（输送支架用）	Excelsior SL-10（STR） Excelsior SL-10（J 形预塑形）
微导丝	CHIKAI 0.014 in
支架	Neuroform Atlas 3 mm/15 mm Neuroform Atlas 3 mm/21 mm

术中使用的弹簧圈 ▶

1. Target XL 360 Soft 6 mm/20 cm
2. Target XL 360 Soft 5 mm/15 cm
3. Target XL 360 Soft 4 mm/8 cm
4. Target XL 360 Soft 3 mm/6 cm
5. Target XL 360 Soft 5 mm/10 cm
6. Target XL 360 Soft 4 mm/8 cm
7. Target XL 360 Soft 3 mm/6 cm
8. Target 360 Soft 3 mm/6 cm

 本病例的关键点（⑧）

在治疗分叉部复杂动脉瘤时，使用 T 形支架辅助弹簧圈栓塞法是一种有效策略[1,2]。本例中，为了确保两侧 A2 的安全，需要分别放置支架。因此，我们选择了 T 形支架置入的方法。具体操作是，将一枚支架从左侧 A2 置入动脉瘤颈部（长度为 15 mm），而将另一枚从右侧 A2 延伸至左侧 A1（长度为 21 mm）。要使支架在动脉瘤颈部形成 T 形，关键在于调整第一枚支架近端的位置，确保其在动脉瘤颈部正确展开。鉴于动脉瘤的长度较长，我们在动脉瘤的前后方各放置了一根微导管，以便分别进行弹簧圈栓塞。

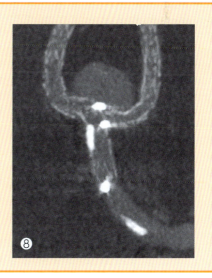

⑧

治疗后的血管造影（⑨～⑫） ▶

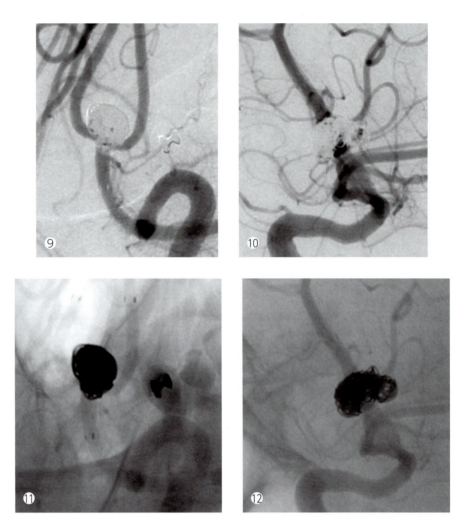

弹簧圈类型及尺寸的选择依据 ▶

通过支架保护分支的方法，我们选择了一种外向展开的弹簧圈，这种设计可以有效避免间隙的产生。考虑到动脉瘤的体积较大，我们采用了直径更大的弹簧圈进行栓塞治疗。

潜在并发症与规避措施 ▶

在手术中使用两枚支架，重点需防范血栓形成。因此，我们认为术前评估患者的抗血小板药物反应和血小板聚集能力是极其重要的。同时，由于在颅内动脉瘤的血管内治疗过程中，颈部填充的弹簧圈可能阻挡支架可视区域，我们通过辅助影像技术，成功确认了前交通动脉（Acom）双侧 A2 区域的状况。

😀 **专家评述**

在进行颅内远端血管的支架置入操作时，调整支架位置需精确操控。为了增强微导管和输送导丝的操作性，操作者会利用中间导管帮助稳定地输送支架至微导管远端。为了防止在引导期间整个系统向近端移动，操作者在首枚支架展开之前，会轻微向推送方向施力倾斜，确保操作的准确性和安全性。

专家见解

　　在留置支架后检查其状态时，使用锥形束 CT（CBCT）极为有效[3]。使用 Neuroform 支架时，需警惕弹簧圈填充过度的情况，这可能会导致支架内腔变窄，并可能进一步引起支架内血栓的形成。

参考文献

[1]Aydin K, Sencer S, Barburoglu M, et al. Midterm results of T-stent-assisted coiling of wide-necked and complex intracranial bifurcation aneurysms using low-profile stents. J Neurosurg. 2017；127：1288-1296.

[2]Aydin K, Stracke CP, Barburoglu M, et al. Long-term outcomes of wide-necked intracranial bifurcation aneurysms treated with T-stent-assisted coiling. J Neurosurg. 2019；6：1-10.

[3]Richter G, Engelhorn T, Struffert T, et al. Flat panel detector angiographic CT for stent-assisted coil embolization of broad-based cerebral aneurysms. AJNR Am J Neuroradiol. 2007；28：1902-1908.

藤中俊之

关键词 ▶	前交通动脉瘤 向前生长 宽颈 支架
动脉瘤大小 ▶	长径 7.4 mm，短径 7.0 mm，瘤颈长 4.0 mm。
治疗前的血管造影 ▶	入路全貌（颈部血管等）①·正位②·侧位③·最佳工作角度（DSA）④·最佳工作角度（3D-DSA）⑤。

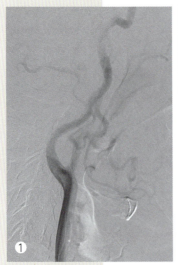

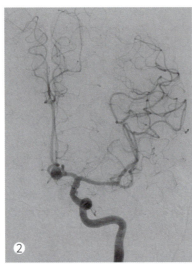

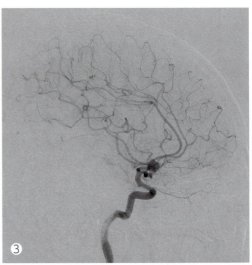

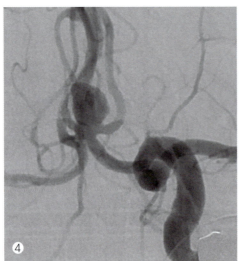

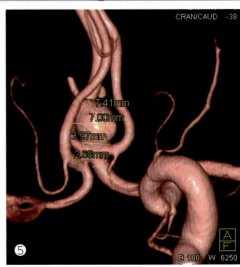

抗血栓治疗 ▶	治疗前 2 周开始每天服用阿司匹林 100 mg 和氯吡格雷 75 mg。
栓塞技术（穿刺部位） ▶	支架辅助技术（股动脉）。
选择该治疗方案的理由 ▶	由于前交通动脉瘤较大，为了保留分支并确保动脉瘤的有效栓塞，选择了支架辅助技术。

手术器械 ▶

导引导管	BENCHMARK 6 F
中间导管	无
微导管	Excelsior SL-10
微导丝	Synchro SELECT soft
支架	Neuroform Atlas 3 mm/15 mm

术中使用的弹簧圈 ▶

1. Target 360 Soft 6/20
2. Target 360 Soft 6/10
3. Target 360 Soft 5/20
4. Target 360 Soft 4/15
5. Target 360 Ultra 4/15
6. Target 360 Ultra 3/10
7. Target 360 Ultra 3/10
8. Target 360 Ultra 3/6
9. Target 360 Nano 3/6
10. Target 360 Nano 3/6
11. Target 360 Nano 2/4
12. Target 360 Nano 1/3
13. Target 360 Nano 1/3

 本病例的关键点(⑥⑦)

　　左侧 A1 段到 A2 段的角度较陡，置入支架时须采用特殊技术。设计一种微导管，其尖端朝向左侧 A2 段，并在微导丝完全推进至远端后，指引该微导管顺利进入。若导丝未完全推进至远端，微导管有可能误入动脉瘤。

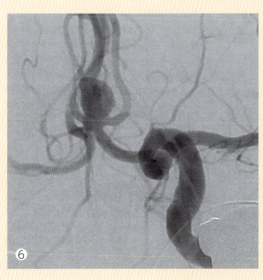

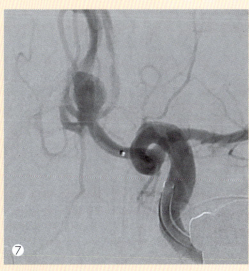

⑥　　　　　　⑦

治疗后的血管造影 ▶　　选择最佳工作角度（DSA）（⑧⑨）。在使用原位工作（Native）图像进行复查，1 年后的随访 DSA 结果见⑩。

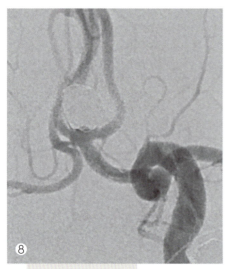
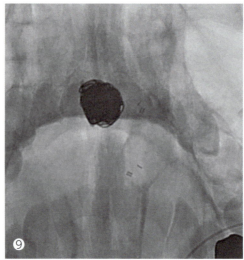
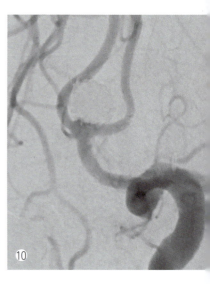

⑧　⑨　⑩

弹簧圈和支架的类型及尺寸的选择依据（⑪⑫） ▶　　由于 A1 至 A2 段的角度相当陡峭，我们采用了能够有效抗弯曲的 Neuroform Atlas 支架。在使用此支架的情况下，为了锁定微导管的位置，我们倾向于选用更加细小和短小的弹簧圈来形成篮状结构，这样做能够有效降低破裂的危险和回撤的可能性。尽管本病例中的动脉瘤直径为 7 mm，但我们仍然选择了 2 根直径为 6 mm 的弹簧圈进行操作，以确保治疗的安全性和有效性。

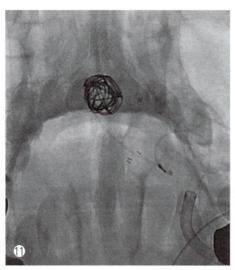
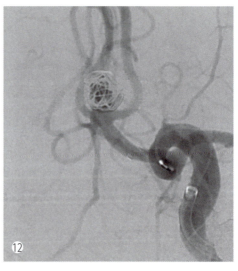

⑪　⑫

潜在并发症与规避措施 ▶　　由于前交通动脉瘤的载瘤动脉较细，执行支架联合弹簧圈栓塞术时面临较高的血栓风险。为有效预防血栓形成，术前必须确认抗血小板药物发挥作用，并且在手术过程中要频繁地检查血栓形成情况。另外，进行支架联合弹簧圈栓塞术时，如果遇到术中破裂，需要阻断血流的时间会更长。因此，为了缩短阻断血流所需的时间，必须随时准备好使用球囊进行血流阻断。

专家评述

在治疗分叉处动脉瘤时，使用支架和弹簧圈栓塞术经常面临一个挑战，即难以将微导管准确地引导到分支处。当动脉分支的角度比较陡峭或动脉瘤的颈部较宽时，这个问题尤为突出。为解决这一难题，采用预先塑形的微导管显得尤为重要。这种方法通过将微导管的末端朝向需要治疗的分支，进而有效地将微导丝引导至分支血管的最远端。

专家见解

在诊断前交通动脉瘤时，由于仅仅依靠身体的轴向视角往往难以清晰地观察到动脉瘤的颈部，因此在进行诊断性血管造影时，采用 3D-DSA 并从常规角度拍摄是非常关键的一步。此时，确定一个合适的工作角度显得尤为重要。这个角度不仅影响治疗时患者体位（如需要提升下颌或者前屈）的选择，还直接关系到治疗的安全性。如果无法预先预测或确定一个适当的工作角度，不仅会增加治疗风险，还可能需要重新考虑治疗方案。

关键词 ▶	基底动脉瘤　桡动脉入路　胚胎型后交通动脉　血小板聚集能　分支血管闭塞
动脉瘤大小 ▶	长径 6.3 mm，短径 5.7 mm，瘤颈长 5.4 mm。
治疗前的血管造影 ▶	入路全貌①·正位②·最佳工作角度（DSA）③·最佳工作角度（3D-DSA）④。

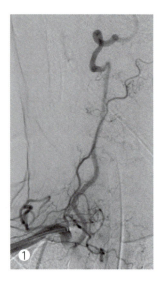
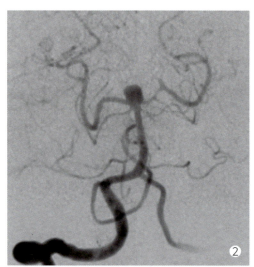
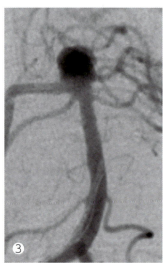
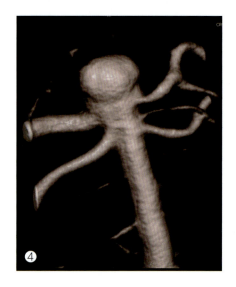

抗血栓治疗 ▶	治疗前 2 周开始每天服用阿司匹林 100 mg 和氯吡格雷 75 mg。
栓塞技术（穿刺部位） ▶	球囊辅助技术（桡动脉）。
选择该治疗方案的理由 ▶	由于动脉瘤为宽颈型，且需要保留分支血管，因此完成高质量的栓塞较为困难。

手术器械 ▶		
	导引鞘	FUBUKI DK 4 Fr（右侧桡动脉至右侧椎动脉）
	微导管	NEURODEO 10
	微导丝	CHIKAI 14
	球囊导管	HyperForm 4/7 mm

术中使用的弹簧圈 ▶

SMART coil Standard 6/20

ED coil Complex 4/12 2 根，3.5/8

ED coil Extrasoft 2/8，2/6

SMART coil Extrasoft 1.5/3 2 根

Target 360 Nano 1.5/3 （VER 39.9%）

 本病例的关键点

　　由于该动脉瘤为宽颈型颅底动脉瘤，在保留双侧大脑后动脉（PCA）的情况下难以进行弹簧圈填塞。为此，决定将球囊导管推进至较粗的右侧 PCA 予以保护，并在起始部闭塞后交通动脉较粗的左侧进行栓塞术。同时考虑了通过左侧后交通动脉进行前向循环的 Transcirculation 技术，以实现双侧 P1-P1 的球囊导管或支架连接，但由于左侧大脑后动脉起始部存在狭窄（直径 0.8 mm），评估认为存在较高的血管损伤或穿通支梗死风险。如果从瘤侧闭塞左侧 P1 起始部，由于左侧 P1 的无效空间距离较短（4 mm），判断因血栓化导致穿通支闭塞的风险较低。最终，左侧 P1 起始部未能完全闭塞（⑦⑧），在 1 年后的血管造影中，因弹簧圈压缩导致血管完全再通（⑨）。

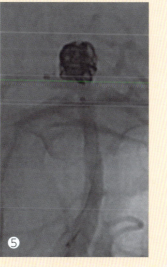

⑤

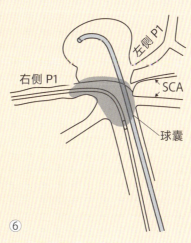

⑥

治疗后的血管造影 ▶ 治疗完成后立即进行的 3D-DSA、治疗后的 DSA，以及 1 年后的 DSA。

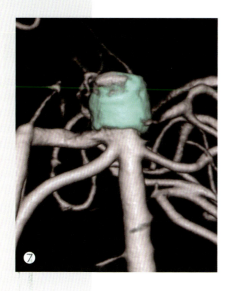

⑦

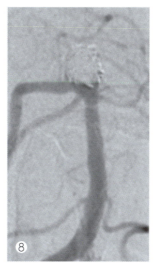

⑧

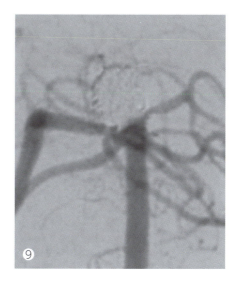

⑨

弹簧圈类型及尺寸的选择依据 ▶

首先使用直径为 6 mm 的 SMART 弹簧圈进行成篮操作。接着，扩张球囊导管，该导管从右侧 PCA 置入至动脉瘤颈部，此过程同时保护左侧小脑上动脉（SCA）的起始部。在确保保护的前提下，在动脉瘤内部形成一个弹簧圈框架（⑤）。最后，密集地在该框架中填充弹簧圈，结束治疗。

潜在并发症与规避措施 ▶

即便左侧 PCA 的起始部分被堵塞，P2 以远的区域仍能通过左侧后交通动脉获得充足的血液供应。P1 的近端部分也会得到逆流的血液灌注。然而，如果 P1 起始部的分支动脉较粗，就存在 P1 血流停滞进而形成血栓的风险。在本病例中，P1 的长度为 4 mm 且直径较小，因此判定血流停滞的风险较低。另一方面，对于左侧 PCA 起始部未完全闭塞的情况，存在动脉瘤内血栓形成导致左侧大脑后动脉区域发生栓塞的风险。在这两种情况下，抗血小板药物发挥着至关重要的作用。虽然术后的常规做法是使用单一药物治疗 1 个月，但在这个案例中，采用了两种药物连用 1 个月，加上单种药物再用 1 个月的治疗方案，成功避免了栓塞并发症的发生。

专家评述

我们致力于保护正常血管，同时，通过阻断分支血管将分叉处的动脉瘤转化为边缘型动脉瘤，这一策略可以简化治疗过程。这种方法不仅适用于后交通动脉瘤、眼动脉瘤，也适用于前交通动脉瘤。

专家见解

使用 Neuroform Atlas 进行血流导向技术时，尽管对于较细小的血管可能仍然适用，但 P1 狭窄部位一旦发生支架内闭塞，就可能引起穿支动脉闭塞，因此风险仍然较高。在目前情况下，我倾向于尝试使用 PulsRider。对于 Y 形支架等复杂支架技术，鉴于停用抗血小板药物 2 年以上后曾出现栓塞性并发症的案例，应尽量避免采用这类技术。

参考文献

[1]Ko JH, Kim YJ. Endovascular strategies for treatment of posterior communicating artery aneurysm according to angiographic architecture：Preservation vs. sacrifice of posterior communication artery. Interv Neuroradiol. 2017；23：620-627.

关键词 ▶	中型　球囊辅助　从球囊辅助技术切换为双导管技术
动脉瘤大小 ▶	长径 5.2 mm，短径 1 6.2 mm，短径 2 4.1 mm，瘤颈长 5.8 mm。
治疗前的血管造影 ▶	入路全貌·正位①·侧位·最佳工作角度（DSA）·最佳工作角度（3D-DSA）②③。

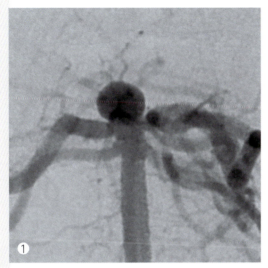

正位 1

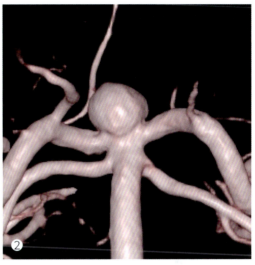

正位　3D-DSA

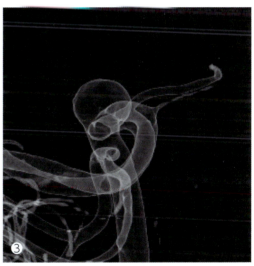

侧位　3D-DSA

抗血栓治疗 ▶	治疗前 2 周开始每天服用阿司匹林 100 mg 和氯吡格雷 75 mg。

173

从球囊辅助技术转为双导管技术（股动脉）（④～⑥）。

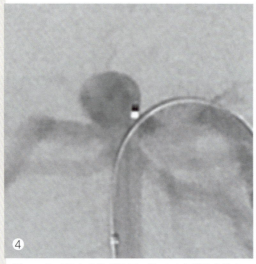

④

正位2：为了填充成篮弹簧圈，使用了球囊辅助技术

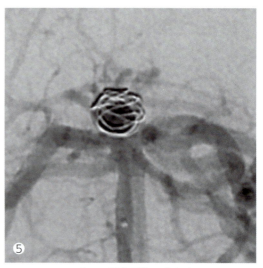

⑤

正位3：首发弹簧圈填充后

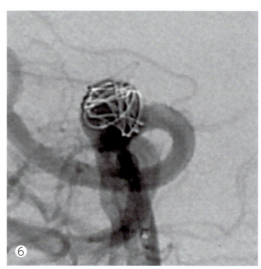

⑥

侧位：首发弹簧圈填充后，可以看到弹簧圈已经到达动脉瘤前面与载瘤动脉重叠的部分

选择该治疗方案的理由

为了稳定地填充首发弹簧圈，球囊是必不可少的。

手术器械

导引导管	① 5 Fr Shuttle sheath 90 cm
中间导管	无
诊断导管	将 5 Fr 导管引导至对侧椎动脉
微导管 1（MC 1）	SL-10 直的
微导管 2（MC 2）	SL-10 45°预塑形

术中使用的弹簧圈 ▶ ⑦⑧。

1. 从 MC 1 处置入：在不移除 Target 360 Soft 4.5 mm/12 cm 的情况下，通过 MC 2 引导第 2 根弹簧圈
2. 从 MC 2 处置入：引导 Matrix2 360 UltraSoft 4 mm/6 cm
3. 从 MC 1 处置入：Target 360 US 3 mm/8 cm
4. Target 360 US 3 mm/6 cm
5. Target 360 Soft 3 mm/6 cm
6. Target 360 US 3 mm/6 cm
7. Target 360 Nano 1.5 mm/3 cm
8. Target 360 Nano 1.5 mm/2 cm
9. Target 360 Nano 1.5 mm/2 cm

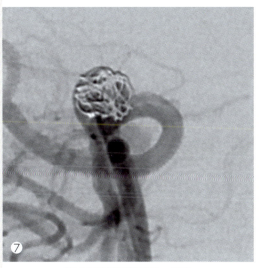

⑦

第 2 根弹簧圈填充后　侧位

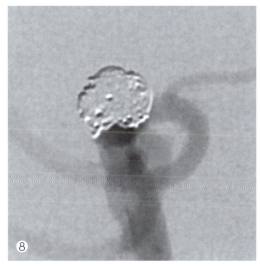

⑧

最终像　侧位

　本病例的关键点

　　由于颈部较为紧致，预计弹簧圈的固定性良好，但由于 Aspect 比值低，因此在放置成篮弹簧圈时，可能需要使用球囊等辅助工具。此外，为了防止栓塞术中再通，需在侧位影像上观察桶视图，并尽量将弹簧圈填充至颈部附近的所谓三角形"间隙"（⑨⑩）。

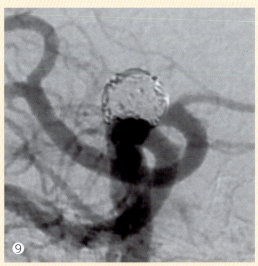

⑨

1 年后 侧位

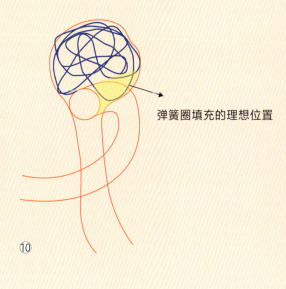

⑩

弹簧圈填充的理想位置

弹簧圈类型及尺寸的选择依据 ▶ 最大直径为 6.2 mm，选择 5 mm 或 6 mm 的弹簧圈更为合适。尽管 4 mm 和 4.5 mm 的规格也是可行的，但过小的尺寸可能会暴露弹簧圈不稳定的问题。因此，我们决定选择在 5～6 mm 之间的规格。最终，我们选定了 5 mm 的弹簧圈。但是，由于尺寸略小，我们采用双导管技术以确保弹簧圈的稳定性。

潜在并发症与规避措施 ▶ 为了降低由于弹簧圈环突出引发血栓症的风险，最佳方案是术前开始口服两种抗血小板药物。

专家评述

在进行基底动脉尖动脉瘤的弹簧圈栓塞术时，为确保治疗的准确性和安全性，微导管的尖端应位于瘤颈部附近或略超过颈部。操作时，应采用从颈部置入并将弹簧圈成篮的方法。若观察到弹簧圈有脱落风险，使用球囊等辅助设备提供更好的支撑。

专家见解

在侧位图像中，理想情况是能识别出载瘤动脉的桶视图。应将弹簧圈环填充至动脉瘤及其颈部的前后空隙中。

病例❸

山家弘雄　寺田友昭

关键词 ▶	基底动脉尖动脉瘤　小型动脉瘤
动脉瘤大小 ▶	长径 3.5 mm，短径 3.2 mm，瘤颈长 2.6 mm。
治疗前的血管造影 ▶	入路全貌①②・正位③・侧位④・最佳工作角度（DSA）⑤⑥・最佳工作角度（3D-DSA）⑦⑧。

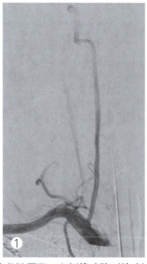 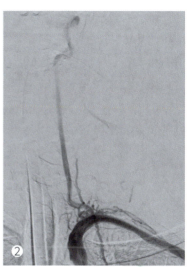

右侧肱动脉穿刺→右侧椎动脉（治疗），右侧股动脉穿刺→左侧椎动脉（诊断）

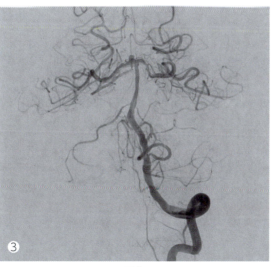 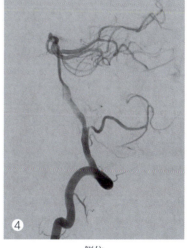

正位　　　　　　　　　　　　　　　侧位

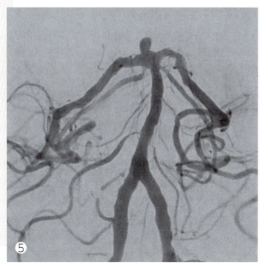 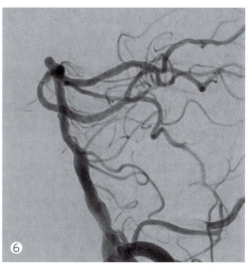

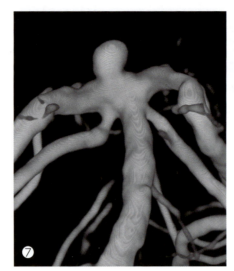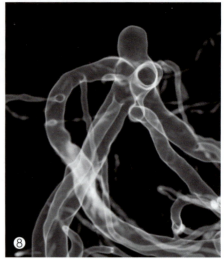

工作角度

| 抗血栓治疗 ▶ | 治疗前 2 周开始每天服用阿司匹林 100 mg 和氯吡格雷 75 mg。 |

| 栓塞技术
（穿刺部位）▶ | 球囊辅助技术（右侧肱动脉：治疗用；右侧股动脉：诊断用）。 |

选择该治疗方案的理由 ▶

由于这是一例小型新发动脉瘤，并且动脉瘤的位置与基底动脉的走行方向不一致，因此术中破裂的风险较高，判断需要使用球囊辅助。

手术器械 ▶

①从右侧股动脉向左侧椎动脉置入 JB2 4 F 用于诊断性造影
②从右侧上臂向右侧椎动脉置入以下系统进行治疗

导引导管	ENVOY 6 F 90 cm
微导管	Excelsior SL-10 90° 2 M；塑形成平缓的 S 形
微导丝	CHIKAI 0.014 in
球囊导管	SHOURYU HR 7 mm/7 mm

术中使用的弹簧圈 ▶

1. Target 360 US 3 mm/6 cm（VER 15%）
2. G3 mini 2.5 mm/3.5 cm
3. G3 mini 2 mm/4 cm
4. G3 mini 1.5 mm/2.5 cm
5. G3 mini 1.5 mm/2 cm
6. G3 mini 1.5 mm/2 cm（VER 46%）

本病例的关键点

　　在用 MRI 对高血压脑出血患者进行日常活动自理能力 (ADL) 评估时，发现了 4 年前未被检出的基底动脉未破裂动脉瘤。鉴于其短期内明显增大，术者决定采用弹簧圈栓塞术进行治疗。

　　对于基底动脉走行及轴向不一致的小型动脉瘤，当微导管插入过程中，存在刺穿动脉瘤的风险，这也使得微导管的末端难以保持稳定。而通过将微导管末端塑形成 S 形，可以有效增强其稳定性。

　　考虑到动脉瘤破裂的风险，我们采用球囊辅助，选择稍小但更结实的弹簧圈来成篮。

　　如果我们能够获得理想的导管形状和稳固的支架定位，那么就可以直接进行弹簧圈栓塞，而无须借助球囊。

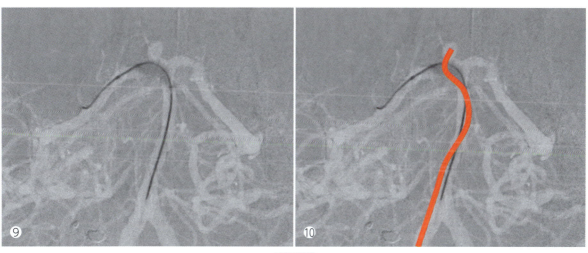

导管形状

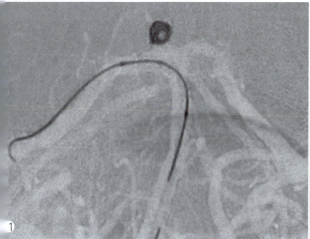
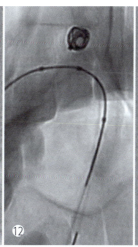
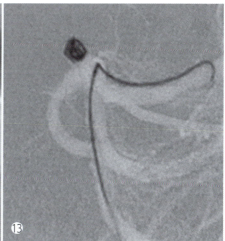

首发弹簧圈

治疗后的血管造影 ▶ ⑭～⑯。

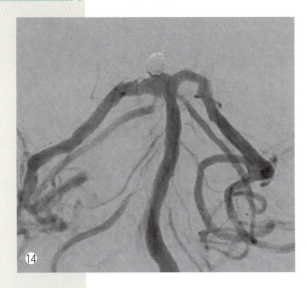

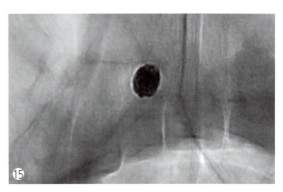

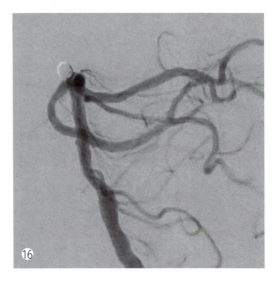

弹簧圈类型及尺寸的选择依据 ▶ 对于新发现的动脉瘤，治疗中应避免使用球囊来减少对瘤壁的压力。治疗的关键步骤是选用略小尺寸但结实的弹簧圈，以此来形成一个坚固的篮状结构。一旦篮状结构形成，治疗过程中不再使用球囊，转而使用极为柔软的弹簧圈。这些弹簧圈被缓慢且谨慎地填入，以完全填充篮状结构内部。整个操作过程中需特别注意控制导管，防止其意外移位，同时执行减小动脉瘤体积的操作。

潜在并发症与规避措施 ▶ 在处理载瘤动脉轴线不同的小型动脉瘤时，术者必须特别留意术中破裂和微导管稳定性问题。为确保微导管在动脉瘤内部能够稳定放置，其形态设计至关重要。球囊的使用不仅有效防止了弹簧圈的脱落，还能在术中发生破裂时实现止血并预防导管的回弹。然而，面对新发动脉瘤，球囊的使用应当慎重，主要是因为对瘤壁脆弱性的担忧。在这种情况下，选择了 SHOURYU HR 7 mm/7 mm 球囊，因为它对血管壁的压力相对较小。

虽然本次在双侧椎动脉成功插入导管，但面对迂曲程度高的情况，单侧导管插入可能会引起血流中断，进而影响成像。因此，在手术前应充分考虑各种策略。

专家评述

对小型动脉瘤，尤其是轴向与载瘤动脉不同时，确保微导管形状的准确成形非常重要。

专家见解

在小型动脉瘤倾斜显著的情况下，通过微导管填充弹簧圈会遇到挑战，此时建议搭配球囊辅助。微导管稳定后，优先考虑使用略小尺寸的成篮弹簧圈和柔性弹簧圈进行栓塞，尽量避免移动微导管位置。

关键词 ▶	小型　基底动脉尖端动脉瘤　向上生长　球囊辅助

动脉瘤大小 ▶ 长径 3.6 mm，短径 3.4 mm，瘤颈长 2.8 mm。

治疗前的血管造影 ▶ 左侧椎动脉起始部（入路全貌）①·左侧椎动脉正位②、侧位③·工作角度（DSA ④ /3D-DSA ⑤）。

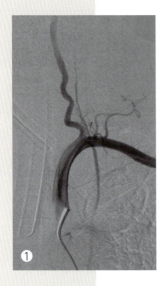
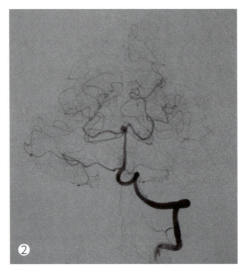
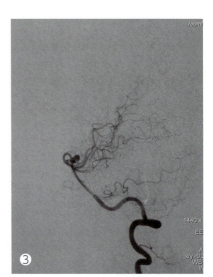

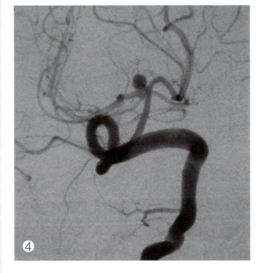
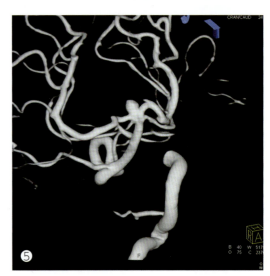

抗血栓治疗 ▶ 治疗前 2 周开始每天服用阿司匹林 100 mg 和氯吡格雷 75 mg。

栓塞技术（穿刺部位） ▶ 球囊辅助技术（股动脉）。

选择该治疗方案的理由 ▶ 判断认为在使用单纯栓塞技术时，术中微导管的稳定性以及回撤的控制较为困难，因此需要球囊辅助。

手术器械 ▶

导引导管	Axcelguide 6 F 85 cm
中间导管	Cerulean DD6 108 cm
微导管	Excelsior SL-10 2 M
微导丝	GT wire 0.012 in S 形

术中使用的弹簧圈 ▶

1. Matrix 10-360 Soft SR 3 mm/6 cm
2. Target 360 Nano Coil 2.5 mm/4 cm
3. Target 360 Nano Coil 2.5 mm/4 cm
4. Target 360 Nano Coil 2 mm/3 cm
5. Target 360 Nano Coil 1.5 mm/3 cm
6. Target 360 Nano Coil 1.5 mm/2 cm

 本病例的关键点

使用球囊导管时，应严格控制，仅在必要时进行充气。

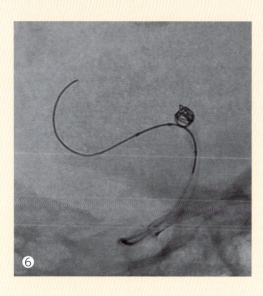 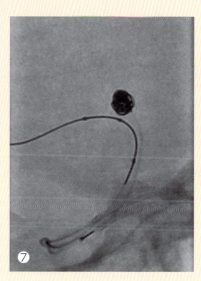

治疗后的血管造影 ▶ 最优工作角度（DSA/Native）。

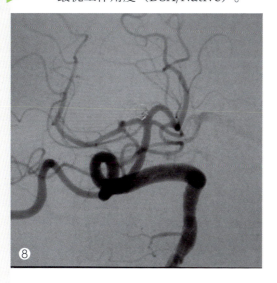 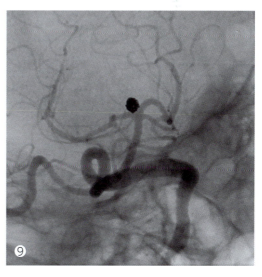

关于弹簧圈的选择 ▶　在采用成篮技术进行治疗时，除了选用 Matrix 作为治疗材料，也有可能选择使用 Hydro coil 等其他材料。关键是，治疗中还特别采用了能够灵活进入狭窄区域的 Nano 弹簧圈。

潜在并发症与规避措施 ▶　为降低术中动脉瘤破裂或弹簧圈脱出的风险，当处理小型动脉瘤时，应避免过度追求致密填充，从而规避不必要的弹簧圈栓塞。

专家评述

使用球囊导管前，请先明确治疗目的。

专家见解

球囊导管增强了微导管的支持力，但相对减少了灵活性，特别是在小型动脉瘤治疗时，对导管的操作需格外小心。同时，也需警惕球囊导管引导下可能导致的血管路径改变。

关键词 ▶	小型　基底动脉尖动脉瘤　宽颈　双导管
动脉瘤大小 ▶	长径 5.0 mm，短径 3.5 mm，瘤颈长 2.9 mm。
治疗前的血管造影 ▶	入路全貌①・正位②・侧位③・最佳工作角度（DSA）④・最佳工作角度（3D-DSA）⑤。
	入路，正位，侧位。

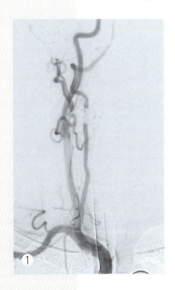 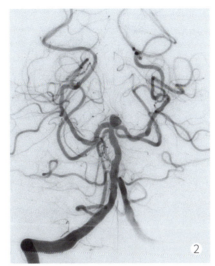 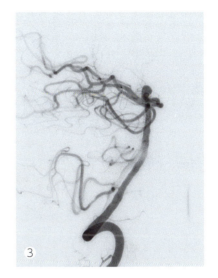

基底动脉尖动脉瘤（无支架）

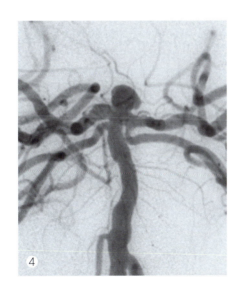 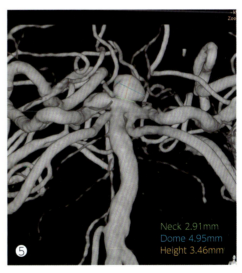

抗血栓治疗 ▶	治疗前 2 周开始每天服用阿司匹林 100 mg 和氯吡格雷 75 mg。
栓塞技术 （穿刺部位） ▶	双导管技术（股动脉）。
选择该治疗方案的 理由 ▶	由于为宽颈动脉瘤，因此需要辅助技术。然而，考虑到微导管在该部位较易保持稳定，判断双导管技术是有效的选择。

手术器械 ▶	导引导管	FUBUKI 6 F
	微导管 1	Headway 17 STR（S 形塑形）
	微导管 2	Phenom 17 STR
	微导丝	CHIKAI 14

术中使用的弹簧圈（导管 1） ▶

1. Target 360 Soft 4/8
3. Axium Prime 3D 2.5/4
4. OPTIMA Complex-10 SUPER SOFT 2/2
5. Target 360 Nano 1.5 mm/2 cm

术中使用的弹簧圈（导管 2） ▶

2. Axium Prime 3D 3/4

 本病例的关键点

（1）双导管技术在宽颈动脉瘤治疗中的有效性探讨：该技术允许在动脉瘤填充两根弹簧圈，以此构建一个稳定的弹簧圈成篮结构。关键在于，操作者可以在第 2 根弹簧圈填入后，根据需要决定是否与第 1 根弹簧圈断开连接。这种方式增加了操作的灵活性，使得通过多次尝试，最终能在宽颈动脉瘤中形成一个稳定的篮状结构。

（2）微导管形状的重要性在于，当采用双导管技术对宽颈动脉瘤进行治疗时，为了通过导管操作控制弹簧圈环形状，保持微导管在动脉瘤内稳定显得尤为关键。在此案例中，因基底动脉朝左侧膨胀并形成曲线，要使微导管近心端一侧适应这种曲线形状，而微导管末端则设计为反向弯曲，构成 S 形，这样能在填塞动脉瘤时保持其稳定。此外，在使用导管 2 填入弹簧圈至动脉瘤内时，我们优先选择了导丝追随性优良且末端形状较为模糊的微导管，其目的是直接将弹簧圈尽量无移位地送入动脉瘤内。

双导管技术

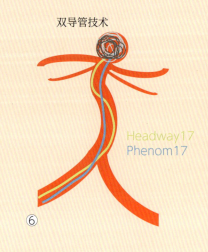

Headway17
Phenom17

⑥

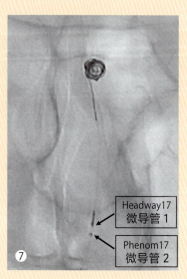

Headway17
微导管 1

Phenom17
微导管 2

⑦

治疗后的血管造影 ▶

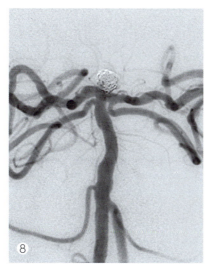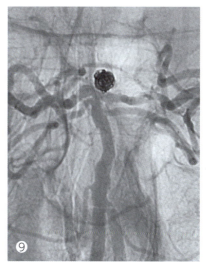

右椎动脉造影　⑧：DSA　⑨：实时

弹簧圈类型及尺寸 ▶
的选择依据

　　在宽颈动脉瘤的血管内治疗中，采用双导管技术是一种有效的方法。为确保治疗效果，我们通常会选择尺寸接近动脉瘤短径的较小型弹簧圈，并运用两个不同尺寸的弹簧圈，分别为 4 mm 和 3 mm，通过成篮技术实现治疗区域的稳定。

潜在并发症与规避 ▶
措施

　　在使用双导管技术进行颅内动脉瘤血管内治疗时，若通过左、右椎动脉分别引入两根导管，一旦出现弹簧圈缠结等问题，可能会导致导管难以安全拔出。为避免这一风险，建议尽可能通过单侧椎动脉插入两根导管。

 专家评述

　　双导管技术对于远端血管动脉瘤的治疗来说，是一种高安全性的选择。相较于球囊辅助技术，它在减少对血管的压力、减轻血管损伤或降低血栓性并发症风险方面表现更优异。但需要注意的是，在使用双导管技术处理颈部附近动脉瘤时，其栓塞效果较球囊辅助技术有所不足。

●●● 专家见解

　　在将首发弹簧圈成功填入动脉瘤内且使其定位后，若判断弹簧圈稳定性不佳，我们倾向于采用双导管技术。而当首发弹簧圈意外脱落至动脉瘤外时，则会转而使用球囊辅助技术。

神山信也

关键词 ▶	基底动脉瘤　Transcirculation 技术　水平支架置入 胚胎型后交通动脉　桡动脉入路
动脉瘤大小 ▶	长径 8.6 mm，短径 5.6 mm，瘤颈长 5.7 mm。
治疗前的血管造影 ▶	入路全貌①・正位②・最佳工作角度（DSA）③・最佳工作角度（3D-DSA）④。

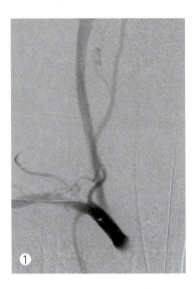

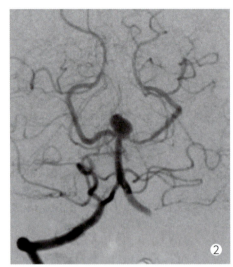

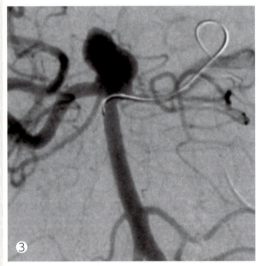

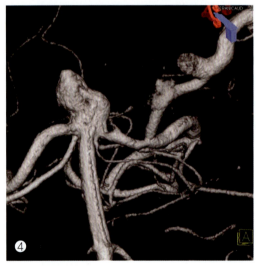

抗血栓治疗 ▶	治疗前 2 周开始每天服用阿司匹林 100 mg 和氯吡格雷 75 mg。
栓塞技术 （穿刺部位）▶	使用支架的跨循环（Transcirculation）技术（股动脉、桡动脉）。
选择该治疗方案的 理由 ▶	由于动脉瘤为宽颈，采用常规入路难以实现高完成度的栓塞。

<table>
<tr><td rowspan="1">手术器械 ▶</td><td>导引导管</td><td>Optimo 7 Fr（右侧股动脉至左侧颈内动脉）
FUBUKI 4.2 Fr（右侧桡动脉至右侧椎动脉）</td></tr>
<tr><td></td><td>微导管</td><td>Excelsior SL-10 45° 2 根</td></tr>
<tr><td></td><td>微导丝</td><td>CHIKAI 14</td></tr>
<tr><td></td><td>支架</td><td>Neuroform Atlas 3 mm/21 mm</td></tr>
</table>

术中使用的弹簧圈 ▶

Target XL 360 5/15，3/9
Target 360 Soft 3/8
Target 360 Ultra 3/10
Target 360 Nano 3/6 3 根，1.5/3 2 根（VER 32%）

 本病例的关键点

　　在处理宽颈基底动脉瘤时，若需同时保护大脑后动脉和小脑上动脉，采用弹簧圈留置可能会遇到挑战，此时可以考虑应用血流导向技术。特别是当后交通动脉（Pcom）及双侧大脑后动脉 P1 段的直径超过 1 mm，同时患者已经服用两种抗血小板药物，可以在双侧 P1-P1 之间实施水平支架置入，并选用 Neuroform Atlas 支架。

　　本例中，患者的双侧椎动脉均较细，且左侧起始部高度迂曲，因此选择从右侧入路，在桡动脉留置 4 Fr 鞘管，并直接将 FUBUKI 4.2 Fr 推进至第一颈椎水平。使用 Optimo 阻断左侧颈内动脉的血流，同时通过 FUBUKI 4.2 Fr 进行 3D-DSA 成像，描绘所有的通路，确定工作角度（④）。

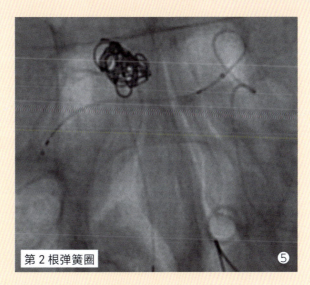

第 2 根弹簧圈　　⑤

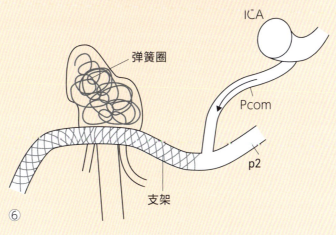

⑥

治疗后的血管造影评估 ▶ 治疗完成后，进行了三维数字减影血管造影（3D-DSA）（⑦）和数字减影血管造影（DSA）（⑧）检查。

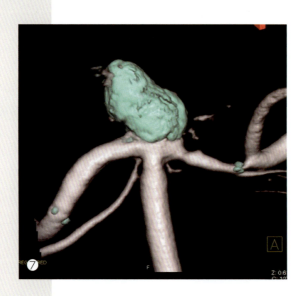
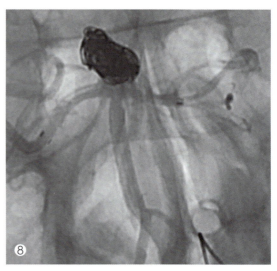

弹簧圈和支架的类型及尺寸的选择依据 ▶ 为了提高血管 VER 并构建一个稳定的弹簧圈框架，我们选用了 Target XL 弹簧圈。虽然可以根据瘤体的长径来选择合适的弹簧圈直径，但为了更精确地匹配，我们选择了一款形状逐渐变细的弹簧圈，并决定使用与瘤体横径相匹配的 5mm 直径弹簧圈来构建框架。在瘤体顶端，我们放置了直径为 3 mm 的 Target XL 弹簧圈，并采用了朝前方紧密回填的策略。在填充第 2 根弹簧圈时，由于弹簧圈被推向左侧大脑后动脉的起始部位，需要放置一枚支架（⑤⑥）。我们选择了细且柔软的 SL-10 导管可通过插入金属量少且较软的 Neuroform Atlas 支架，因为它引起血管移位或血栓形成的可能较小，被认为是本次治疗的最佳选择。

潜在并发症与规避措施 ▶ 当通过后交通动脉或双侧 P1 作为路径实施血管内治疗时，若这些血管较细小或存在严重的迂曲，操作中可能出现血管损伤、闭塞或穿支动脉被拉出血的风险。因此，在手术前需要精心挑选合适的病例，并在操作时格外谨慎。此外，支架内出现闭塞可能立刻引起穿支动脉的闭塞，导致严重的后果。因此，在进行血管内治疗前，必须确保已经有效地抑制了血小板的聚集能力。

 专家评述

我们应遵循简单即最佳的原则，同时不懈寻求最适合患者的治疗方案，全方位考量治疗通路。

专家见解

　　在治疗颅内动脉瘤时，目前可能会选择跨血管技术。然而，血流导向技术通过选择与动脉瘤血液供应不同的载瘤动脉来进行治疗，为我们提供了多种路径和目标动脉瘤的选择。治疗的关键在于，我们始终致力于寻找更有效和更安全的治疗方法。在选择穿刺血管时，由于桡动脉穿刺较股动脉穿刺并发症更少，我们优先考虑使用桡动脉，并更倾向于采用损伤更小的远端桡动脉穿刺方法。

参考文献

[1]Albuquerque FC, Gonzalez LF, Hu YC, et al. Transcirculation endovascular treatment of complex cerebral aneurysms：technical considerations and preliminary results. Neurosurgery. 2011；68：820-829.

[2]Sakurada K, Teranishi A, Tsukagoshi E, et al. Stent-assisted coil embolization using a trans-circulation technique for superior cerebellar artery aneurysm：a report of two cases. NMC case report journal. in press.

[3]Prasad RM, Pandrangi P, Pandrangi G, et al. Meta-analysis comparing distal radial artery approach versus traditional for coronary procedures. Am J Cardiol. 2022；162：52-56.

| 关键词 | ▶ | 中型　球囊辅助　支架辅助技术　微导管引导至 PCA 困难 |

Neuroform Atlas 支架　有少量残留，但在 1 年后实现了完全栓塞

| 动脉瘤大小 | ▶ | 长径 6.4 mm，短径 17 mm，短径 25.9 mm，瘤颈长 5.8 mm。 |

| 治疗前的血管造影 | ▶ | 正位①②·侧位③·首发弹簧圈填塞后的图像·支架置入 / 首发弹簧圈 / 第 2 根弹 |

簧圈填塞后·术后即刻的 DSA/ 术后 1 年 DSA ④⑤。

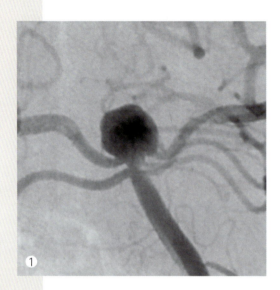

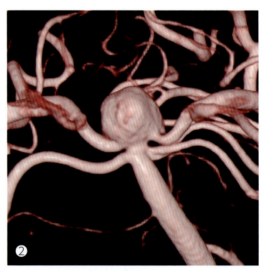

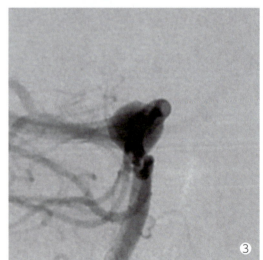

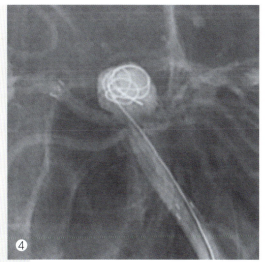

④ 首发弹簧圈部分填塞

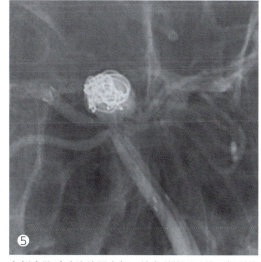

⑤ 右侧大脑后动脉放置支架，首发弹簧圈及第 2 根弹簧圈填塞后的图像

抗血栓治疗 ▶ 治疗前 2 周开始每天服用阿司匹林 100 mg 和氯吡格雷 75 mg。

栓塞技术（穿刺部位） ▶ 支架辅助技术（股动脉）。

选择该治疗方案的理由 ▶ 为了稳定地填入首发弹簧圈，球囊是必不可少的。

手术器械 ▶

导引导管	① 5 Fr Shuttle sheath 90 cm
中间导管	无
微导管 1（MC 1）	Excelsior SL-10 直的
微导管 2（MC 2）	Excelsior XT-17 直的

术中使用的弹簧圈 ▶

1. 从 MC 1 处填充：未解脱 Target 360 Soft 4.5 mm/12 cm 的情况下，从 MC 2 填充第 2 根弹簧圈

2. 从 MC 2 处填充：填充 Target 360 Soft 4 mm/8 cm

3. 从 MC 2 处填充：Target 360 US 4 mm/8 cm

4. 从 MC 2 处填充：Target 360 Soft 3.5 mm/10 cm

5. 从 MC 2 处填充：Target 360 Ultra Soft 3 mm/6 cm

之后脱离了首发弹簧圈

6. 从 MC 1 处填充：Target 360 Ultra Soft 3 mm/6 cm

7. 从 MC 1 处填充：Target 360 Ultra Soft 3 mm/6 cm

对 MC 1 进行重新定位

8. 从 MC 1 处填充：Target 360 Ultra Soft 3 mm/6 cm

9. 从 MC 1 处填充：Target 360 Ultra Soft 3 mm/4 cm

重新定位 MC 2，依次减小尺寸，填充 18 根、总长度为 102 cm 的弹簧圈。最终弹簧圈如下所示

18.Target 360 Nano 1.5 mm/2 cm

弹簧圈类型及尺寸的选择依据 ▶

⑥⑦。

针对最大直径为 6.2 mm 的颅内动脉瘤，原先考虑的是使用 5 ～ 6 mm 的尺寸。起初，试图采用 6 mm 的弹簧圈进行栓塞治疗，但由于尺寸过大，最后决定使用 4.5 mm 的弹簧圈，并结合使用支架辅助及双导管技术进行治疗。在实施支架辅助栓塞术过程中，关键不仅在于持续使用由 Jailing 技术限制的导管进行栓塞，更重要的是要尽早采用穿网眼技术，重新将微导管导入动脉瘤内以便支架展开，确保治疗精准有效。对于位置处于基底动脉尖端的动脉瘤，即便采用了支架辅助技术，也必须注意保护另一侧的大脑后动脉 (PCA)，可能会选用略小的尺寸以确保安全。

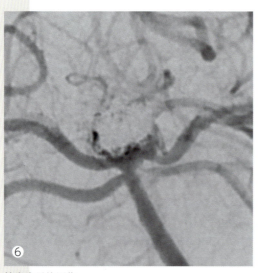
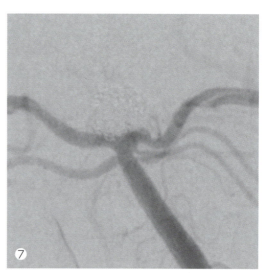

栓塞术最终图像
左侧大脑后动脉附近最初呈现出较为温和的栓塞状态，与此同时，可以观察到动脉瘤内部还保持有血流（⑥）。然而，经过 1 年的观察，血管造影（⑦）提示动脉瘤内部形成了良好的血栓。此外，与治疗后即刻相比，右侧大脑后动脉的直线化程度显著提高，这一变化从造影中可以清楚地看到

本病例的关键点

起初，我们尝试使用 Target 360 Soft 6 mm 20 cm 制作一个篮状结构，但由于弹簧圈从颈部区域弹出，我们不得不将其取回。随后，我们改用更小的尺寸，即 Target 360 Soft 4.5 mm 12 cm，并在确保弹簧圈不会从颈部弹出的位置，缠绕了几圈后暂时搁置。我们还额外使用了 XT-17 导管，填充了一根 Target 360 Soft 4 mm 8 cm 弹簧圈，旨在补充首个篮状结构而不影响其完整性，并成功完成了此步骤。接着，我们将第一根 4.5 mm 弹簧圈完全推入至最终位置，并保持其稳定不脱落。在插入支架的过程中，我们注意到因颈部直径可能扩展至 3 mm 的支架尺寸，弹簧圈可能会面临无法顺利进入的问题。至于斜线阴影部分，虽然留有些空间，但过于强硬的操作有可能会增加血栓形成的风险（⑧）。

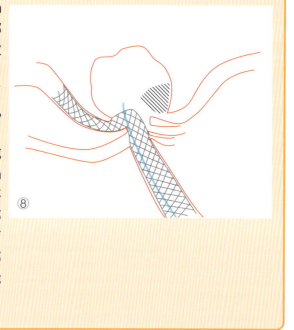

潜在并发症与规避措施 ▶ 对于未接受支架置入的 PCA，术者需密切注意可能因血栓附着导致穿支动脉闭塞的风险。同时，术者不能仅仅依赖桶视图等静态成像技术，而应仔细分析弹簧圈的血流动力学变化，以确保栓塞的精确性。

专家评述

选择置入颈部覆盖较多的 PCA 支架是一种有效策略。在引导微导管过程中，若遇到困难，尽管存在绕过动脉瘤等策略，但鉴于破裂风险，通常不应过度强求。优先选择能够更容易引入微导管的一侧，往往能有效解决问题。

专家见解

在进行支架辅助的穿网眼操作时，应尽早行弹簧圈栓塞术，这是因为拖延可能会导致微导管引导变得更加困难。因此，在操作过程中不应犹豫。对于像 Atlas 支架这样的开环支架，通过将弹簧圈放置在颈部附近，以及使血管适度直线化，可能会引起瘤内血流的变化。

9. 基底动脉尖动脉瘤（有支架）

梅嵜有砂　寺田友昭

关键词	▶	基底动脉顶端动脉瘤　宽颈　支架辅助　导管形态
动脉瘤大小	▶	长径 12.9 mm，短径 12.5 mm，瘤颈长 10 mm。
治疗前的血管造影	▶	入路全貌①②・正位③・侧位④・最佳工作角度（DSA ⑤⑥，3D—DSA ⑦⑧）。

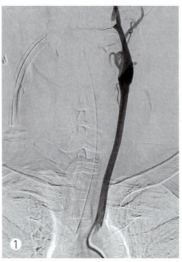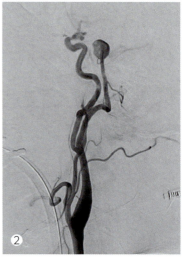

原始前节间动脉

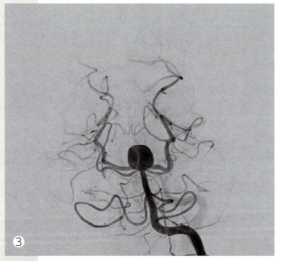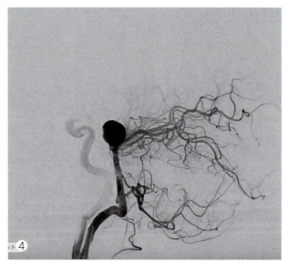

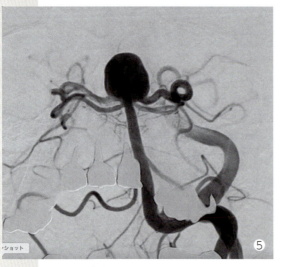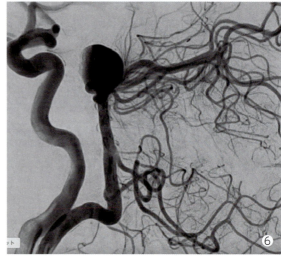

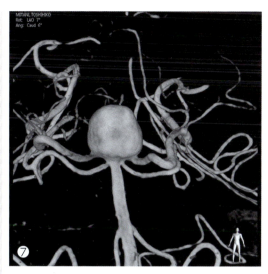
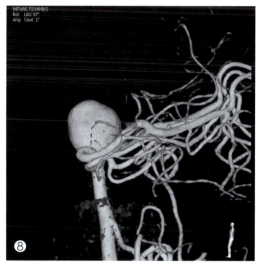

| 抗血栓治疗 ▶ | 治疗前 1 周开始每天服用阿司匹林 100 mg 和氯吡格雷 75 mg。VerifyNow PRU 74，ARU 519。 |

治疗前 1 周开始每天服用阿司匹林 100 mg 和氯吡格雷 75 mg。VerifyNow PRU 74，ARU 519。

栓塞技术（穿刺部位） ▶

支架辅助技术，球囊辅助技术（股动脉）。

选择该治疗方案的理由 ▶

宽颈动脉瘤骑跨于双侧大脑后动脉（PCA），由于使用多支架技术存在较高的血栓性并发症风险，因此决定对右侧 PCA 采用支架治疗，对左侧 PCA 则进行球囊辅助治疗。

手术器械 ▶

导引导管	ROADMASTER 8 Fr 90 cm
中间导管	无
微导管 （PCA固定用）	Headway 17 90°预塑形
微导管 （瘤内塞栓用）	SL-10 J 形预塑形
微导管 （支架留置用）	Prowler select
微导丝	CHIKAI 14 200 cm, CHIKAI extension
支架	Enterprise 2 4.0 mm/30 mm Neuroform Atlas 3.0 mm/15 mm
球囊	Scepter XC 4 mm/11 mm

术中使用的弹簧圈 ▶

首发弹簧圈：Target XL 360 standard 12 mm/45 cm
其他
Penumbra Smart Standard
Galaxy complex fill
ED coil ∞ soft
HydroSoft 3D
Bariccade complex finish coil
合计 21 根，399 cm

本病例的关键点

　　为了在治疗动脉瘤时避免触及末梢血管（PCA），我们使用热风枪对微导管进行塑形，确保其能够顺应末梢血管的走向。这样的塑形依据微导管进入基底动脉并沿着弯曲方向进行：如果是沿着弯曲方向，我们将微导管塑形成猪尾状；如果是逆着弯曲方向，就将其塑形为S形。这种方法增强了治疗的安全性和精确性（⑨⑩）。

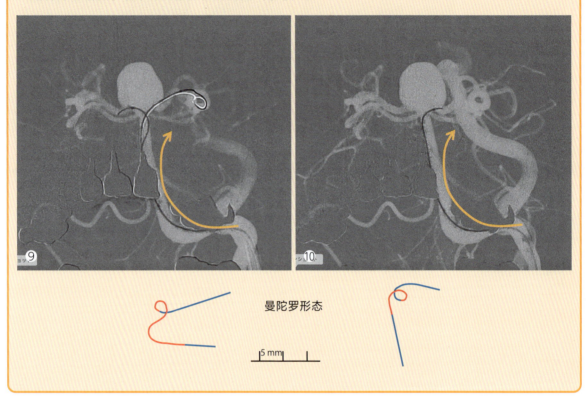

曼陀罗形态

5 mm

治疗后的血管造影 ▶　　最佳工作角度（DSA ⑪⑫，原工作位⑬⑭）。

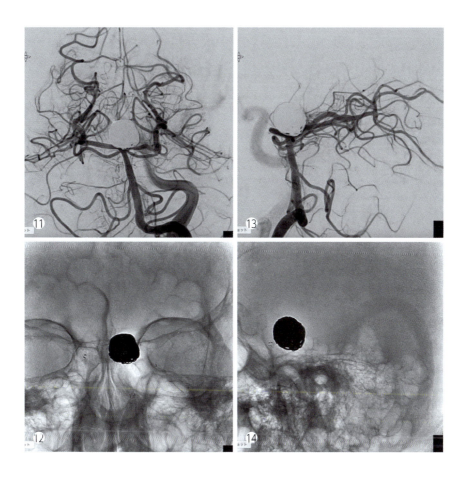

潜在并发症与规避措施　　对复杂性动脉瘤来说，手术技术的复杂性可能会增加血栓并发症的风险。因此，评估抗血小板药物的效果显得尤为重要。在本例中，我们发现阿司匹林的效果并不理想。在进行术前评估后，我们会考虑增加西洛他唑的使用量或改用氯吡格雷。

专家评述

当宽颈动脉瘤难以直接用球囊或支架置入时，通过塑形微导管的方法引导，可以使血管走向直线化并进行跟随（即所谓的 Sheep 技术）。即便使用 Sheep 技术也难以引导时，那么就需要考虑进行置换操作。

专家见解

在选择弯曲度较大的血管等特定情况下正确设置导管形状时，常常采用 Headway。

因为宽颈动脉瘤容易复发，所以选择使用 Enterprise 进行 PCA 和 BA 角度的展开，这是基于解剖学中的流动偏转原则。此外，在左侧 BA-PCA 的位置，我们放置了 Scepter XC。如果弹簧圈意外脱落至 PCA，便可通过 Scepter 放置 Neuroform Atlas 支架来进行处理。

关键词 ▶	小型　基底动脉尖动脉瘤　向上生长　支架辅助
动脉瘤大小 ▶	长径 4.4 mm，短径 4.1 mm，瘤颈长 3.1 mm。
治疗前的血管造影 ▶	双侧椎动脉（VA ①②）起始部（治疗时从右侧进入）·双侧椎动脉正位③④·侧位⑤⑥·工作角度（DSA ⑦ /3D-DSA ⑧）。

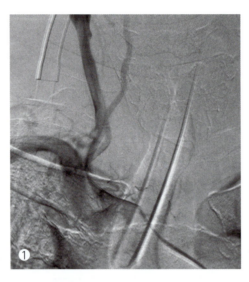
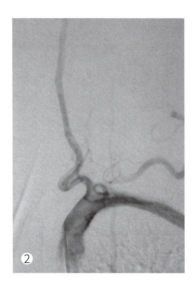

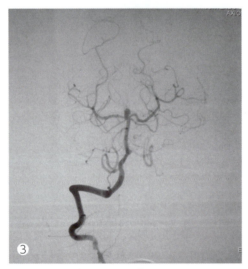
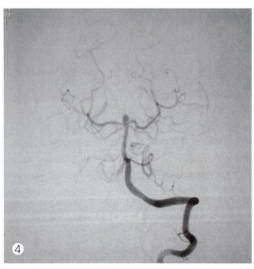

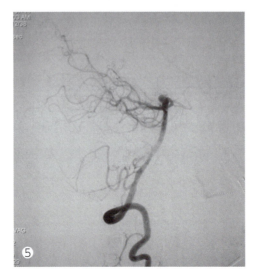
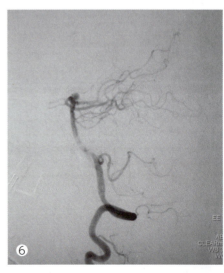

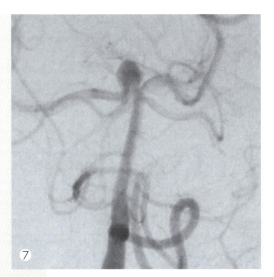
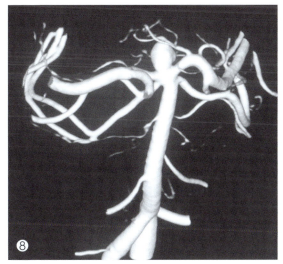

⑦　⑧

抗血栓治疗 ▶	治疗前 2 周开始每天服用阿司匹林 100 mg 和氯吡格雷 75 mg。 依据术前一天的血小板聚集能力检测结果（胶原蛋白 34%，ADP 50%）以及 VerifyNow 检测仪的检测结果 [ARU 532，PRU 234（临界值为 230）]，判断氯吡格雷的效果较弱，因此在术前一天进行了普拉格雷 20 mg 的负荷剂量给药，术后每天维持剂量为 3.75 mg。
栓塞技术（穿刺部位） ▶	支架辅助技术（右股动脉）。
选择该治疗方案的理由 ▶	由于动脉瘤为宽颈，且瘤颈部分略偏向右侧大脑后动脉（P1 段），为了保留载瘤动脉，判断需要使用支架。

手术器械 ▶

导引导管	6F Axcelguide 85 cm
中间导管	6F Cerulean DD6 108 cm（在导入时以 Cerulean G 4 F 125 cm 作为辅助）
微导管	Excelsior XT-17 STR 2 M（留置支架用） Phenom17 STR 2 M（用于瘤内的弹簧圈栓塞）
微导丝	CHIKAI 0.014 in
支架	Neuroform Atlas 3.0/15 mm

术中使用的弹簧圈 ▶

第 1 根：Target 360 US 4 mm/8 cm
第 2 根：Target 360 US 3 mm/6 cm
第 3 根：Target 360 US 2.5 mm/4 cm
第 4 根：Target 360 US 2 mm/3 cm
第 5 根：Target 360 Nano 2 mm/3 cm
第 6 根：Target 360 Nano 1.5mm/2 cm
第 7 根：Target 360 Nano 1.5mm/2 cm
第 8 根：Target 360 Nano 1.5mm/2 cm

本病例的关键点

为了有效进行支架辅助治疗，首先必须确保选择一条能够提供更稳定引导和支持中间导管的路径，这需要综合评估椎动脉的屈曲程度和穿支动脉的分支状况。接下来，还需要确保用于支架固定的微导管末端位置是否正确。

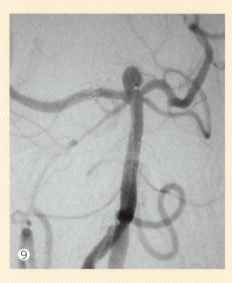

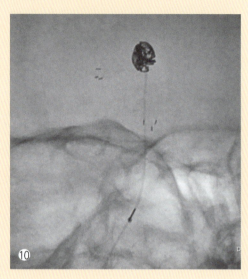

治疗后的血管造影 ▶ 最佳工作角度（DSA/原工作位）和支架展开后的锥形束 CT。

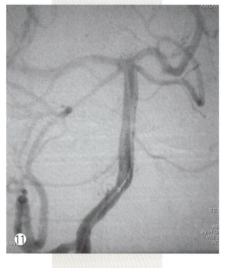

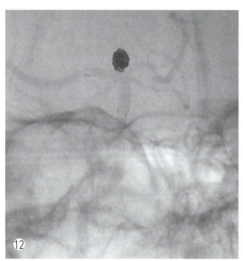

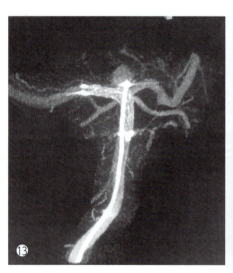

关于弹簧圈的选择 ▶ 采用微导管栓塞法治疗，初期利用 UltraSoft 弹簧圈，由于导管灵活性受限，随后改用更柔软的 Nano 弹簧圈以提高操作性。

潜在并发症与规避措施 ▶ 应考虑血栓栓塞并发症、术中破裂，以及术中通路血流停滞可能引起的缺血性并发症风险。需要掌握小脑前下动脉（AICA）、小脑后下动脉（PICA）、脊髓前动脉（ASA）以及其他穿通支和椎 - 基底动脉的分支位置和左右差异等情况。

专家评述

制订考虑通路和动脉瘤颈部位置的治疗策略。

专家见解

　　在本例中，动脉瘤颈部紧邻右侧 P1。为了确保载瘤动脉的安全，我们采取了从右侧 P1 向基底动脉引入并放置支架的策略。此次操作中，之前被固定的微导管末端被调整到没有支架的另一侧，即左侧 P1，此举是为了更好地保护血流。放置操作后，发现弹簧圈脱落，随即调整了位置。如有必要，我们也会考虑采用穿网眼技术重新插入导管。

鹤田和太郎

| 关键词 ▶ | 小型　基底动脉尖动脉瘤　宽颈　支架　半释放 |

动脉瘤大小 ▶ 长径 6.6 mm，短径 4.2 mm，瘤颈长 5.3 mm，右侧大脑后动脉 P1 段直径 2.1 mm，基底动脉直径 2.6 mm。

治疗前的血管造影 ▶ 入路全貌①・正位②・侧位③・最佳工作角度（DSA）④・最佳工作角度（3D-DSA）⑤。

基底动脉尖动脉瘤（有支架）

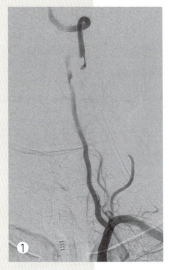
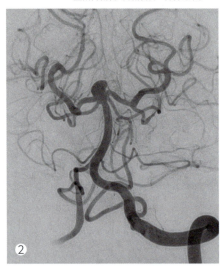
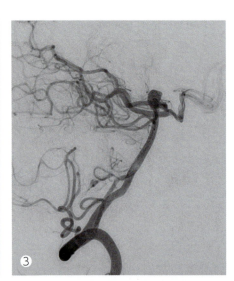

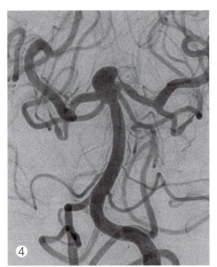
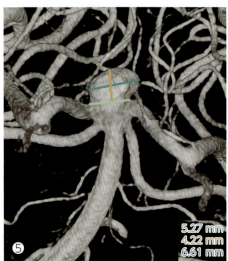

抗血栓治疗 ▶ 治疗前 2 周开始每天服用阿司匹林 100 mg 和氯吡格雷 75 mg。

栓塞技术（穿刺部位） ▶ 支架辅助技术（股动脉）。

选择该治疗方案的理由 ▶ 由于为宽颈动脉瘤，因此支架是必不可少的。

手术器械 ▶

导引导管	FUBUKI 6F
微导管（填塞弹簧圈用）	Headway 17 STR
微导管（置入支架用）	Headway 17 STR
微导丝	CHIKAI 14 0.014 in
支架	LVIS Jr 2.5/23 mm

术中使用的弹簧圈（半封闭）技术 ▶	Target 360 Soft 5/20
	Target 360 Ultra 4/8
	Target 360 Ultra 3.5/8
	Target 360 Nano 3/4

术中使用的弹簧圈（穿网眼技术）▶	Target 360 Nano 3/4, 2/3, 2/3

 本病例的关键点

　　（1）在支架选择上，鉴于瘤颈位于右侧大脑后动脉 P1 段附近，我们选择在右侧 P1 到基底动脉之间放置支架；因瘤体形状不规则，我们在置入弹簧圈的同时，精确控制了弹簧圈的填塞；同时，我们选取了能够在血管中轻松展开的编织支架，旨在通过 LVIS Jr 支架的半释放技术，实现流向矫正的效果。这 3 个考量是我们选择 LVIS Jr 支架的主要原因。

　　（2）微导管的尖端设计顺应了基底动脉向左侧膨隆形成的曲线，采取了与之匹配的形态。为了直面颅内动脉瘤，设计了尖端的反向形状，使其整体构成一个平缓的 S 形。在下图（⑥）中，通过两个支点的设置，微导管尖端得以稳定地定位。

　　（3）因导管在动脉瘤外部脱出，未能完成动脉瘤的完全栓塞，故需重新留置导管。选用与导丝匹配性良好的 Headway Duo，通过 LVIS Jr 支架的穿网眼技术，可顺利完成这一过程。

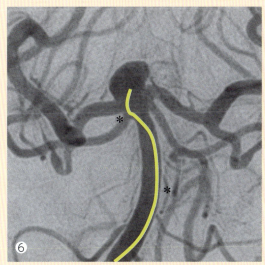

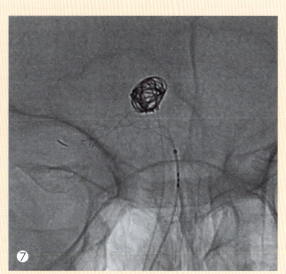

⑥ 导管形状 ∗：导管支点　　　　　　　　　　⑦ 半释放技术

治疗后的血管造影 ▶

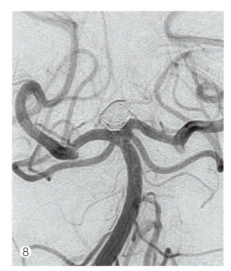

左侧椎动脉 DSA

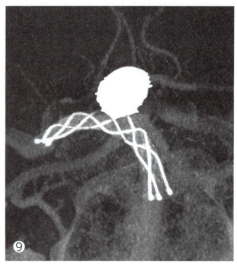

高分辨率 CBCT

潜在并发症与规避措施 ▶

在进行颅内动脉瘤的血管内治疗时，支架的放置是一项关键步骤。但是，支架展开过程中需要对微导管系统进行推拉操作，这一操作可能干扰微导管，增加了栓塞用导管进入动脉瘤时导致动脉瘤破裂的风险。为了降低这一风险，术者可以采取一种预防措施：在支架展开之前，先在动脉瘤内预置几根环状的弹簧圈。这些弹簧圈可以起到缓冲作用，有效降低动脉瘤破裂的风险。

　专家评述

半释放技术操作略显复杂，它要求术者在注意避免多种医疗设备间干扰的同时，确保操作安全。

专家见解

在进行半封闭操作使用编织支架时，确保支架能够准确地展开至关重要。面对屈曲迂回的情况，存在展开担忧时，术者通常会选择使用激光雕刻的 Enterprise 2 支架。

关键词 ▶	椎动脉（VA）瘤　小脑后下动脉（PICA）瘤　分支　宽颈	
动脉瘤大小 ▶	长径 4.9 mm，短径 4.5 mm，瘤颈长 4 mm。	
治疗前的血管造影 ▶	入路全貌・正位①・侧位②・最佳工作角度（DSA）③④・最佳工作角度（3D-DSA）⑤。	

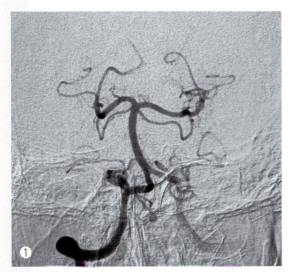

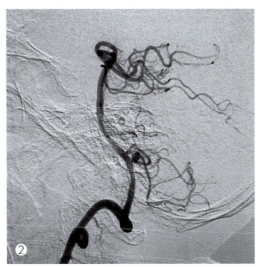

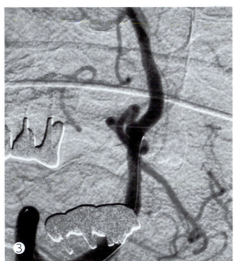

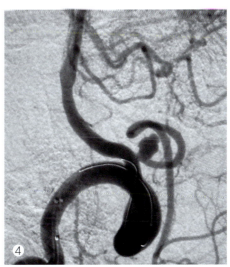

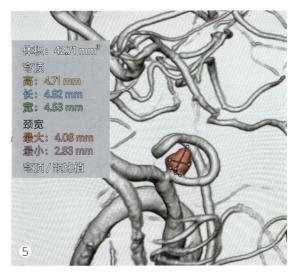

体积：42.71 mm³

穹顶
高：4.71 mm
长：4.92 mm
宽：4.53 mm

颈宽
最大：4.08 mm
最小：2.83 mm

穹顶/颈比值

| 抗血栓治疗 ▶ | 治疗前 2 周开始每天服用阿司匹林 100 mg 和氯吡格雷 75 mg。 |

| 栓塞技术
（穿刺部位）▶ | 采用单纯栓塞技术，支架辅助（从右侧股动脉进入）。 |

选择该治疗方案的理由 ▶

瘤颈直径为 4 mm，穹顶 / 颈比值为 1.2，属于宽颈动脉瘤，因此预先准备了支架。然而，由于在管径较细的小脑后下动脉（PICA）放置支架可能引起支架内血栓形成及术后狭窄的风险，考虑到动脉瘤较小，应尽可能采用单纯栓塞技术进行栓塞治疗。

手术器械 ▶

导引导管	ROADMASTER 6 Fr 90 cm（右侧 VA）
微导管（输送弹簧圈用）	Excelsior SL-10 45°预塑形
球囊导管	Transform 7 mm/7 mm
微导丝	CHIKAI 0.014 in

术中使用的弹簧圈 ▶

1.Target 360 Ulitra 4 mm/8 cm

2.Target 360 Ulitra 2.5 mm/4 cm

3.Target 360 Ulitra 2 mm/3 cm

4.Target HELICAL Nano 1 mm/2 cm

本病例的关键点

我们的计划是通过一种单纯栓塞技术完成颅内动脉瘤的栓塞，重点在于防止弹簧圈从载瘤动脉中脱落。我们首先尝试从动脉瘤的中心开始放置弹簧圈，但遇到了弹簧圈在动脉瘤颈部脱落的问题。为了解决这一问题，我们有意识地将微导管的尖端定位在动脉瘤靠近颈部的一侧，采用"投掷"的方式在动脉瘤中填塞弹簧圈。采用这种方法最终成功实现栓塞，而且没有发生弹簧圈从载瘤动脉中脱出的情况（⑥～⑧）。

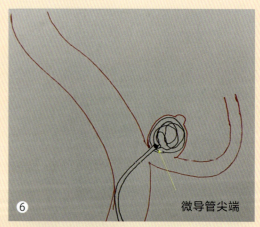

⑥ 微导管尖端

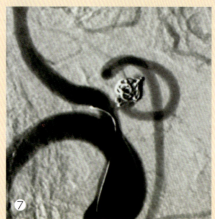
⑦

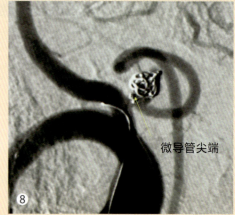
⑧ 微导管尖端

首发弹簧圈留置后

治疗后的血管造影 ▶ ⑨～⑪。

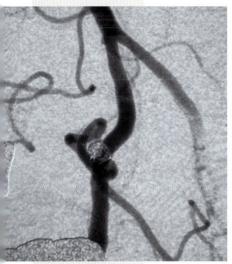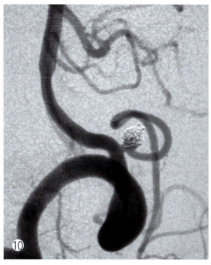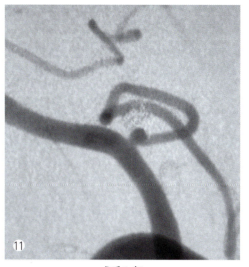

术后   术后 1 年

潜在并发症与规避措施 ▶ 在本例中，虽然没有使用支架，但为了保障 PICA 血流，如果弹簧圈脱出至载瘤动脉内，我们考虑了采用支架置入的方案。面对支架置入过程中血栓形成的高风险，我们高度关注并采用 VerifyNow 检测仪等检测设备，对患者进行抗血小板药物效果的术前检测，以确保操作的安全性。

专家评述

本例中，将微导管尖端置于动脉瘤颈部侧中心，相较于在成篮弹簧圈未脱出至载瘤动脉前，更易于形成稳定的成篮结构。但是，此位置在填充第 2 根或更多根弹簧圈时，容易导致微导管脱出至载瘤动脉侧。因此，在填充第 2 根及后续的弹簧圈之前，需调整微导管尖端到成篮中心，以利于弹簧圈的正确填充。

专家见解

在本例中，为了避免向 PICA 放置支架，选择进行了略为宽松的栓塞处理，其体积栓塞率 (VER) 为 20.3%。尽管治疗后留下了一部分颈部残留，但 1 年随访显示动脉瘤顶部的栓塞效果良好。经回顾性分析，虽然可以考虑采用更致密的填塞方法以尝试达到更优的治疗效果，但对于宽颈动脉瘤，使用额外的弹簧圈增加填充密度时，若弹簧圈脱落至 PICA，则可能需要置入支架。

关键词 ▶ 小脑后下动脉　椎动脉　球囊导管技术　分支保留

动脉瘤大小 ▶ 长径 4.5 mm，短径 3.5 mm，瘤颈长 2.5 mm。

治疗前的血管造影 ▶ 入路全貌·正位①②·侧位③④·最佳工作角度（DSA）⑤⑥·最佳工作角度（3D-DSA）⑦⑧。

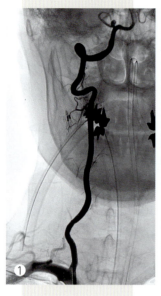
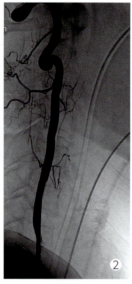
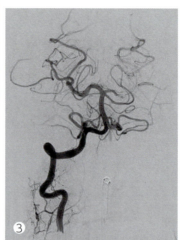
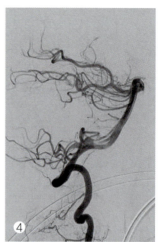

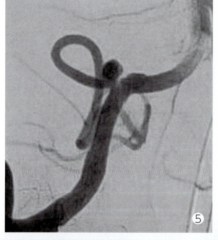
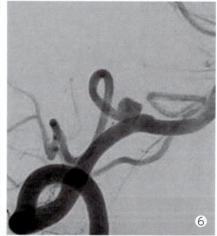

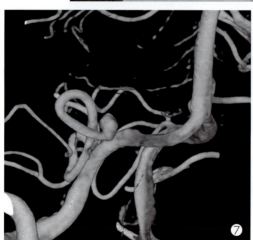
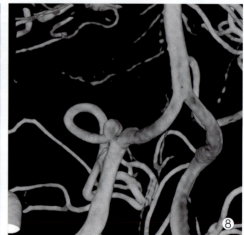

抗血栓治疗 ▶ 由于患者存在蛛网膜下腔出血，因此未使用支架，并为了应对术中可能发生的破裂，选择了球囊导管技术。

栓塞技术
（穿刺部位） ▶ 球囊导管技术（股动脉）。

选择该治疗方案的
理由 ▶ 由于存在蛛网膜下腔出血，未采用支架，而是为了应对术中破裂的风险，选择了球囊导管技术。

手术器械 ▶

导引导管	ENVOY 6 F 90 cm
中间导管	—
球囊导管	SHOURYU3×5
微导管	Excelsior SL-10 45° 2 M
微导丝	CHIKAI 0.014 in

术中使用的弹簧圈 ▶

- Target 360-10 Soft 3 mm/8 cm
- ED coil ExtraSoft 3 mm/6 cm
- ED coil SilkySoft 1.5 mm/3 cm
- ED coil SilkySoft 1.5 mm/3 cm

本病例的关键点

选择工作角度以确保观察到小脑后下动脉（PICA）的起始部。

我们通过使用球囊导管固定微导管的尖端，并在 PICA 与 VA 交界处放置球囊，以保护 PICA（⑨）。

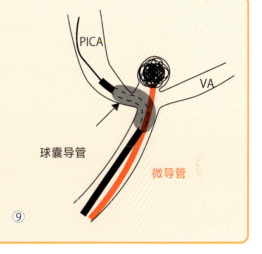

治疗后的血管造影
（⑩～⑬） ▶

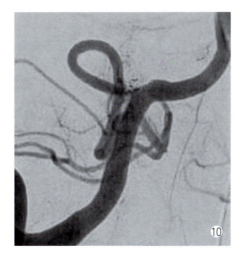

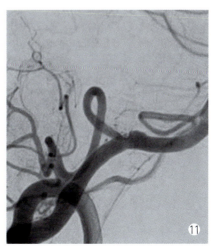

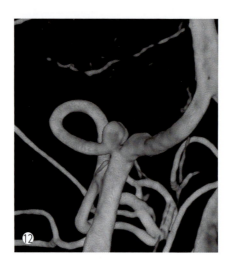
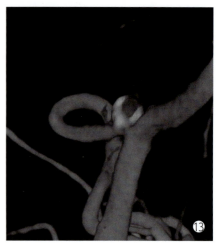

弹簧圈类型及尺寸的选择依据

我们选用了以成篮技术为基础的柔性外向型弹簧圈作为治疗目标。在填充过程中，采用了 ED-COIL 系列中的 ExtraSoft 和 SilkySoft 产品。

潜在并发症与规避措施

术中动脉瘤破裂的风险

为了预防术中动脉瘤破裂，建议选择柔软的微导管和弹簧圈。

一旦动脉瘤发生破裂，应立刻使用球囊导管阻断血流进行应对。

小脑后下动脉闭塞的风险

我们调整至一个特殊的工作角度，以确保能够清晰地观察到 PICA 的起始部。为了预防 PICA 闭塞的风险，我们将球囊导管放置在 PICA 与 VA 的交界处，从而提供了一个有效的保护措施。

 专家评述

- 椎动脉 - 小脑后下动脉（VA-PICA）动脉瘤的动脉壁相对较脆，即使动脉瘤较小也容易破裂[1]。一些回顾性研究表明，PICA 动脉瘤的破裂率高达 77% ~ 88%，因此建议积极进行治疗[2]。
- 在随访过程中，我们观察到一例右侧 VA-PICA 动脉瘤由原先的 2 mm 增大至 4 mm，并最终引发蛛网膜下出血。鉴于该小型动脉瘤在使用导管或弹簧圈治疗时面临较高的术中破裂风险，我们决定采用球囊导管技术进行治疗。
- 我们需要有效运用球囊导管以保护 PICA。为此，必须深入分析动脉瘤颈、VA 和 PICA 之间的位置关系，并据此调整球囊的位置。
- 在 PICA 弯曲较为严重时，如果通过同侧的 VA 置入导管遇到困难，可以尝试从对侧 VA 经过基底动脉（BA），以成功置入导管。

● ● ● **专家见解**

　　预期右侧 VA 血管直径足够粗，但在操作 ENVOY 时发现该血管发生痉挛。于是注入了 2 mL 尼可地尔，同时也通过 ENVOY 注入了 3 mL 10 倍稀释的尼可地尔。为了解决这一问题，通过增加灌注速度以进行快速处理。

参考文献

[1]Narducci A, Xu R, Vajkoczy P. Decision making in surgery for nonsaccular posterior inferior cerebellar artery aneurysms with special reference to intraoperative assessment of collateral blood flow and neurophysiological function. Oper Neurosurg. 2018;14:422-431.

[2]Miao HL, Zhang DY, Wang T, et al. Clinical importance of the posterior inferior cerebellar artery:A review of the literature. Int J Med Sci. 2020;17:3005-3019.

[3]Crowley RW, Albuquerque FC, Ducruet AF, et al. Technical considerations in the endovascular management of aneurysms of the posterior inferior cerebellar artery. Neurosurgery. 2012;ons204—217;discussion ons217-218.

关键词	▶	椎动脉 - 小脑后下动脉瘤　宽颈　出血风险　双导管
动脉瘤大小	▶	长径 6.4 mm，短径 4.5 mm，瘤颈长 2.8 mm。
治疗前的血管造影	▶	正位①・侧位②・工作角度斜位（DSA）③。

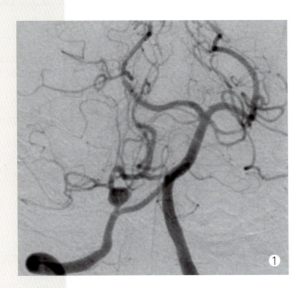
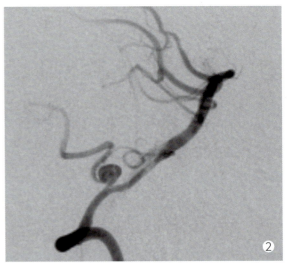
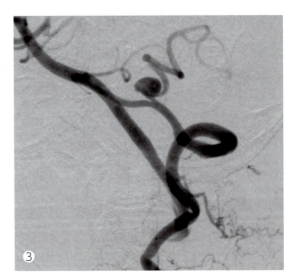

抗血栓治疗	▶	治疗前 1 周开始每天服用阿司匹林 100 mg 和氯吡格雷 75 mg。
栓塞技术 （穿刺部位）	▶	双导管技术（股动脉）。
选择该治疗方案的 理由	▶	由于患者有难治性胃溃疡的既往病史，为避免长期服用抗血小板药物。

手术器械	▶		
	导引导管	ROADMASTER 6 F 90 cm
	中间导管	无
	微导管	Headway 17, SL-10
	微球囊	SHOURYU SR 4/10（置于桌上）
	微导丝	CHIKAI 14

术中使用的弹簧圈 ▶

MICRUSFRAME C 5/12（Headway）
Target 360 Ultra 3/6, 1.5/3×4, 1.5/2

 本病例的关键点（④～⑦）

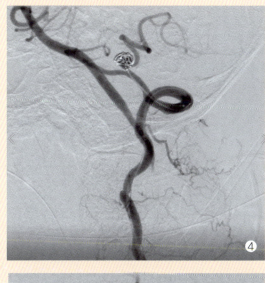

④

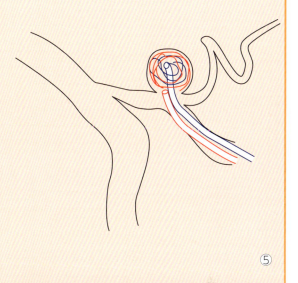

⑤

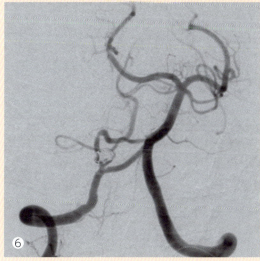

⑥

正位

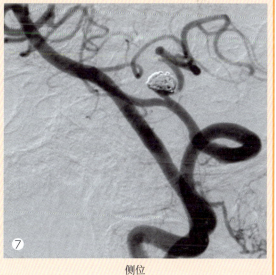

⑦

侧位

**弹簧圈类型及尺寸
的选择依据** ▶

　　在本例中，我们面临一个具有宽颈部的 PICA 动脉瘤，同时还出现了前方赘生的子瘤结构。治疗的目标是在不损伤 PICA 的情况下，实现动脉瘤的彻底栓塞。为此，我们选用了 MICRUSFRAME C 作为成篮弹簧圈，并运用双导管技术成功完成了理想的成篮。通过将微导管放置在颈部边缘，确保了 PICA 的充分覆盖，并在确认成篮满意后继续操作。接下来，我们使用另一根微导管填入柔软的弹簧圈进行动脉瘤腔的栓塞，确保了治疗效果。

**潜在并发症与规避
措施** ▶

　　为了预防术中颅内动脉瘤破裂，我们随时准备在手术台上使用球囊导管。此外，面对弹簧圈脱落至 PICA 而引起的血流障碍情况，我们计划将 Neuroform Atlas 支架从 PICA 置入 VA。

专家评述

　　双导管技术对不能使用支架治疗的宽颈动脉瘤和形状不规则的动脉瘤特别有益。该技术包括在保持微导管成篮状不被破坏的情况下进行栓塞以及将动脉瘤视为两个独立部分进行栓塞两种方法。微导管的精确到位对于成功治疗至关重要。对于使用双导管技术的病例，其术后复发的风险需要进行长期跟踪观察。

　　那么，在计划对这个病例进行带支架的弹簧圈栓塞术时，我们该如何正确选择支架？考虑到 PICA 的直径大约为 1.6 mm，并且它与同侧 VA 形成的角度较陡峭，我们认为选用 Neuroform Atlas 支架更为适宜。该支架可以从对侧插入并扩张至 PICA-VA 远端。需要特别注意的是，当使用此支架时，由于支架的纵向结构可能会导致弹簧圈容易从携带瘤体的动脉中脱落。

专家见解

　　在处理宽颈部颅内动脉瘤时，即便采用了双导管技术，有时仍然难以显著提高栓塞效果，因此进行密切的跟踪随访显得尤为重要，尤其是因为这些病例的复发风险较高。然而，在权衡治疗的风险与获益时，对于特定患者群体，如老年患者或那些出血风险较高的病例，采用双导管技术依然是一种可行的选择。其中，成功的关键在于成篮技术的实施。

参考文献

[1]Kim HS, Cho BM, Yoo CJ, et al. Comparison of Long-Term Angiographic Results of Wide-Necked Intracranial Aneurysms：Endovascular Treatment with Single-Microcatheter Coiling, Double-Microcatheter Colling, and Stent-Assisted Colling. J Korean Neurosurg Soc. 2021；64：751-762.

关键词	▶	小型　椎动脉 - 小脑后下动脉瘤　形状不规则　对侧入路　球囊辅助　双导管

动脉瘤大小 （远端瘤）	▶	长径 6.4 mm，短径 3.9 mm，瘤颈长 2.7 mm。

动脉瘤大小 （近端瘤）	▶	长径 4.4 mm，短径 2.8 mm，瘤颈长 2.8 mm。

治疗前的血管造影	▶	入路全貌①②・正位③・侧位④・最佳工作角度（DSA）⑤・最佳工作角度（3D-DSA）⑥。

VA-PICA AN（无支架）

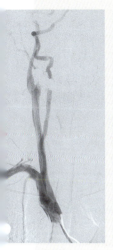
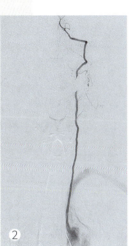
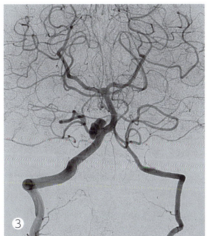
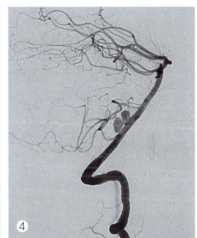
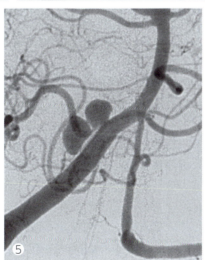
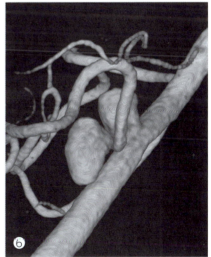

抗血栓治疗	▶	治疗前 2 周开始每天服用阿司匹林 100 mg 和氯吡格雷 75 mg。

远端瘤栓塞技术 （穿刺部位）	▶	对侧入路，单纯栓塞技术（股动脉）。

选择该治疗方案的 理由	▶	对于远端动脉瘤，从同侧导入导管时因角度过于陡峭而具有较大困难。

| 近端瘤栓塞技术（穿刺部位） ▶ | 球囊辅助→双导管（股动脉）。 |

| 选择该治疗方案的理由 ▶ | 球囊用于导管稳定的支持作用。在成篮稳定后，使用双导管进行弹簧圈的填充。 |

手术器械 ▶

导引导管（右）	FUBUKI 6 F
导引导管（左）	FUBUKI 4.2 F
远位瘤	
微导管（左入路）	Headway 17 STR（90° 手动塑形）
微导丝	CHIKAI 14
微球囊（右入路）	SHOURYU 3/5 mm
微导丝	TENROU S10
近位瘤	
微导管 1（右入路）	SL-10 STR（90° 手动塑形）
微导丝	CHIKAI 14
微球囊（右入路）	SHOURYU 3/5 mm
微导丝	TENROU S10
微导管 2（右入路，更换球囊后置入）	Headway 17 45°预塑形

| 术中使用的弹簧圈（远端瘤） ▶ | Target 360 Ulitra 4/8, 3/6 |
| | Target 360 Nano 2/4, 2/4, 2/3, 2/3, 2/3 |

| 术中使用的弹簧圈（近端瘤） ▶ | Target 360 Soft 3/8 |
| | Target 360 Nano 2/3, 1.5/2, 1/2 |

 本病例的关键点（⑦⑧）

- 远端 PICA 动脉瘤的治疗极具挑战。由于右侧 VA 到 PICA 分支的角度异常陡峭，使得直接从右侧接近动脉瘤的风险显著增加，相较于 PICA 主干动脉瘤（从同侧 PICA 导管进入动脉瘤），这种方式的危险性更高。因此，选择了从对侧进行操作，试图通过汇合部来接近目标。不过，在操作微导管通过汇合部时，遇到了一个技术挑战：汇合部的角度为锐角，这导致微导管在推进时偏离了预定路线，走向了基底动脉的远端。为了克服这一难题，采取了通过右侧引导球囊导管至基底动脉并进行扩张的策略，以此为基础，成功实现了动脉瘤的安全接近（微导管顺利进入动脉瘤）。
- 近端 VA-PICA 动脉瘤治疗中，由于微导管未能稳定，采取了球囊辅助方法来稳固导管。这样就构建了一个稳定的成篮结构。然后利用双导管技术，实现了对 PICA 的有效保护，并顺利完成了栓塞操作。

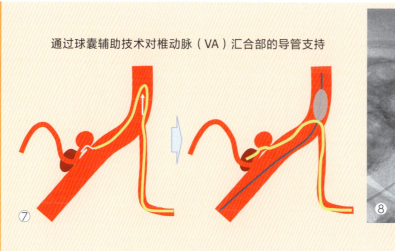

通过球囊辅助技术对椎动脉（VA）汇合部的导管支持

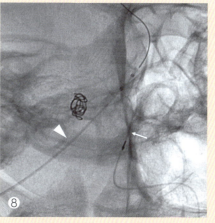

箭头：微导管　三角：球囊导管

治疗后的血管造影（⑨⑩） ▶

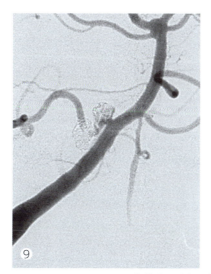

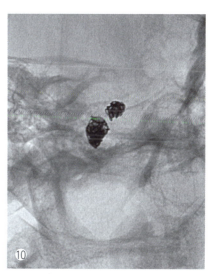

右椎动脉造影　⑨：DSA　⑩：实时

潜在并发症与规避措施 ▶

　　在利用球囊辅助微导管反转操作时，必须使球囊严密贴合血管壁以确保其效能。然而，如果球囊扩张过度或维持扩张时间过长，则会增加血管损伤和血栓并发症的风险。因此，球囊的扩张程度和时间应严格控制在最低必要水平。

专家评述

　　球囊辅助技术不仅可有效防止弹簧圈脱出，还能在瘤体分支角度大和瘤内栓塞过程中提供回转支持和导管稳定，显示出其具有高度的实用性。

专家见解

　　在进行 VA-PICA 动脉瘤的栓塞治疗时，我们应该牢记，有时采用对侧路径也是有益的。

关键词 ▶	椎动脉（VA）瘤　小脑后下动脉（PICA）瘤　支架　宽颈　分支
动脉瘤大小 ▶	长径 8.1 mm，短径 6.8 mm，瘤颈长 5.3 mm。
治疗前的血管造影 ▶	入路全貌①②・正位③・侧位④・最佳工作角度（DSA）⑤・最佳工作角度（3D-DSA）⑥。

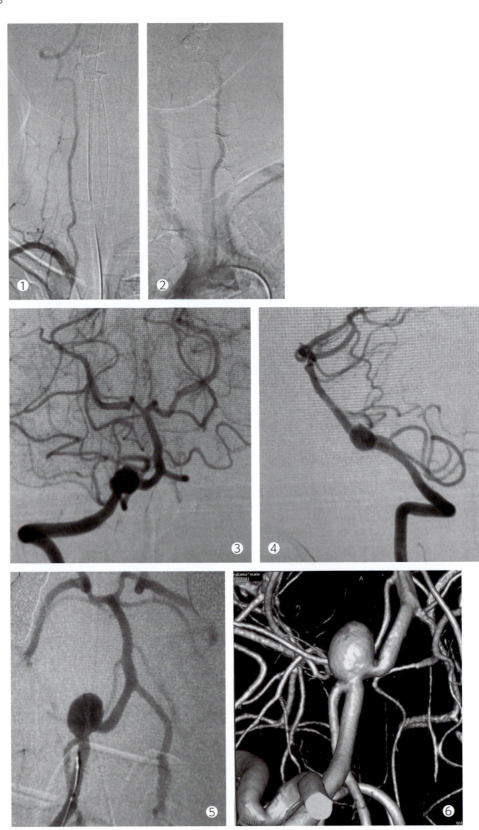

| **抗血栓治疗** | ▶ | 治疗前 2 周开始每天服用阿司匹林 100 mg 和氯吡格雷 75 mg。 |

| **栓塞技术（穿刺部位）** | ▶ | 支架辅助技术（两侧股动脉）。 |

| **选择该治疗方案的理由** | ▶ | 由于在动脉瘤颈部区域，整个椎动脉（VA）呈膨胀状态，因此为了保留 VA 及小脑后下动脉（PICA），选择了支架辅助技术。 |

手术器械 ▶

导引导管	ROADMASTER 7 Fr 90 cm（从右侧腹股沟入路至右侧 VA） Chaperon 5 Fr 95 cm（从左侧腹股沟入路至左侧 VA）
微导管	Excelsior XT-17（通过左侧 VA 的 Chaperon 导管越过椎动脉联合，从右侧 VA 远端到右侧 PICA；用于输送支架）
球囊导管	Scepter C 4/15 mm（通过右侧 VA 的 ROADMASTER 进行导入，但由于在右侧VA出现了手风琴现象，遂将其取出，之后未再使用）
微导管（输送弹簧圈用）	Excelsior SL-10（通过右侧 VA 的 ROADMASTER 导管进入动脉瘤内）
微导丝	CHIKAI 0.014 in，Traxcess
支架	Neuroform Atlas 3 mm/21 mm（PICA-VA）， Neuroform Atlas 3 mm/21 mm（VA-VA）

术中使用的弹簧圈 ▶

1. SMART coil 7.0 mm/15 cm
2. SMART coil 7.0 mm/15 cm
3. SMART coil 6.0 mm/10 cm
4. SMART coil 6.0 mm/10 cm
5. Axium Prime 3D 4.0 mm/8 cm
6. Axium Prime 3D 4.0 mm/8 cm
7. Axium Prime 3D 4.0 mm/8 cm
8. Axium Prime 3D 3.0 mm/6 cm
9. Axium Prime 3D 3.0 mm/6 cm
10. Axium Prime 3D 3.0 mm/6 cm
11. Axium Prime 3D 3.0 mm/6 cm
12. Axium Prime 3D 3.0 mm/6 cm
13. ED coil 2.5 mm/4 cm
14. ED coil 1.5 mm/2 cm
15. Axium Prime 3D 1.0 mm/2 cm
16. Axium Prime 3D 1.0 mm/2 cm
17. Axium Prime Helical 1.0 mm/2 cm
18. Axium Prime Helical 1.0 mm/2 cm

本病例的关键点

　　首先将微导管定位到患侧颅内动脉瘤内，接着通过对侧 VA 的汇合部，将 Neuroform Atlas 支架插入患侧 PICA 中。利用 Jailing 技术对动脉瘤进行栓塞处理。针对容易发生塌陷的间隔，操作时需加装弹簧圈以增加稳定性。随后，从远端至近端通过患侧 VA 的支架，用第 2 枚 Neuroform Atlas 支架覆盖原有支架的网眼，从而在远端形成一个逆 Y 形支架结构，以增加治疗的稳定性和有效性。

　　在进行弹簧圈栓塞治疗时，治疗区域的 VA 会显著扩张。这是因为 VA 与颈部紧密相连，无法彻底分开，导致在正面影像中，弹簧圈看起来好像覆盖在 VA 上。因此，要确保治疗安全，我们需要在侧位像中观察 PICA 分支到 VA 远端的桶视图，以此来确认弹簧圈是否有脱落进入 VA 的情况（⑦⑧）。

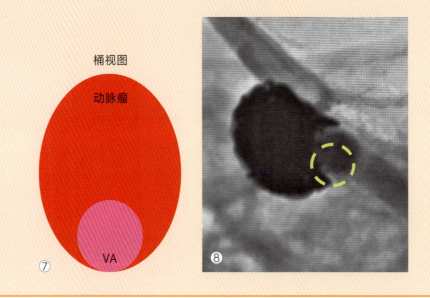

桶视图

动脉瘤

VA

⑦　　　　　　　　⑧

治疗后的血管造影 ▶ ⑨～⑫。

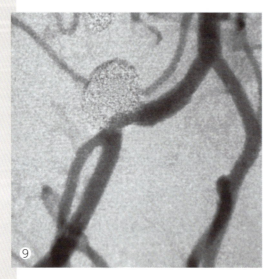

⑨

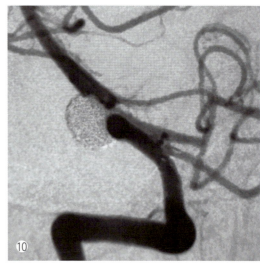

⑩

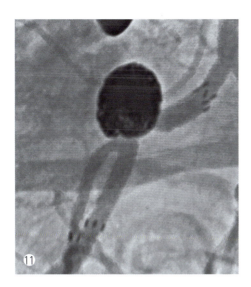
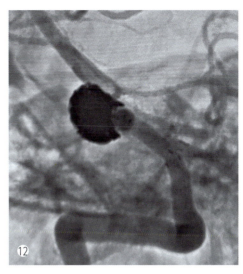

▶ 　　在采用复杂支架治疗颅内动脉瘤时，极为重要的是要密切关注血栓栓塞的风险。术前使用 VerifyNow 检测仪，测得的 ARU 为 408，PRU 为 164，这一结果表明抗血小板药物的效果达到了预期。反之，如果 PRU 值偏高，这表明抗血小板药物效果不尽如人意，此时术者可能会考虑将抗血小板药物从氯吡格雷更换为普拉格雷，以确保治疗效果。

专家评述

　　在本病例研究中，我们采用了一种方法，即通过患者对侧 VA 引入微导管至 PICA，并在 PICA 与 VA 之间置入了一个支架。值得注意的是，有时通过对侧 VA 或者通过后交通动脉进行 PICA 的支架置入操作会更容易。

专家见解

　　本病例涉及 PIC 和 VA，其直径分别为 1.5 mm 和 2.5 mm。我们选择了直径为 3 mm、长度为 21 mm 的 Neuroform Atlas 支架进行置入，此操作顺利完成。从经验来看，Neuroform Atlas 支架即使在载瘤动脉直径仅为 1.0 mm 的情况下也能良好留置，其后的开放性表现优异。得益于其开环网孔设计的支架，即便载瘤动脉直径各不相同，展开不良的情况也相对较少。

参考文献
[1]Suyama Y, Nakahara I, Matsumoto S, et al. Early spontaneous occlusion of a vertebral artery dissecting aneurysm caused by subarachnoid hemorrhage：A case report. Radiol Cases Rep. 2022；17；1977-1981.

90 岁，女性。

关键词 ▶	椎动脉 - 小脑后下动脉分叉处动脉瘤　经上肢入路　经股动脉入路困难　Ⅲ 型　改良方法
动脉瘤大小 ▶	长径 5.6 mm，短径 3.2 mm，瘤颈长 3.3 mm。
治疗前的血管造影 ▶	入路全貌・正位①・侧位②・最佳工作角度（DSA）③④・最佳工作角度（3D-DSA）⑤～⑧。

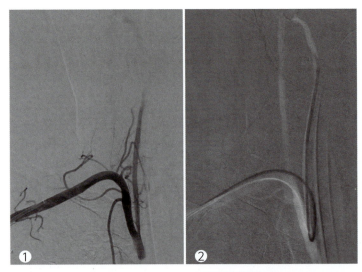

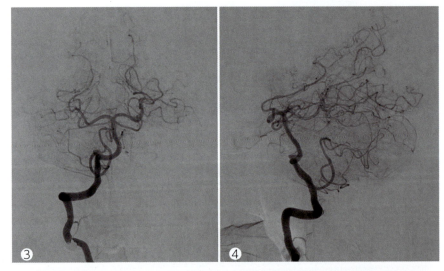

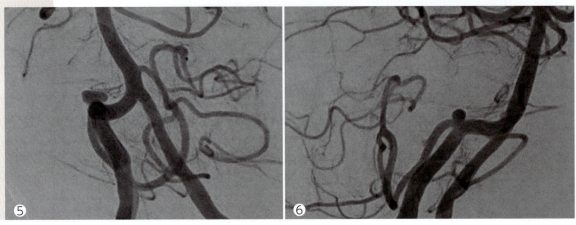

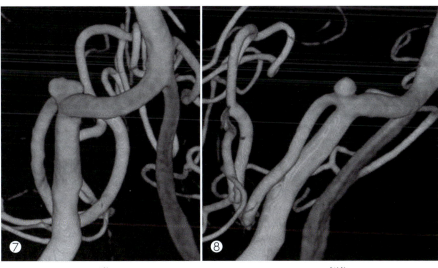

| 正位 | 侧位 |

抗血栓治疗　▶　阿司匹林肠溶片（100 mg）　每日 1 次。

　硫酸氢氯吡格雷（75 mg）　每日 1 次。

栓塞技术
（穿刺部位）　▶　右侧肱动脉穿刺。

选择该治疗方案的
理由　▶　由于主动脉弓为 III 型，从主动脉顶部到头臂动脉起始部的高度为 55 mm，因此判断经腹股沟入路存在困难，故选择了右侧肱动脉入路（⑨）。

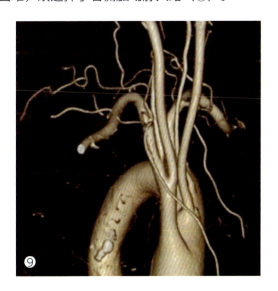

手术器械　▶

GC（GS）	4 Fr FUBUKI Dilator kit（直的, 80 cm）
DAC	无
MC	Excelsior SL-10 45°（用于动脉瘤弹簧圈），稍微调整为 S 形 Excelsior SL-10 45°（右侧 VA，用于支架输送）
MGW	CHIKAI 0.014 in（200 cm）

术中使用的弹簧圈 ▶

第 1 根：	Barricade10 COMPLEX FRAMING 2.5 mm/5 cm
第 2 根：	ED coil SilkySoft 2 mm/3 cm
第 3 根：	ED coil SilkySoft 2 mm/3 cm
第 4 根：	ED coil SilkySoft 1.5 mm/2 cm
支架：	Neuroform Atlas（3 mm/21 mm）

 本病例的关键点

导管创新

考虑到患者年龄较大并伴有动脉硬化，为降低在主动脉弓部操作的风险，我们改良了 4 Fr JB2 导管的尖端，采用类似乳内动脉（IMA）导管的技术，通过蒸汽加热将其塑形成钩状。这一创新允许我们直接通过锁骨下动脉精准选择 VA，从而提高治疗的安全性和成功率。

如果导引导管至椎动脉时呈现出类似于 IMA 导管的形状，即便 JB2 可能会靠近主动脉弓侧，也可认为头臂干会作为支点。

扩张器的改进

当锁骨下动脉到 VA 的分支角度非常陡峭时，使用 4 Fr FUBUKI 扩张器套件可能会导致套件弯曲。为了解决这一问题，我们对扩张器鞘进行了改进，使其从锁骨下动脉到 VA 分支的部分经过蒸汽塑形处理，可以有效避免弯折情况的发生。

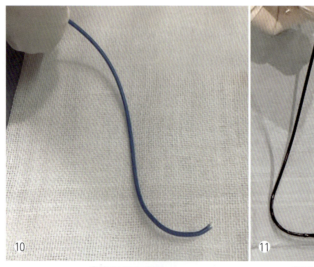

⑩进行 JB2 成形　　　　　　　塑形了 4 Fr FUBUKI

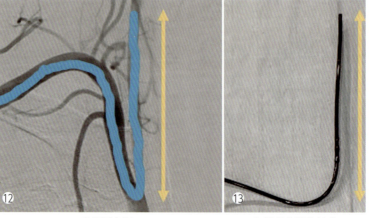

实际插入时　　　　　　　尖端弯曲部的长度

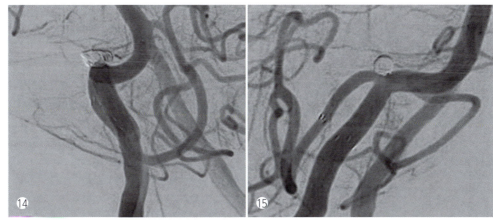

最佳工作角度（DSA）

正位　　　　　　　　　　　　　　侧位

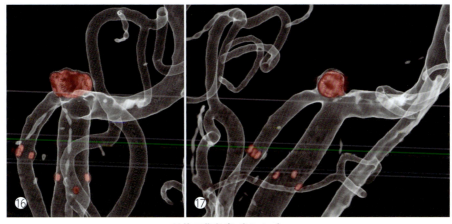

最佳工作角度（Native）

1. Barricade10 COMPLEX FRAMING 2.5 mm/5 cm

2. ED coil SilkySoft 2 mm/3 cm

3. ED coil SilkySoft 2 mm/3 cm

4. ED coil SilkySoft 1.5 mm/2 cm

　　我们在本研究中首先尝试采用 HydroSoft 3D 2 mm/8 cm 进行治疗。然而，由于弹簧圈意外脱落到动脉瘤外部，我们不得不将其移除。鉴于此，我们转而选用了 Barricade10 作为治疗方案。

　　动脉瘤的高度仅为 2.5mm，Barricade 是唯一可用于成形的软弹簧圈。

　　传统观念认为，当通过右侧腕上动脉接近右侧 VA 时，必须保证右侧锁骨下动脉与右侧 VA 之间的分叉角度不小于 45°。

　　该病例通过预先塑形导管，有效避免了屈曲情况的发生，并且采用了对血管壁造成负担较小的柔软导引鞘。这样的措施，即使面临右侧锁骨下动脉与右侧 VA 分叉角度陡峭的复杂情况，依然能够顺利接近目标区域。

　　当第 4 颈椎体处的 VA 直径（VAD）≥ 3.18 mm 时，可选用 4 Fr FUBUKI 导管。得益于 FUBUKI 导管末端 20 mm 部分的柔性以及末端 15 cm 采用了水疗涂层技术，使其在导引弯曲血管时更加安全。

面对宽颈动脉瘤，原本考虑使用球囊辅助弹簧栓塞的方案因 PICA 的角度过陡而存在安全风险，最终未采用，转而决定通过微导管辅助将软弹簧圈缠绕成篮。鉴于低破裂风险的动脉瘤尺寸较小，直接展开支架（Neuroform Atlas）后填塞弹簧圈可能会增加破裂的风险，因此术者首选微导管辅助技术，先控制导管缠绕前 2.5 mm 软弹簧圈成篮，确保安全。随后，为防止弹簧圈脱落，部分展开了 Neuroform Atlas 支架，并使用 ES 系列弹簧圈进行密集填充，以增加稳定性。

专家评述

4 Fr JB2 导管在成形时，建议距离热风枪 2～3 cm，以 150℃加热 60 s 进行（说明书建议在插入成形芯的状态下，距离蒸汽源 3～4 cm 进行塑形，冷却后取出成形芯）。

对于 FUBUKI 导管，同样建议距离热风枪 2～3 cm，以 150℃加热 60 s（FUBUKI 的说明书中对此并未具体说明）。

专家见解

FUBUKI 由于其较粗的内腔和较软的材质，能够在 4 Fr 导引鞘中轻松导入。

治疗本病例，首先要克服两个困难：一是放置引导导管的方法；二是对宽颈部但体积较小的动脉瘤实施有效的栓塞治疗。成功解决这两个关键问题，便可以顺利完成治疗。

参考文献

[1]Iwata T, Mori T, Miyazaki Y, et al. Anatomical features of the vertebral artery for transbrachial direct cannulation of a guiding catheter to perform coil embolization of cerebral aneurysms in the posterior cerebral circulation. Interv Neuroradiol. 2015；21：381-386.

[2] 早川幹人，滝川知司，神谷雄己，他. 経橈骨動脈アプローチによる頸動脈支架留置術. JNET. 2012；6：16-24.

[3]Mizokami T, Uwatoko T, Inoue K, et al. Transbrachial coil embolization for posterior circulation aneurysm in elderly patients using a 4 Fr. Guiding sheath. JNET. 2016；10：285-290.

关键词 ▶	椎动脉-小脑后下动脉瘤　宽颈　血栓性动脉瘤
动脉瘤大小 ▶	长径 3.2 mm，短径 1.7 mm，瘤颈长 2.0 mm。
治疗前的血管造影 ▶	入路全貌①·头部 MRI FIESTA 轴位（动脉瘤层面）②·正位③·侧位④·最佳工作

角度（斜位）（3D-DSA）⑤。

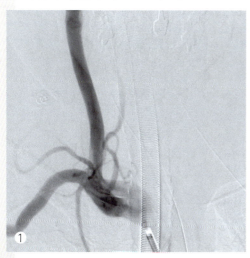
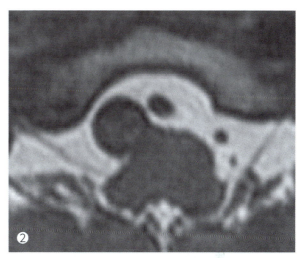

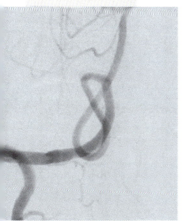
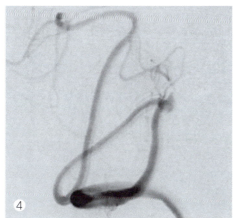
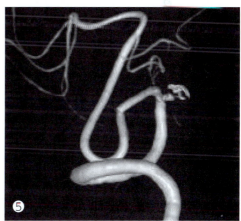

抗血栓治疗 ▶	治疗前 1 周开始每天服用阿司匹林 100 mg 和氯吡格雷 75 mg。
栓塞技术（穿刺部位） ▶	支架辅助技术（股动脉）。
选择该治疗方案的理由 ▶	由于是血栓性动脉瘤，为了达到预期的治疗效果，尽可能在瘤颈部分进行紧密填塞。

手术器械 ▶

导引导管	FUBUKI 导引鞘 5 F
中间导管	无
微导管	Headway 17, Phenom 17
微导丝	Traxcess

术中使用的弹簧圈 ▶

HydroSoft 3D 2.5/4
Target 360 Ultra 2/3, 1.5/2
Axium Prime 3D 1.5/2×3
支架：LVIS Jr 2.5/23

! **本病例的关键点（⑥～⑨）**

⑥

⑦

⑧

LVIS Jr

血栓

⑨

治疗后的血管造影（⑩⑪） ▶

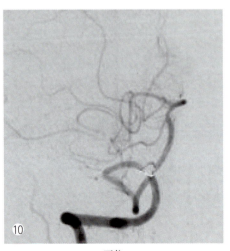

⑩

正位

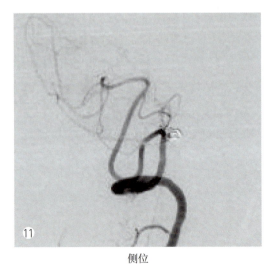

⑪

侧位

弹簧圈类型及尺寸的选择依据 ▶ 本例为一个大小为 3.2 mm×1.7 mm 的血栓性动脉瘤，为了实现稳固的框架结构并提高栓塞率，使用了 HydroSoft 3D。

潜在并发症与规避措施 ▶ 右侧 VA 非常细小，选择性地将导引导管插入遇到了难题，因此需要在头臂干留置。同时，由于位于 PICA 以远的椎动脉发育不良，介入医生在 PICA 与椎动脉之间放置了 LVIS Jr 支架以便治疗。在操作两根微导管时遇到了稳定性不足的问题，使用弹簧圈进行栓塞治疗时，可能会遭遇导管的回弹现象，以及介入操作导致 LVIS Jr 支架展开不完全的状况。

专家评述

对于血栓性动脉瘤，通常倾向于使用 LVIS 和 Hydro coil。

专家见解

在管径较小的血管中放置支架需要格外小心。当出现血栓时，可以考虑动脉内注射抗血栓药物，但在日本尚未获得批准的 GP IIb/IIIa 抑制剂如果能够使用，将有助于减轻术者的压力。

| 关键词 | ▶ | 小型 椎动脉 - 小脑后下动脉分叉处动脉瘤 宽颈 支架 半释放 |

关键词 ▶ 小型 椎动脉 - 小脑后下动脉分叉处动脉瘤 宽颈 支架 半释放

动脉瘤大小 ▶ 长径 5.1 mm，短径 3.8 mm，瘤颈长 5.1 mm。

椎动脉直径 ▶ 远端 2.5 mm，颈部 2.7 mm，近端 2.8 mm。

治疗前的血管造影 ▶ 入路全貌①・正位②・侧位③・最佳工作角度（DSA）④・最佳工作角度（3D-DSA）⑤。

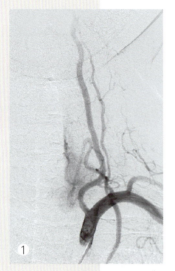

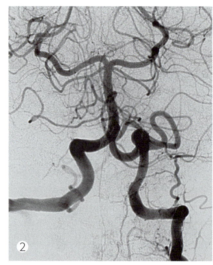

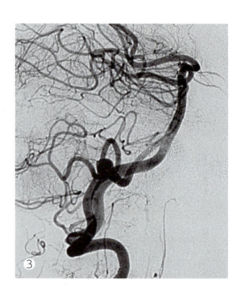

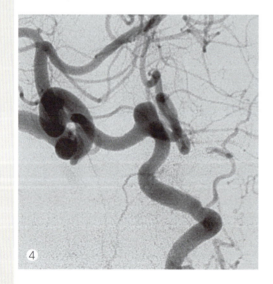

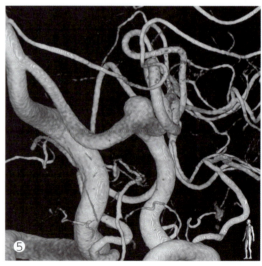

抗血栓治疗 ▶ 治疗前 2 周开始每天服用阿司匹林 100 mg 和氯吡格雷 75 mg。

栓塞技术（穿刺部位） ▶ 支架辅助技术（股动脉）。

选择该治疗方案的理由 ▶ 对于宽颈动脉瘤，支架辅助是必不可少的。

手术器械 ▶	导引导管	FUBUKI 5 F 导引鞘
	微导管（填充弹簧圈用）	Headway 17 STR（S 形手动塑形）
	微导管（输送支架用）	Headway 17 STR
	微导丝	CHIKAI 14
	支架	LVIS Jr 3.5 mm/18 mm

术中使用的弹簧圈 （半封闭技术）▶	Target 360 Soft 4.5 mm/12 cm
	Target 360 Ultra 4 mm/8 cm
	Axium Prime 3D 3.5 mm/6 cm

术中使用的弹簧圈 （穿网眼技术）▶	Axium Prime 3D 3 mm/6 cm
	Target 360 Nano 2.5 mm/4 cm
	Target 360 Nano 2 mm/3 cm
	Axium Prime 3D 2 mm/3 cm
	Axium Prime 3D 2 mm/2 cm

本病例的关键点（⑥⑦）

选择支架的过程需考虑以下因素。首先，必须选用一种能在弯曲处顺利展开并稳定放置的支架；其次，考虑到需要实现导流效果，决定采用 LVIS Jr 支架进行半释放治疗。

对于椎动脉 - 小脑后下动脉（VA-PICA）分叉处动脉瘤治疗，当使用微导管时，我们常面临一个挑战：微导管倾向于在椎动脉内顺行，难以直接对准动脉瘤。由于这类动脉瘤通常位于血管弯曲的外侧，为了使微导管更好地朝向动脉瘤，我们会将微导管的尖端设计成特定形状，让其在椎动脉的内侧曲线处形成一个反向的上升姿态，从而提高定位的稳定性。在此策略下，平缓的 S 形微导管曲线被证明是有效的。

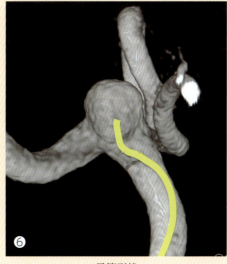

⑥ 导管形状

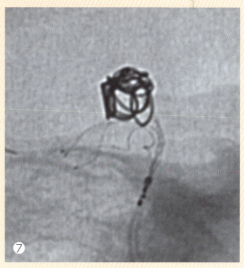

⑦ 半释放技术

治疗后的血管造影（⑧～⑩）

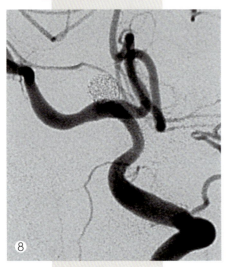

⑧

左侧椎动脉 DSA

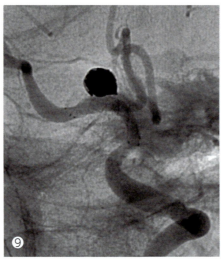

⑨

左侧椎动脉造影 实时

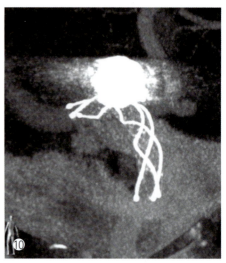

⑩

CBCT

潜在并发症与规避措施

在 VA-PICA 分叉处动脉瘤治疗中，术者通常会面临一个挑战，那就是动脉瘤颈部往往位于 PICA 之上。这一情况要求术者特别注意防止因弹簧圈凸出而导致的 PICA 闭塞问题。为了应对这一风险，采用了半释放技术来控制弹簧圈环，进而保护 PICA。然而，在某些情况下，当半释放技术难以施行时，术者会选择在 PICA-VA 的位置置入支架，以此来确保治疗的顺利进行。

专家评述

半释放技术有效地结合了颈部支架和弹簧圈，已证明是一项可行且有效的技术。尽管操作过程较为复杂，但它要求术者在多根导管可能互相干扰的情况下，必须进行谨慎和安全的操作。

专家见解

在实施 VA-PICA 分叉处动脉瘤栓塞术时，治疗策略通常受到通道空间的约束。治疗所能选择的导管种类和数量，受制于同侧 VA 的发育状况、其起始部分的弯曲程度，以及是否能够通过对侧 VA 进行联合操作。因此，术前必须仔细考虑这些因素。在治疗过程中，为了降低缺血性并发症的风险，必须将 VA 流动的停滞维持在最低水平。

面高俊介　松本康史

偶然发现的动脉瘤，患者有意愿进行血管内治疗，决定采用栓塞术。患者有金属（镍）过敏史。

关键词 ▶	颈内动脉分叉处动脉瘤　小型　单纯栓塞技术
动脉瘤大小 ▶	长径 4.5 mm，短径 3.3 mm，瘤颈长 3.3 mm。
治疗前的血管造影 ▶	入路全貌①・正位②・侧位③・最佳工作角度（DSA）④⑤・最佳工作角度（3D-DSA）⑥。

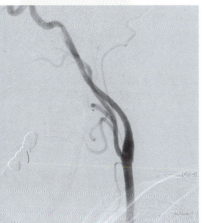 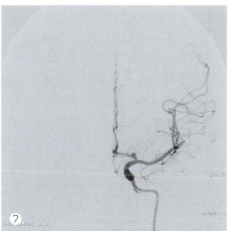 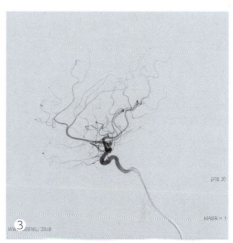

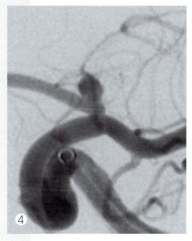 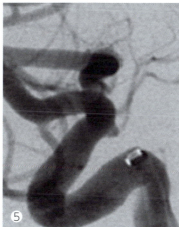 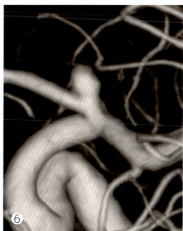

抗血栓治疗 ▶	治疗前 5 天开始每天服用阿司匹林 100 mg 和氯吡格雷 75 mg。
栓塞技术 （穿刺部位） ▶	简单技术（股动脉）。
选择该治疗方案的 理由 ▶	患者有镍过敏史，考虑到支架的使用存在困难，选择了相对简单的单纯栓塞技术。

手术器械 ▶

导引导管	FUBUKI 6 F guiding sheath
中间导管	Sofia 6 F
微导管	Phenom 17
微导丝	CHIKAI 0.014 in

术中使用的弹簧圈 ▶

Axium Prime 3D 3.5 mm/6 cm

Target 360 Ultra 3 mm/4 cm

i-ED SilkySoft 2 mm/2 cm

i-ED SilkySoft 1 mm/1 cm

i-ED Silkysoft 1 mm/1 cm

 本病例的关键点

　　位于 A1 段的小型动脉瘤治疗，需要细致的栓塞技术。首先，为了方便操作，患者的头部需要调整至 Chin-down（下颌部降低）位置，这样可以从上向下清晰地观察动脉瘤，同时设定一个合理的工作角度。接下来，通过将中间导管定位到动脉瘤的近端，可提升微导管操作的灵活性。紧接着，参考术前影像，对微导管的末端进行 90°的蒸汽塑形操作，这一步骤确保了微导管在动脉瘤内部稳定留置。最终，通过这些精准且简便的技术手段，安全地完成了动脉瘤的栓塞（⑦⑧）。

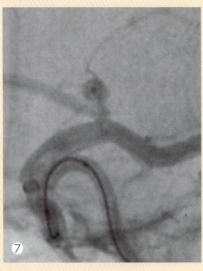 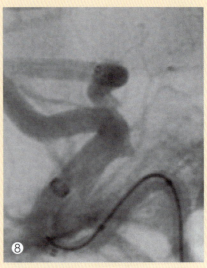

⑦　⑧

治疗后的血管造影 ▶　⑨～⑫。

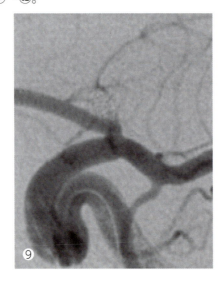 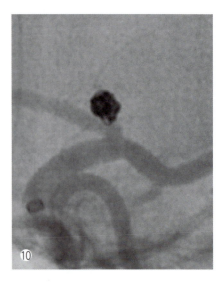

⑨　⑩

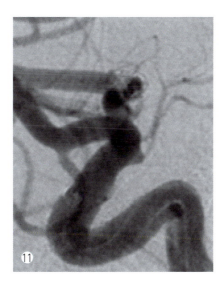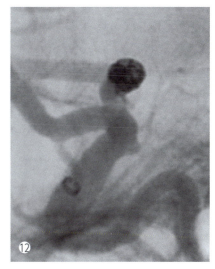

弹簧圈类型及尺寸的选择依据 ▶ 针对这个小型动脉瘤，首先采用了直径 3.5 mm 的 Axium Prime 3D，这是一种相对柔软的弹簧圈，与动脉瘤的短径接近。然后使用了尺寸更小的 Target 360 Ultra 进行补充。最后，为了充分填充动脉瘤，选用了直径极小且极为柔软的 i-ED SilkySoft。

潜在并发症与规避措施 ▶ 在本例中，患者对镍过敏，但考虑到可能出现弹簧圈脱出等紧急情况，需要使用支架辅助。因此，患者已经提前服用了两种抗血小板药物。同时，为了应对术中可能发生的破裂风险，我们做好了随时在体外使用球囊的准备。

🙂 **专家评述**

常见的金属过敏问题，尤其是镍过敏，影响着相当一部分人群。根据镍研究协会的数据，镍过敏性接触性皮炎的发病率在女性中为 12% ～ 15%，在男性中则为 1% ～ 2%，显示出一个相对较高的患病比例。在医疗实践中，特别是动脉瘤的血管内治疗，一些辅助栓塞术使用的支架，比如 Enterprise 2 和 LVIS 这类含有金属（镍 - 钛合金）的产品，根据其说明书，判断其不适合用于对金属过敏的患者。而与此相比，Neuroform Atlas 支架在说明书中则明确将其列为【警告】级别。

💬 **专家见解**

患者自诉有金属过敏（多为接触性皮炎），在治疗未破裂动脉瘤之前，曾咨询皮肤科并进行贴片测试，结果显示对铂（+）和镍（⊥）呈现阳性反应，可能因此限制了血管内治疗的选择。据报道，虽然罕见，但也存在因镍过敏导致体内植入的支架内发生狭窄的病例[1]。根据作者的经验，确有几例患者因被诊断为铂过敏而放弃了使用弹簧圈进行栓塞术，但在没有考虑金属过敏的情况下进行弹簧圈栓塞术的患者，术后因金属过敏出现问题的情况尚未遇到过。其中的真相究竟如何尚未可知。

参考文献

[1]Köster R, Vieluf D, Kiehn M, et al. Nickel and molybdenum contact allergies in patients with coronary in-stent restenosis. Lancet. 2000；356：1895-1897.

关键词 ▶	颈内动脉瘤　微小动脉瘤　宽颈
动脉瘤大小 ▶	长径 3.8 mm，短径 3.4 mm，瘤颈长 3.2 mm。
治疗前的血管造影 ▶	入路全貌·正位①·侧位②·最佳工作角度（DSA）③④·最佳工作角度（3D-DSA）⑤⑥。

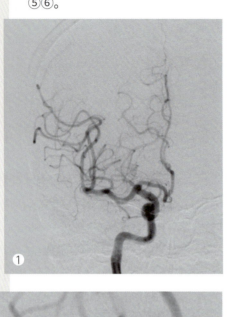
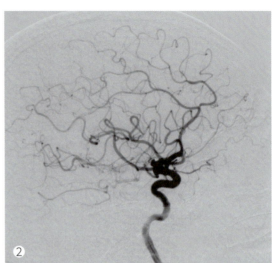

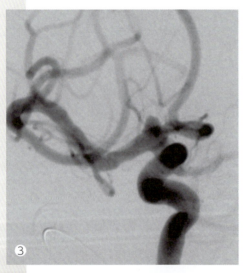
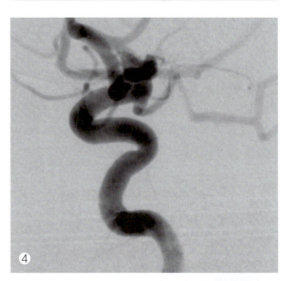

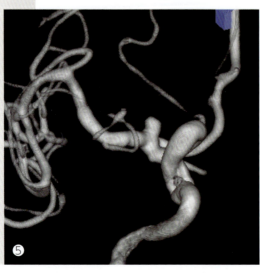
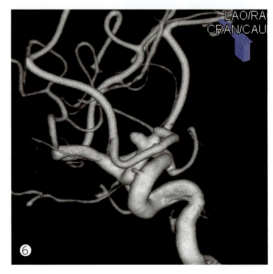

| 抗血栓治疗 ▶ | 治疗前 1 周开始每天服用阿司匹林 100 mg 和氯吡格雷 75 mg。 |

| 栓塞技术
（穿刺部位）▶ | 支架辅助技术（股动脉）。 |

| 选择该治疗方案的
理由 ▶ | 由于部位的原因，动脉瘤颈部区域可能无法进行足够紧密的填塞。 |

手术器械 ▶

导引导管	FlowGate 2 8 Fr
中间导管	无
微导管	SL-10, Headway 17
微导丝	CHIKAI 14

术中使用的弹簧圈 ▶

Target 360 Ultra 3 mm/8 cm

Galaxy G3 mini 2 mm/3 cm

Target 360 Nano 1.5 mm/2 cm×2

Galaxy G3 mini 1.5 mm/3 cm

支架：Neuroform Atlas 4.5 mm/21 cm

本病例的关键点（⑦～⑩）

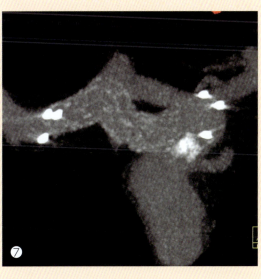

⑦

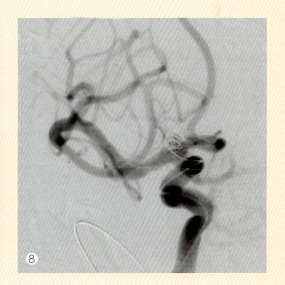

⑧

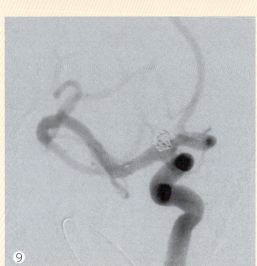

⑨

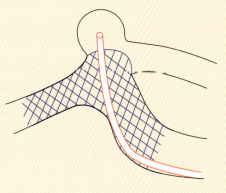

⑩

治疗后的血管造影
（⑪⑫）

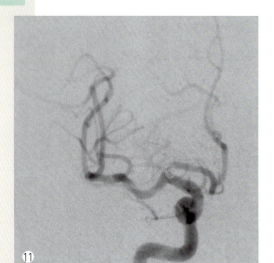
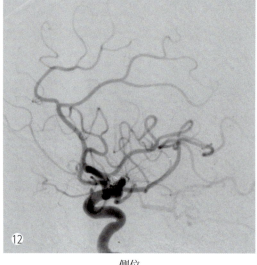

⑪ 正位　　　　　　　　　　　⑫ 侧位

弹簧圈类型及尺寸的选择依据

采用 Neuroform Atlas 支架覆盖颅内动脉瘤颈部进行血管内栓塞治疗。操作时应在颈部至 A1 段之间精确构建支架成篮，并谨慎填充柔软弹簧圈，避免对成篮结构造成干扰。

潜在并发症与规避措施

在 A1 段，我们需特别关注弹簧圈以避免其过度突出。为了减轻这种突出可能引起支架闭塞的风险，我们可以采用穿网眼技术在 A1 段至 T 形支架之间额外添加 Neuroform Atlas 支架。

专家评述

如果动脉瘤相对坚固，可以考虑使用 Pulse Rider 支架；对于其他情况，则 Neuroform Atlas 支架似乎更加适用。

专家见解

对于终端型动脉瘤，未来的治疗预计将采用 Pulse Rider 和 WEB 技术，但面对小型动脉瘤时，我们需要谨慎考虑这些治疗策略。同时，我们也看好 FD 的应用前景，但受限于无法接触到 A1 段，我们在采用 FD 时会有所犹豫。

鹤田和太郎

关键词 ▶	小型 颈内动脉 A1-M1 分叉处动脉瘤 球囊辅助
动脉瘤大小 ▶	长径 4.7 mm，短径 3.3 mm，瘤颈长 1.7 mm。
治疗前的血管造影 ▶	入路全貌①·正位②·侧位③·最佳工作角度（DSA）④·最佳工作角度（3D-DSA）⑤。

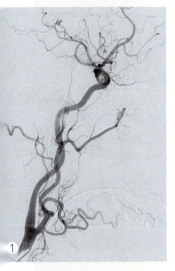 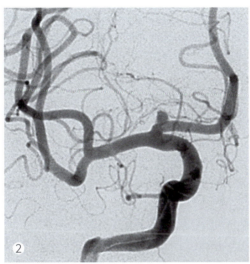 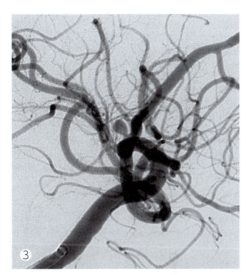

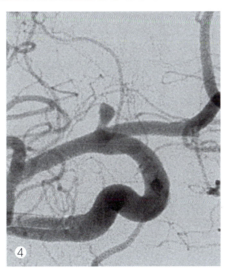 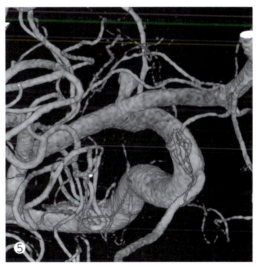

抗血栓治疗 ▶	治疗前 2 周开始每天服用阿司匹林 100 mg 和氯吡格雷 75 mg。
栓塞技术 （穿刺部位） ▶	球囊辅助技术（股动脉）。

手术器械 ▶

导引导管	FUBUKI 6 Fr 导引鞘
中间导管	Cerulean DD6
导管系统1	瘤内塞栓 Echelon10（手动塑形：S 形）/CHIKAI 14 导管支撑用球囊 Scepter C 4 mm x10 mm/CHIKAI 14
导管系统2	DAC FUBUKI 4.2 F/瘤内塞栓 Marathon（手动塑形：30°）/Traxcess
导管系统3	瘤内塞栓 Headway Duo STR/CHIKAI 14 导管支撑用球囊 Scepter C 4 mm x 10 mm/CHIKAI 14

术中使用的弹簧圈 ▶

| Target 360 Ultra 3 mm/4 cm |
| Target 360 Nano 2 mm/3 cm |

本病例的关键点

在颈内动脉 A1-M1 分叉处动脉瘤的栓塞术中，关键在于如何保持微导管的稳定。由于内颈动脉分叉部位内腔较宽，尤其是对于小型动脉瘤，导管很难保持稳定。导管的形状根据动脉瘤颈部的位置和瘤体的生长方向而有所不同。对于颈部位于颈内动脉 A1-M1 分叉处且朝后上方生长的动脉瘤，通常使用 C 形或直的（Straight）导管；而对于颈部骑跨于 A1 段的动脉瘤，多使用 S 形导管。此外，为了保持微导管的稳定，采用球囊辅助或将 DAC（远端导引导管）留置于动脉瘤附近也是非常有效的手段。

本例的导管插入难点有两点。第一点是，虽然动脉瘤颈部位于大脑前动脉 A1 段附近，但颈内动脉与大脑中动脉 M1 段几乎在同一直线上，A1 段的分叉角度非常陡峭，导管容易偏向 M1 段方向。第二点是动脉瘤颈部狭窄，微导管难以沿导丝的轨迹顺利跟进。

在导管系统 1 的操作过程中，微导管未能随导丝移动导致操作困难，同时导管朝向 M1 段也造成了问题。

改为使用导管系统 2，并在动脉瘤附近放置 DAC FUBUKI 4.2 F 以增强支撑力。随后，更换为直径更小、跟随性更佳的 Marathon 微导管，这样做主要是为了更容易导入动脉瘤内。尽管成功导入了动脉瘤，但因支撑力不足，最终导致材料凸向 M1 段。

我们将导管系统 3 更换成了 Headway Duo/CHIKAI 14 系统，其显著特点是能够显著减少残留物的产生。该系统选择了 STR 型导管，以提高导丝的跟随能力。此外，通过使用球囊支撑导管，可以有效地保持导管在动脉瘤内部的稳定性。

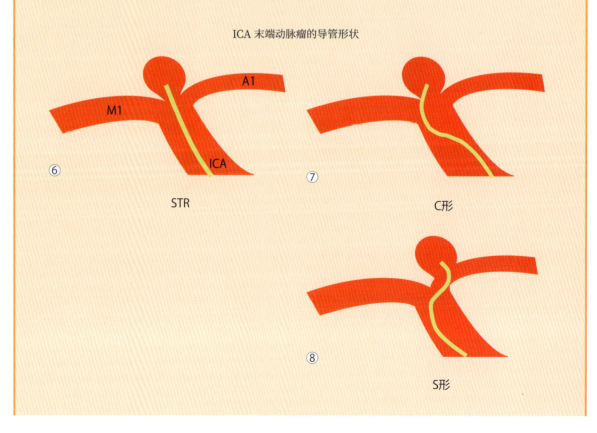

ICA 末端动脉瘤的导管形状

⑥ STR

⑦ C形

⑧ S形

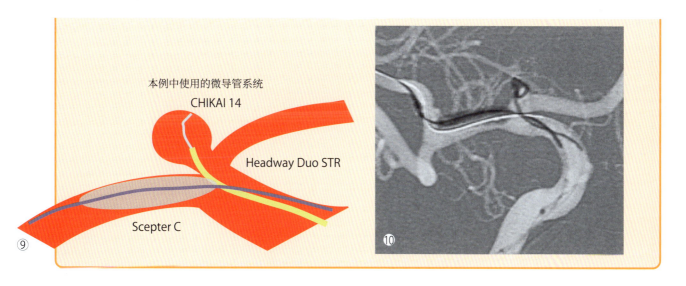

本例中使用的微导管系统
CHIKAI 14
Headway Duo STR
Scepter C

⑨

⑩

治疗后的血管造影 ▶

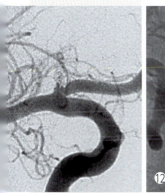
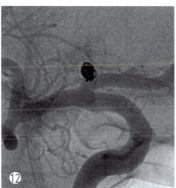
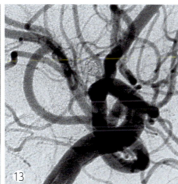
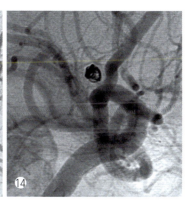

⑫ ⑬ ⑭

右侧颈内动脉造影工作角度 2 个方向（⑪⑬ DSA，⑫⑭实时）

潜在并发症与规避措施 ▶ 若微导管未能成功引入动脉瘤内，采取强硬操作可能导致并发症。

分析导管形状是否合适、导管和导丝的支持力是否足够，以及导丝之间的连接是否牢固，都是非常关键的因素。耐心地解决这些问题对于成功进行血管内治疗至关重要。

 专家评述

确定颈内动脉 A1-M1 分叉处动脉瘤最佳导管形状需根据各病例的具体情况来决定，这要求术者对该处血管结构有立体的了解。

 专家见解

由于小型颈内动脉 A1-M1 分叉处动脉瘤的导管插入常常具有较高的难度，因此需要特别谨慎地操作。

12. 颈内动脉 A1-M1 分叉处动脉瘤

滝川知司　铃木谦介　兵头明夫

| 关键词 ▶ | 颈内动脉 A1-M1 分叉处动脉瘤　子瘤　双导管　经前交通动脉 |

动脉瘤大小 ▶　长径 6.4 mm，短径 6.2 mm，最大径 8.0 mm，瘤颈长 4.3 mm。

治疗前的血管造影 ▶　入路全貌（右颈总动脉）①·入路全貌（左颈总动脉）②·正位③·侧位（右颈内动脉）④·正位 [左颈内动脉压迫试验（Matas 试验）] ⑤·最佳工作角度（DSA ⑥，3D-DSA ⑦）。

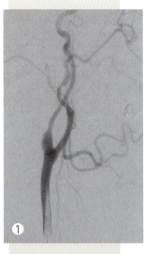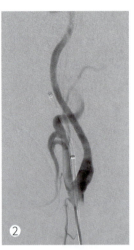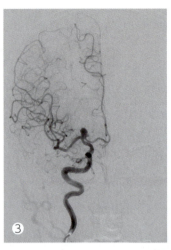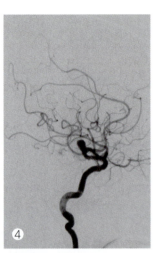

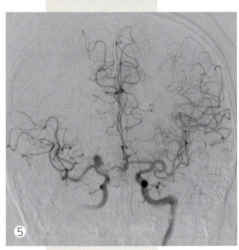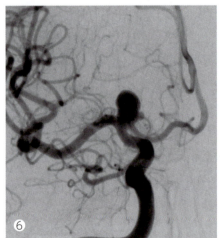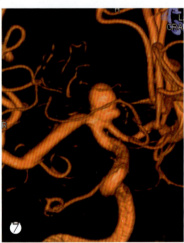

抗血栓治疗 ▶　治疗前 2 周开始每天服用阿司匹林 100 mg 和氯吡格雷 75 mg。治疗当天通过 VerifyNow 检测，ARU 为 412，PRU 为 250，显示患者对氯吡格雷反应不足（Hyporesponder），因此额外增加了西洛他唑 200 mg 的口服剂量。

栓塞技术（穿刺部位） ▶　在动脉瘤栓塞术（双导管技术）中，经右股动脉置入 6 Fr 鞘管，用于支架放置（经前交通动脉）时，经左股动脉置入 6 Fr 鞘管。

选择该治疗方案的理由 ▶　双导管技术：由于动脉瘤呈双瘤状态，需要对两个动脉瘤都进行栓塞。虽然曾考虑在栓塞较大动脉瘤后进行重新定位的方法，但预见到操作的难度，最终选择了使用双导管的技术方案。

支架辅助技术（经前交通动脉）：由于动脉瘤本身为宽颈瘤且跨骑于 A1，因此作者认为需要使用支架辅助。由于右侧 A1 的分叉角度陡峭，预见到从右侧颈内动脉（ICA）

选择进入右侧 A1 会有一定困难，并且支架展开后在 ICA 末端发生折曲（Kink）的可能性较高。本例中，前交通动脉较粗，且没有屈曲，因此判断可以从对侧经由前交通动脉引导支架，最终从右侧 M1 直线性地放置至右侧 A1。

手术器械 ▶

①右股动脉穿刺→右颈内动脉	
导引导管	6 Fr shuttle sheath 80 cm（留置于右侧颈内动脉起始部）
中间导管	6 Fr FUBUKI 带弯度 100 cm（留置于右侧颈内动脉颈段）
微导管	Excelsior SL-10 45°, Excelsior SL-10 90°
微导丝	Traxcess 0.014 in

②左股动脉穿刺→左颈内动脉	
导引导管	6 Fr FUBUKI 带弯度 100 cm（留置于左颈内动脉起始部）
微导管	Plowler Select Plus
微导丝	CHIKAI 0.014 in
支架	EnterPrise VRD 4.5 mm/22 mm

术中使用的弹簧圈 ▶

Excelsior SL-10 45°首发

1. HydroFrame 18 7 mm/23 cm
2. AXIUM 3D 5 mm/15 cm
3. Orbit Galaxy Extrasoft 3 mm/6 cm
4. Orbit Galaxy Extrasoft 3 mm/4 cm
5. i-ED coil Extrasoft 2 mm/4 cm
6. Target Nano Helical Ultra 1.5 mm/3 cm

Excelsior SL-10 90°首发

1. i-ED coil Extrasoft 2 mm/3 cm
2. i-ED coil Extrasoft 2 mm/3 cm
3. i-ED coil Extrasoft 2 mm/3 cm

 本病例的关键点

　　在通过前、后交通动脉置入支架治疗颅内动脉瘤时，交通动脉的粗细及其直径是选择该治疗方式的关键条件，同时动脉的直线度也极为重要。由于前、后交通动脉会延伸出许多穿支动脉，当硬性支架通过这些动脉时，有可能发生穿支动脉破裂，从而增加治疗风险。因此，若交通动脉存在屈曲，采用支架治疗的方法可能不是最佳选择。

　　为了栓塞较大的动脉瘤，术者会将微导管在瘤内旋转，调整其末端指向瘤颈部后留置；而在处理较小的动脉瘤时，则从颈部开始填充弹簧圈。在这两种情况下，都会在不移除第 1 根弹簧圈的状态下完成留置。确认弹簧圈稳定后，可以展开支架。

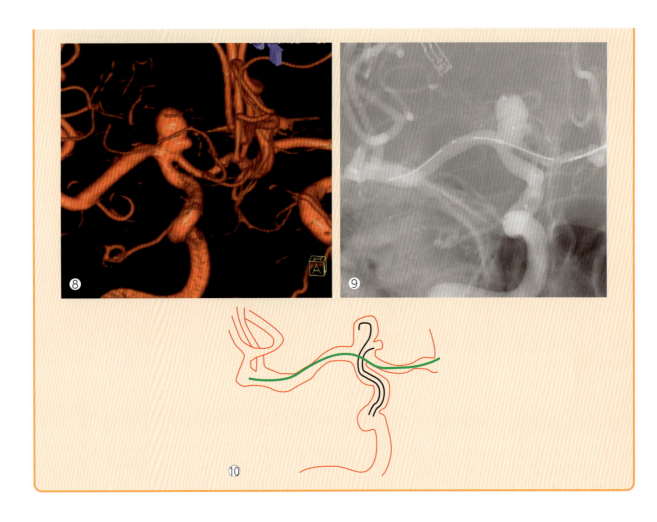

⑧ ⑨

⑩

治疗后的血管造影 ▶

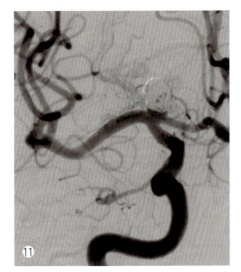

⑪

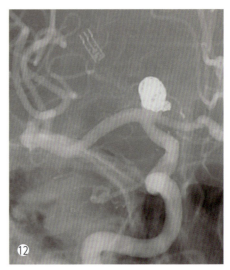

⑫

弹簧圈类型及尺寸
的选择依据 ▶

　　本例介绍了两个不规则形状动脉瘤的血管内治疗方法。针对一个较大直径的动脉瘤，选择了 HydroFram 成篮弹簧圈，这种弹簧圈可以紧密贴合动脉瘤不规则形状的壁面。该动脉瘤的最大直径为 8.0 mm，基于此，我们采用了 HydroFram18 弹簧圈以确保形成稳定的成篮。对于另一个直径为 2 mm 的小动脉瘤，考虑到操作的便捷性，选用了更柔软的 i-ED coil Extrasoft 2 mm 成篮弹簧圈。在选择弹簧圈长度方面，我们依据

VER 的推荐值 15% ～ 20% 来选择。

潜在并发症与规避措施 ▶ 在这个病例中，术者在颅内放置了 3 根导管，并置入了支架，这大大增加了血栓形成的风险。之前，在没有使用普拉格雷的情况下，患者持续使用了西洛他唑等 3 种药物达 3 个月。然而，截至 2022 年 3 月的观察表明，对于那些对氯吡格雷反应不佳的患者，应考虑转用普拉格雷。如果情况不允许，也可以在手术后采用肝素或阿加曲班等抗凝药物进行治疗。

专家评述

在脑血管内治疗中，双导管技术和复杂的远端动脉瘤微导管操作技术尤为关键。稳定性是这一过程中最重要的考虑因素，特别是对于导引导管或导引鞘而言。稳定性不足不但可能导致微导管或导引滑脱，还可能迫使术者重新进行操作，这大大增加了治疗的风险和操作者的精神负担。因此，为了避免这些问题，建议从治疗一开始就采用较宽径的导引导管或导引鞘，并推荐使用远端中间导管，以提高治疗的安全性和有效性。

专家见解

本病例可视作有限治疗选项之一，请考虑将其作为一种方法。如果能够通过同侧进行治疗，自然是首选。针对颈内动脉 A1-M1 分叉处动脉瘤，若决定通过前交通动脉来治疗（如前文提及），这类动脉瘤通常为宽颈且位于 A1 段以上，在这种情况下需要使用支架辅助。然而，由于 A1 段的分支倾斜度较大，从同侧 ICA 向 A1 段进行的治疗操作可能会遇到困难。特别是支架展开后，在 ICA 顶端发生弯曲的风险较高。在这种情况下，前交通动脉必须相对粗壮且在走行过程中无任何屈曲，才能考虑将此作为一个可行的手术选择。

参考文献

[1]Takigawa T, Suzuki K, Sugiura Y, et al. Thromboembolic events associated with single balloon-, double balloon-, and stent-assisted coil embolization of asymptomatic unruptured cerebral aneurysms : evaluation with diffusion-weighted MR imaging. Neuroradiology. 2014 ; 56 : 1079-1086.

神山信也

| 关键词 | ▶ | 椎动脉瘤　梭形动脉瘤　LVIS 支架　支架网　弹簧圈移位 |

关键词 ▶ 椎动脉瘤　梭形动脉瘤　LVIS 支架　支架网　弹簧圈移位

动脉瘤大小 ▶ 长径 6.5 mm，短径 5.8 mm，瘤颈长 15 mm。

治疗前的血管造影 ▶ 入路全貌①・正位②・最佳工作角度（DSA）1 ③・最佳工作角度（3D-DSA）1 ④・最佳工作角度（DSA）2 ⑤・最佳工作角度（3D-DSA）2 ⑥。

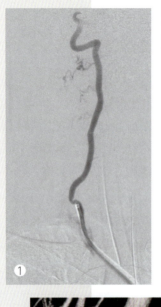 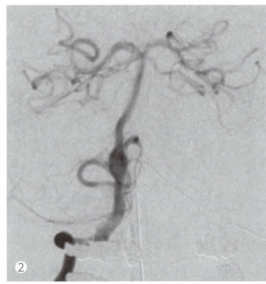 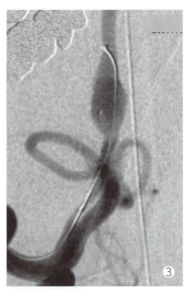

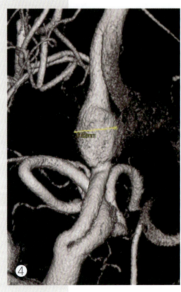 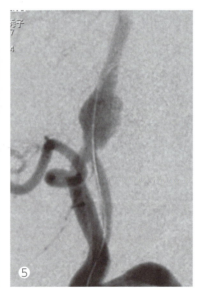 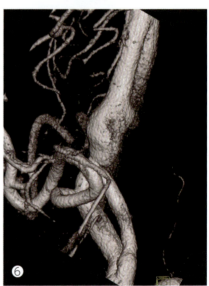

抗血栓治疗 ▶ 治疗前 2 周每天服用阿司匹林 100 mg 和氯吡格雷 75 mg。从前一天晚上开始增加西洛他唑 200 mg，当天使用奥扎格雷 80 mg。

栓塞技术（穿刺部位） ▶ 支架辅助技术（右股动脉）。

选择该治疗方案的理由 ▶ 由于两侧动脉均有增大趋势，为避免使对侧的负荷增加，选择保留载瘤动脉。

手术器械	导引鞘	Axcelguide 5 Fr
	微导管	Headway 17，Excelsior SL-10
	微导丝	SilverSpeed 14，Neuroute 14
	支架	LVIS Jr 3.5/33 mm 2 根

术中使用的弹簧圈 ▶

SMART coil Extrasoft 2 mm/8 cm，3.5 mm/8 cm，2.5 mm/6 cm 2 根

Axium Prime Helix 2 mm/8 cm 3 根

Axium Prime 3D 2 mm/4 cm 2 根

本病例的关键点

在进行椎动脉梭形动脉瘤的血管内治疗时，我们采取了特殊措施保护动脉及其附近的穿支动脉。一开始，为避免弹簧圈覆盖穿支动脉，我们在穿支动脉的起点处贴合 LVIS 支架，并在其半释放状态下将少量弹簧圈填入动脉瘤内。随后，LVIS 支架被完全打开，以便添加更多弹簧圈加强封堵。但在填入最后一根弹簧圈时，部分弹簧圈不慎脱落并误入支架内部，在内部出现波动移动。为解决这一问题，我们选择了与原支架相同尺寸的另一 LVIS 支架进行叠加，以此压附脱落的弹簧圈，并期待这种配置能有效引导血流，从而达到治疗效果。在治疗过程中，在椎动脉的分叉合流处近侧发生了椎动脉夹层，我们在近侧椎动脉上、小脑后下动脉未起始的侧边，成功地放置了支架。

弹簧圈和支架的类型及尺寸的选择依据 ▶

选择 LVIS 支架的目的是利用其血流导向的效果。由于支架与动脉瘤壁间的距离较小，选用了更柔软、体积更小的弹簧圈。在维持半固定状态，确保导管在支架周边灵活移动的同时，从动脉瘤的内侧开始填充弹簧圈。

潜在并发症与规避措施 ▶

为了同时观察邻近的穿支动脉和弹簧圈的展开情况，术者采取了特定的工作角度。由于没有使用桶视图，所以弹簧圈意外脱出并进入支架内部的情况，直到发生后才被发现。鉴于脱出的弹簧圈部分过长且位置不稳，无法直接放置，术者尝试使用抓取器导丝进行回收。但是，评估后认为弹簧圈在回收过程中极有可能会被支架挂住并导致其解脱，因此在确保不触及穿支动脉的起始部位的情况下，术者决定放置第 2 枚 LVIS 支架⑧⑨。此举成功消除了症状，并确保了动脉瘤长期稳定。

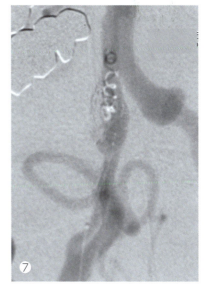

⑦

治疗后的血管造影 ▶ 治疗后的 3D-DSA（⑧）和桶视图（⑨）。

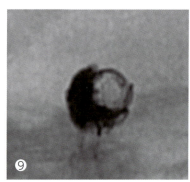

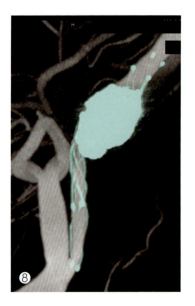

专家评述

　　当广泛覆盖支架周围的弹簧圈时，我们旨在确保弹簧圈不会脱落进入载瘤动脉的同时，通过桶视图进行栓塞治疗。若无法获得桶视图，另一种可行方法是在支架内扩张球囊的过程中留置弹簧圈。

专家见解

　　对于部分逃逸至载瘤动脉内的弹簧圈，只要弹簧圈较短且稳定，不会进入远端细小分支导致闭塞或进一步拉动导致其他弹簧圈也发生逸脱，那么通常可以保持原样，弹簧圈最终会被动脉壁吸收。在未使用支架的栓塞术中，终末弹簧圈的末端数毫米逸出至载瘤动脉内的情况并不罕见，可以考虑进行球囊压迫、使用套索回收或者放置支架等处理，但如果弹簧圈足够稳定，通常会选择保留原状。当然，这必须以抗血小板药物已充分起效为前提。

关键词 ▶	夹层　狭窄　LVIS Jr　支架辅助技术　半释放
动脉瘤大小 ▶	长径 5 mm，短径 1：3.2 mm，短径 2：3.9 mm，瘤颈长 5.5 mm。
治疗前的血管造影 ▶	正位①②，侧位。

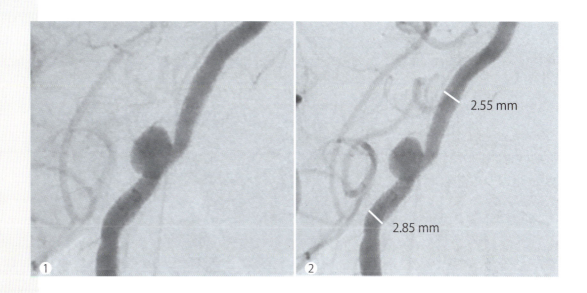

抗血栓治疗 ▶	治疗前 2 周开始每天服用阿司匹林 100 mg 和氯吡格雷 75 mg。
栓塞技术 （穿刺部位）▶	支架辅助技术（股动脉）。
选择该治疗方案的 理由 ▶	由于是宽颈梭形动脉瘤，因此必须使用支架。

手术器械 ▶

导引导管	① 6 Fr Envoy 90 cm
中间导管	无
微导管 1（MC 1）	Excelsior SL-10 直的
微导管 2（MC 2）	Headway 17 直的

术中使用的弹簧圈 ▶

1. HydroSoft 3D 4 mm/8 cm
2. HydroSoft 3D 3 mm/6 cm
3. HydroSoft 3D 3 mm/4 cm
4. HydroSoft 3D 1.5 mm/2 cm
5. Target 360 Nano 1 mm/3 cm

本病例的关键点（③～⑤）

　　支架的选择是治疗颅内动脉瘤过程中必不可少的环节，关键问题是确定应使用开环支架、闭环支架还是编织支架。

　　选择 LVIS Jr 支架的原因有 4 个。一是，由于载瘤动脉的直径仅为 2.8 mm，我们需要使用更细的微导管；二是，由于动脉瘤近端部分的导管易于弹回，我们希望在该位置安置弹簧圈并放置支架，因此选择了易于重新定位的 LVIS；三是，考虑到支架的直径，直径 2.5 mm 的支架可能导致近端翘起，我们决定使用直径为 3.5 mm 的支架；四是，我们首先将支架部分展开，直到确认弹簧圈已经覆盖动脉瘤的全部，然后再完全展开支架，这种方法的优势不仅在于可以进行再操作，还在于提高了微导管移动的灵活性。

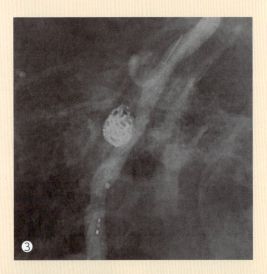

③

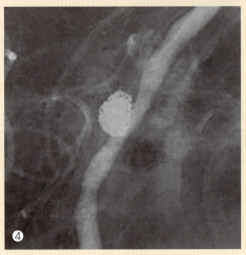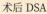

④

术后 DSA

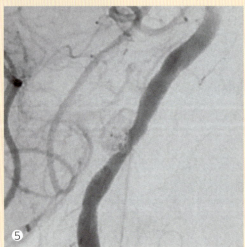

⑤

术后 1 年 DSA

弹簧圈类型及尺寸的选择依据 ▶	考虑到长径为 5.4 mm，短径约为 3 mm，故选择了直径 4 mm。
潜在并发症与规避措施 ▶	动脉瘤颈部狭窄，需特别警惕支架内血栓形成。同时，弹簧圈是否脱出至载瘤动脉尚不明确，这增加了需要密切监测瘤颈部附近血栓形成的重要性。

专家评述

考虑到动脉瘤近端部分常有残留，使用微导管旋转治疗动脉瘤是一个可行的方案（⑥⑦）。

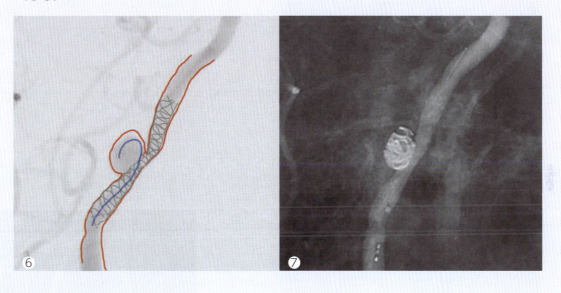

专家见解

在进行这类动脉瘤栓塞术时，微导管可能会回弹，导致其尖端错位，脱出于动脉瘤之外。因此，助手或术者必须对此保持高度警觉，并且在放置每一根弹簧圈后都需要相应调整张力。

鉴于微导管可能脱出，本例中采用半释放进行弹簧圈留置的方法，证明是有效的。

即便在一定程度的松散填充下，我们也期望借助编织支架促进动脉瘤内血栓形成。进行这一处理的时机同样至关重要。

关键词 ▶	椎动脉瘤　宽颈
动脉瘤大小 ▶	长径 7.1 mm，短径 4.2 mm，瘤颈长 3.2 mm。
治疗前的血管造影 ▶	正位①·侧位②·最佳工作角度（DSA）③·最佳工作角度（3D-DSA）④。

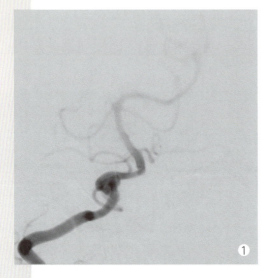

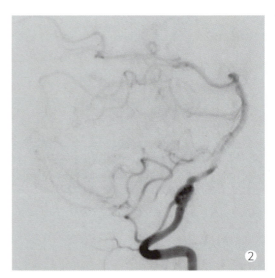

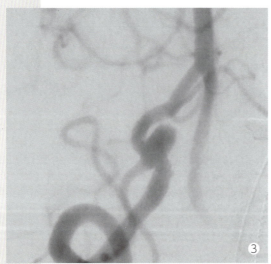

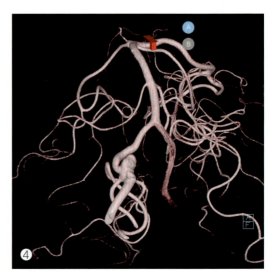

抗血栓治疗 ▶	治疗前 1 周开始每天服用阿司匹林 100 mg 和氯吡格雷 75 mg。
栓塞技术 （穿刺部位）▶	支架辅助技术（股动脉）。
选择该治疗方案的 理由 ▶	由于颈部较宽，并且希望通过 LVIS 支架获得血流导向效果。

手术器械 ▶

导引导管	ROADMASTER 6 F
中间导管	无
微导管	Headway 17，Phenom 17
微导丝	Traxcess，CHIKAI 14

术中使用的弹簧圈 ▶ Prime Frame 5 mm/15 cm，Prime 4 mm/8 cm，3 mm/6 cm，2 mm/3 cm×2，2 mm/4 cm×2，1.5 mm/3 cm×3

支架：LVIS blue 3.5 mm/22 cm

本病例的关键点

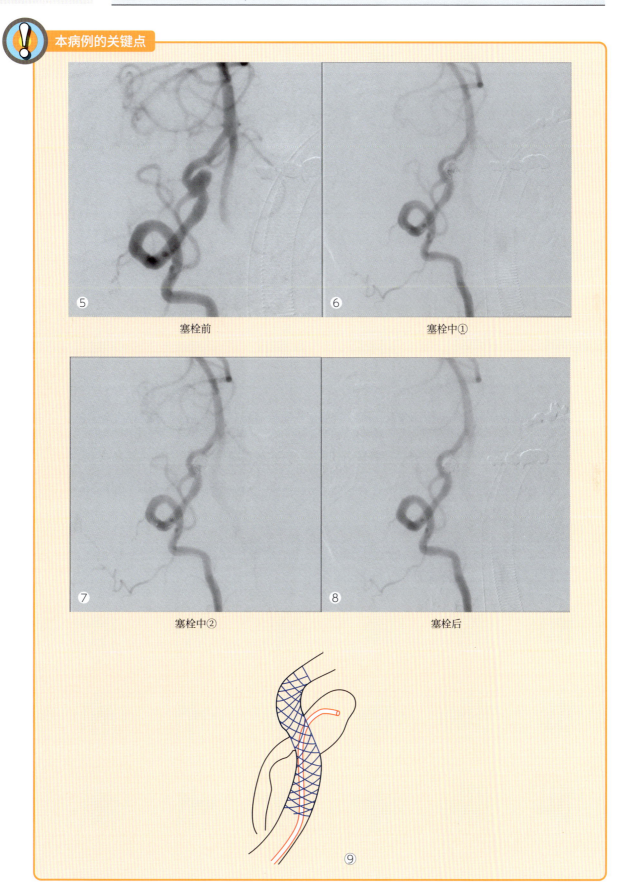

⑤ 塞栓前

⑥ 塞栓中①

⑦ 塞栓中②

⑧ 塞栓后

⑨

治疗后的血管造影
(⑩～⑫)

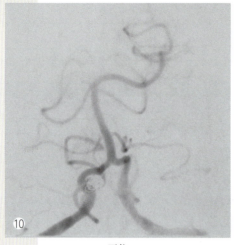

正位

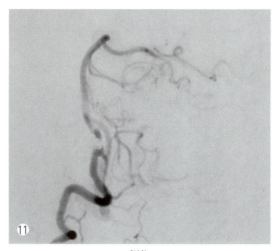

侧位

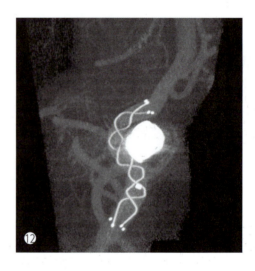

弹簧圈类型及尺寸
的选择依据

无特殊偏好。

潜在并发症与规避
措施

务必警惕分支血管闭塞。

 专家评述

对于椎动脉瘤，可以利用 LVIS 或血流导向装置来获得导流效果。但需要注意的是 PICA 与动脉瘤之间的位置关系。如果发育良好的 PICA 从动脉瘤穹顶附近起始，则无法期待 FD 的效果。

专家见解

对于初学者来说，血流导向装置是一个非常好的入门选择，相较于前方循环，它的操作更加简便。

鈴木亮太郎　滝川知司　兵頭明夫

关键词	▶	椎动脉瘤　梭形动脉瘤　支架辅助技术　球囊辅助支架技术
动脉瘤大小	▶	长径 14.1 mm，短径 11.1 mm，瘤颈长 7.2 mm。
治疗前的血管造影	▶	入路全貌①・正位②・侧位③・最佳工作角度（DSA ④，3D-DSA ⑤）。

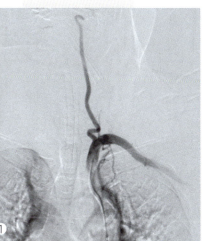
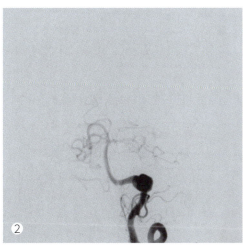
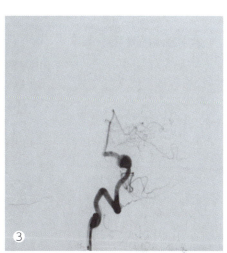

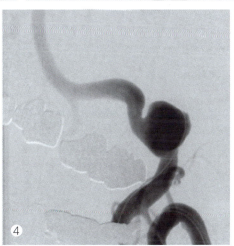
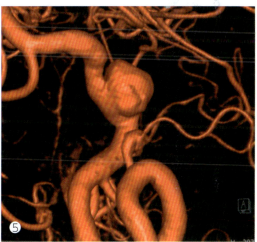

抗血栓治疗	▶	治疗前 2 周开始每天服用阿司匹林 100 mg 和氯吡格雷 75 mg。在治疗当天的 VerifyNow 检测中，ARU 为 401，PRU 为 116。
栓塞技术（穿刺部位）	▶	使用了支架辅助技术和球囊辅助支架。将 6 Fr 鞘管置入右侧股动脉。
选择该治疗方案的理由	▶	由于是优势侧椎动脉的梭形动脉瘤，为了保留椎动脉，选择了支架辅助技术。此外，为防止弹簧圈进入支架内，还选择了球囊辅助支架技术。

手术器械 ▶

导引导管	6 Fr Shuttle sheath 80 cm，中间导管：6 Fr FUBUKI 100 cm
微导管（输送弹簧圈用）	Excelsior XT-17 直的→ Echelon 14 45°
微导管（输送支架用）	Prowler select plus straight
微导丝	CHIKAI 0.014 in，Traxcess 0.014 in
支架	LVIS 4.5 mm/32 mm
微球囊导管	Scepter C 4 mm/15 cm

术中使用的弹簧圈 ▶

1. V-Trak 18 Cosmos 12 mm/43 cm
2. V-Trak 18 Cosmos 12 mm/43 cm
3. Deltafill 18 9 mm/35 cm
4. ED coil complex 5 mm/15 cm
5. ED coil complex 5 mm/15 cm
6. Deltafill 18 5 mm/20 cm
7. Penumbra smart coil extrasoft 4 mm/8 cm
8. Axium Prime 3D ES 3.5 mm/8 cm
9. Barricade finishing coil 3 mm/8 cm
10. Axium Prime 3D ES 3 mm/6 cm
11. ED coil complex 4 mm/12 cm
12. ED coil complex 4 mm/12 cm
13. Galaxy G3 extrasoft 4 mm/8 cm
14. Penumbra smart coil extrasoft 4 mm/8 cm
15. Barricade finishing coil 4 mm/8 cm

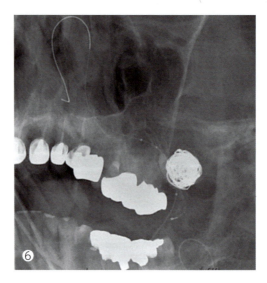
⑥

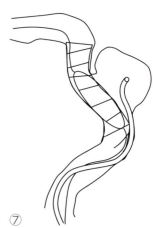
⑦

治疗后的血管造影
（⑧⑨） ▶

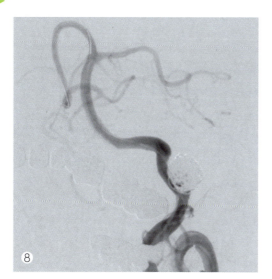
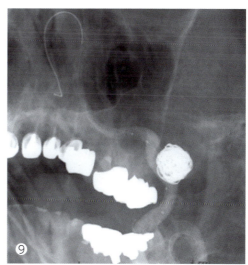

⑧　⑨

 本病例的关键点

　　在进行梭形动脉瘤的支架辅助弹簧圈栓塞术过程中，随着弹簧圈的放置，有时会难以观察到载瘤动脉的状态。为了确保能够清晰地查看载瘤动脉腔，术者可以采用桶视图。但是，对于椎动脉瘤，由于血管路径的特殊性，有时无法实现桶视图。为了防止弹簧圈意外脱落进入支架，术者采用了球囊辅助支架的栓塞术。

　　在进行球囊辅助支架置入操作时，虽然我们对支架内腔的维持和支架本身的移位感到担忧，但椎动脉瘤的血管走行通常比较直，使得球囊支架治疗相较于其他位置的动脉瘤更为安全。进一步来讲，如果患者对侧的椎动脉畅通无阻，球囊扩张所引发的缺血问题也相对较轻。因此，我们认为球囊辅助支架是一种在特定条件下有效的治疗手段。

潜在并发症与规避
措施 ▶

　　对宽颈动脉瘤的血管内治疗，尤其是梭形动脉瘤，处理时需要特别注意防止支架滑入动脉瘤内的风险。治疗过程中，首先应将弹簧圈缠绕数圈后留置于动脉瘤内，确保其稳定。接着，利用这些弹簧圈作为支撑来放置支架，避免支架意外移位。放置支架后，需要将弹簧圈取回微导管中，并通过 Dyna CT 检查确认支架与血管壁之间是否紧密贴合，以保证治疗的安全性和有效性。

专家评述

　　在留置球囊时，确保弹簧圈框架的稳定性是非常关键的。为了避免微导丝从弹簧圈框架中滑落或者在框架结构上被挂住的情况发生，可以将微导丝塑形成小"猪尾巴"状，并通过旋转同时推进的方式来确保微导丝在支架内腔中的安全。这样做不仅可以有效防止微导丝滑出，还有助于降低由微导丝导致的末梢血管损伤的风险。

　　接下来，正如前文所述，通过进行 Dyna CT 扫描，以确保框架的内腔已经获得牢固的固定。

专家见解

　　在所有脑血管内治疗中，采用具有强大支撑力的导引系统是进行稳定治疗的关键。在本例中，我们将直径为 6 Fr 的导引鞘（Shuttle Sheath）放置在左侧椎动脉的入口，随后使用 6 Fr FUBUKI 引导导管直达左侧椎动脉的远端。

冈田秀雄　寺田友昭

基底动脉开窗畸形相关动脉瘤复发病例

关键词 ▶	基底动脉主干　窗形成　复发　靶向栓塞　半释放技术
动脉瘤大小 ▶	长径 2.4 mm・短径 2.3 mm・瘤颈长 1.7 mm。
治疗前的血管造影 ▶	入路全貌①・正位②③・最佳工作角度（DSA）④⑤・最佳工作角度（3D-DSA）⑥。

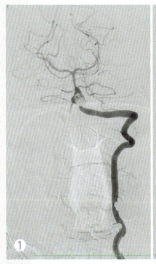
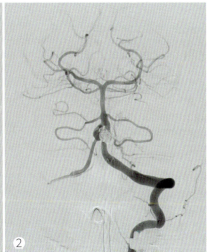
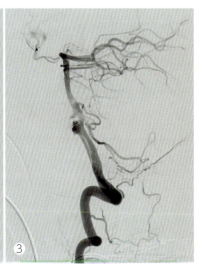

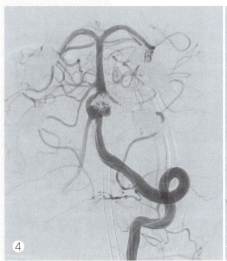
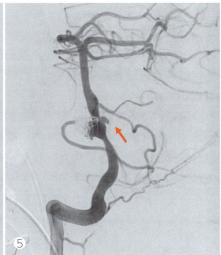
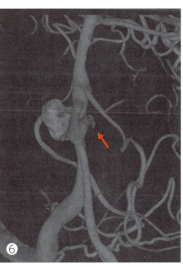

工作角度，3D

⑤红色箭头：动脉瘤（Bleb）

⑤红色箭头：动脉瘤（Bleb）

抗血栓治疗 ▶	术前 3 天开始服用普拉格雷 3.75 mg 和西洛他唑 200 mg，术后 48 h 使用阿加曲班。
栓塞技术 （穿刺部位）▶	支架辅助（股动脉）。
选择该治疗方案的 理由 ▶	为了在确保一侧动脉环血流的同时，进行根治性较高的栓塞。

手术器械 ▶

导引导管 导管	Envoy 7 F 90 cm
中间导管	Tactics
微导管 导管	Excelsior SL-10 2 M 45° （弹簧圈塞栓） Headway 27（支架用）
微导丝 导丝	CHIKAI 0.014 in 300 cm CHIKAI 0.014 in 200 cm

术中使用的弹簧圈 ▶

1. Target 360 Nano 1.5 mm/3 cm
2. Target XL 360 5 mm/15 cm
3. G3 mini 3 mm/6 cm
4. Target XL 360 Soft 4 mm/12 cm
5. Target XL 360 Soft 3 mm/9 cm
6. HydroSoft 2.5 mm/10 cm
7. HydroSoft 2.0 mm/8 cm
8. Target XL 360 Soft 2 mm/6 cm

支架：LVIS Blue 4.0 mm/22 mm

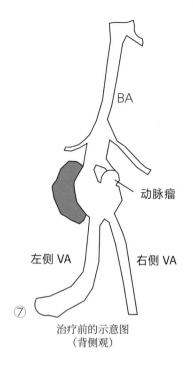

BA

动脉瘤

左侧 VA　　右侧 VA

⑦

治疗前的示意图
（背侧观）

　本病例的关键点

　　在治疗基底动脉（BA）开窗畸形相关动脉瘤的病例中，患者 20 年前因首次蛛网膜下出血接受了对一直径为 5 mm 的腹侧突起动脉瘤的弹簧圈栓塞治疗。此次为患者的第 2 次蛛网膜下出血，之前栓塞治疗的动脉瘤基部重新开放并扩张。出血源被定位于一个背侧凸起、直径约 2 mm 的小动脉瘤。

　　在急性期，术者首先通过镇痛和镇静来管理患者的血压，随后在发病后第 16 天采取了支架辅助弹簧圈栓塞术来治疗颅内动脉瘤。治疗的重点在于对动脉瘤基底部的扩张部分及子瘤进行有效栓塞。治疗策略优先考虑对子瘤进行栓塞，因为弹簧圈在扩张部分栓塞时，子瘤的填充可能会遇到难题。由于本例为复发性出血，保证栓塞的精确性非常关键。尽管如此，使用弹簧圈成篮时存在穿支动脉损伤的风险，术者通过在一侧动脉环中使用弹簧圈闭塞开窗，在另一侧动脉环中留置支架来降低风险。在选择支架留置的位置时，术者倾向于选择较为直的左侧动脉环。

　　手术技巧：首先，在主导侧的左侧椎动脉（VA）中插入 7 Fr 导引导管，并成功地利用 CHIKAI14 300 cm 建立了预定的左侧动脉环进行支架置入。接下来，在 Tactics 的帮助下，我们谨慎地使用定制的 SL-10 导丝穿过到达子瘤位置，并通过一根弹簧圈（1）完成了栓塞操作。在移除 SL-10/Tactics 之后，将 Headway 21 导丝引入左侧动脉环。不同于之前，这一步是在没有 DAC 辅助的情况下进行的，技术人员将 SL-10 导丝引导至动脉瘤基底部的腹侧位置，并通过数次缠绕操作，实现了弹簧圈（2）的稳定放置。随后，从 BA 内部展开支架，在半释放状态下留置 3～8 根弹簧圈，以栓塞整个右侧动脉环的动脉瘤。在确认栓塞效果后，我们完成了支架的完全展开。此过程精确操作，确保了治疗的成功和安全性。

治疗后的血管造影 ▶ 从工作角度分析，我们可以从正位（⑪）和侧位（⑫）两个维度进行评估。

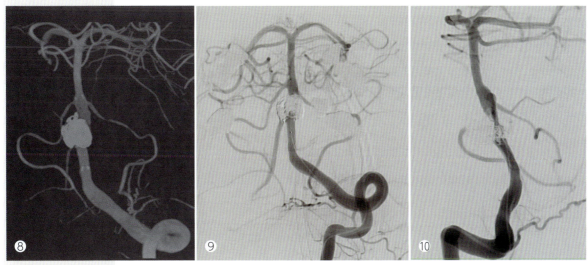

工作角度，3D（术后）

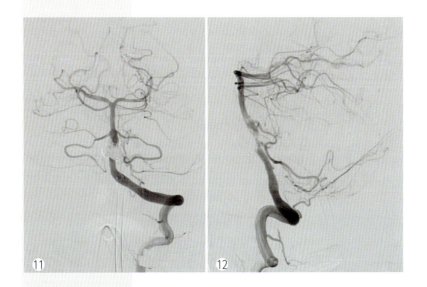

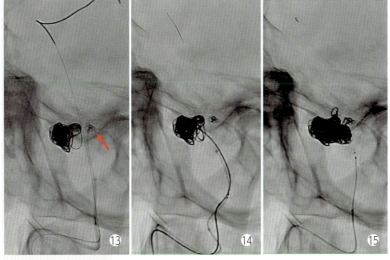

⑬：针对目标的栓塞治疗（红色箭头指示子瘤）
⑭⑮：在再开通部分使用半释放技术进行栓塞，最后展开支架

术中关键影像

弹簧圈类型及尺寸的选择依据 ▶ 我们在进行子瘤靶向栓塞时，选用了最柔软且具有 3D 形状的 Target Nano，并挑选了较小的直径。在处理复发动脉瘤基底部以及右侧动脉环的栓塞时，我们力求在狭窄区域实现尽可能致密的填充。为此，主要采用了 Target XL，并在治疗末期辅以 HydroSoft 进行密封。选择 G3 mini 是为了当微导管末端抵达子瘤基底部时，能够在该区域填充弹簧圈，而非从子瘤内部脱出，以期达到最佳的栓塞效果。

潜在并发症与规避措施 ▶ 为了针对子瘤进行精确的靶向栓塞，鉴于破裂风险较高，术者采用了形状经专门设计的微导管并与 DAC 相结合，这样的做法确保了操作过程的稳定性。在执行右侧动脉环的栓塞过程中，为降低穿支动脉损伤的可能性，术者特意选择了短段栓塞方法。

专家评述

基底动脉开窗畸形结构解剖复杂，且初次治疗时已经填充了弹簧圈，因此在计划工作角度时会遇到一定的困难。对于复发及再治疗的病例，应选择能够确保根治的方法进行栓塞。

井上律郎　東登志夫

关键词 ▶	基底动脉主干　窗形成　多个动脉瘤
动脉瘤大小 ▶	腹侧瘤顶：长径 4.6 mm，短径 3.3 mm，瘤颈直径 2.8 mm。
	背侧瘤顶：长径 4.3 mm，短径 3.4 mm，瘤颈直径 2.0 mm。
治疗前的血管造影 ▶	正位①·侧位②·最佳工作角度③·3D-DSA ④～⑥。

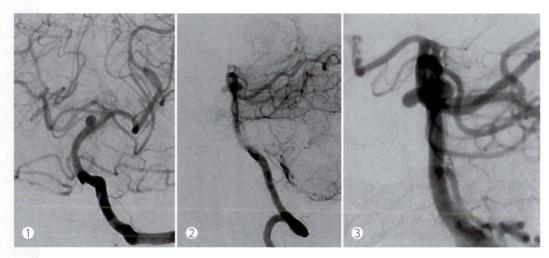

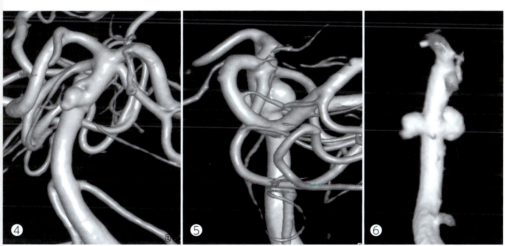

抗血栓治疗 ▶	治疗前 2 周开始每天服用阿司匹林 100 mg 和氯吡格雷 75 mg。
栓塞技术（穿刺部位） ▶	单纯栓塞技术（股动脉）。
选择该治疗方案的理由 ▶	在基底动脉上干伴开窗形成，前后各发现一个动脉瘤。对每个动脉瘤均进行了弹簧圈栓塞，而未使用辅助技术，即可完成栓塞。

手术器械 ▶

导引导管	ROADMASTER 7 F 90 cm
中间导管	无
微导管	Headway 17（S 形塑形），Excelsior SL-10（大弯曲，手动塑形）
微导丝	CHIKAI 0.014 in

术中使用的弹簧圈 ▶

动脉瘤（腹侧）
1. Target 360 Soft 3.5 mm/10 cm
动脉瘤（背侧）
1. Target 360 Soft 4 mm/8 cm
2. Target 360 Soft 3 mm/6 cm
3. Target 360 Nano 2 mm/3 cm

 本病例的关键点（⑦）

　　两个动脉瘤都属于小型动脉瘤。为提高弹簧圈栓塞期间微导管的稳定性，我们对导管的形状进行了优化。具体做法是对于腹侧动脉瘤，将微导管的尖端塑形为 S 形；而对于背侧动脉瘤，我们则使微导管形成了一个较大的弯曲。这样改进后，微导管在放置时的稳定性得到了显著提升。面对基底动脉开窗形成的复杂解剖结构，我们力求采用最简单的操作技巧以提高治疗的安全性和有效性。

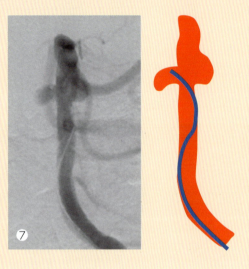

治疗后的血管造影
（⑧～⑩） ▶

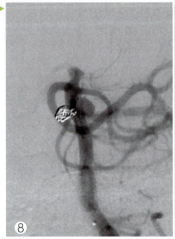 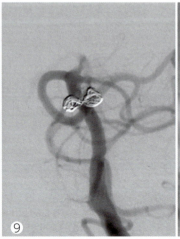 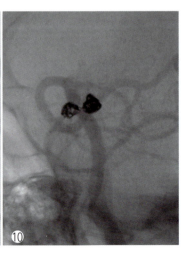

弹簧圈类型及尺寸
的选择依据 ▶

　　这些小型颅内动脉瘤需要精心选择尺寸，以便完美适配。通过测量动脉瘤的短径，术者可以准确选取适合的弹簧圈尺寸。为了实现沿着瘤壁顺利展开并构建一个稳定的篮状结构，术者采用了 3D 向外扩展的弹簧圈。

鉴于动脉瘤的直径，我们诊断为宽颈动脉瘤。因此，在防止弹簧圈置入后脱落的前提下，我们将用于支架放置的微导管定位于基底动脉，并准备使用支架。在填充弹簧圈的过程中，必须保证不对微导管施加过多朝向动脉瘤顶部（Dome）的压力，这样可以确保微导管能够自然回弹，从而保障治疗顺利进行。

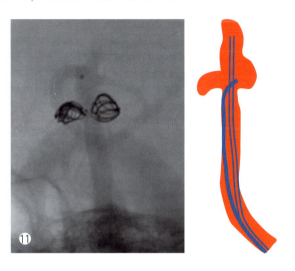

⑪

专家评述

　　伴有基底动脉开窗畸形的动脉瘤属于复杂病变。要确保治疗安全，在选择最佳治疗策略前，我们需利用 3D-DSA 详细检查微导管走行路线和其他相关解剖结构。

专家见解

　　对一个未破裂的小型动脉瘤，致密填充不是必需的处理策略。针对这种壁侧型动脉瘤，我们在后续的随访期间可以期待血栓的形成。

参考文献

[1]Trivelato FP, Abud DG, Nakiri GS, et al. Basilar Artery Fenestration Aneurysms：Endovascular Treatment Strategies Based on 3D Morphology. Clin Neuroradiol. 2016;26:73-79.

[2]Schmidt RF, Sweid A, Chalouhi N, et al. Endovascular Management of Complex Fenestration-Associated Aneurysms:A Single-Institution Retrospective Study and Review of Existing Techniques. World Neurosurg. 2021;146:e607-e617.

病例❸

关键词 ▶	基底动脉主干 支架 宽颈 扁平

动脉瘤大小 ▶ 长径 7.4 mm，短径 3.2 mm，瘤颈长 7.4 mm。

治疗前的血管造影 ▶ 入路全貌（颈部血管）①·正位②·侧位③·最佳工作角度（DSA）④·最佳工作角度（3D-DSA）⑤。

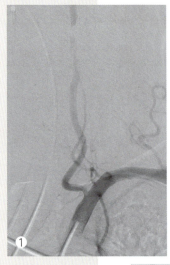

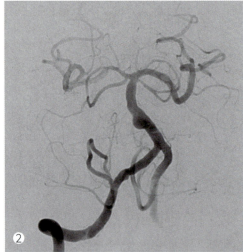

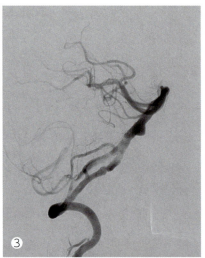

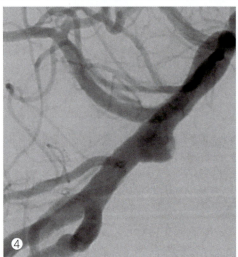

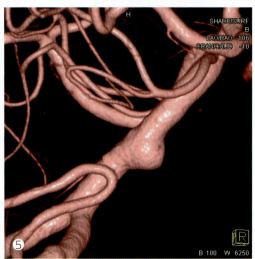

抗血栓治疗 ▶ 治疗前 2 周开始每天服用阿司匹林 100 mg 和氯吡格雷 75 mg。

栓塞技术
（穿刺部位） ▶ 支架辅助技术（两侧股动脉）。

选择该治疗方案的
理由 ▶ 这是一个扁平且无明显颈部的动脉瘤，因此必须联合使用支架。

手术器械 ▶

导引导管	FUBUKI 6 F 90 cm
中间导管	Cerulean 4 F 117 cm
微导管	Headway 21，Excelsior SL-10
微导丝	CHIKAI 0.014 in
支架	LVIS 4.0 mm×17 mm

术中使用的弹簧圈 ▶

1. HyperSoft 3D 4/8
2. HyperSoft 3D 3/4
3. HyperSoft 3D 2/4
4. HyperSoft 3D 1.5/3
5. HyperSoft 3D 1.5/3
6. HyperSoft 3D 1.5/3
7. HyperSoft 3D 1/3
8. HyperSoft 3D 1/3
9. HyperSoft 3D 1/3
10. HyperSoft 3D 1/3

 本病例的关键点（⑥～⑧）

　　对于本例中无明显瘤颈的动脉瘤，仅从长轴方向的工作角度观察，难以判断弹簧圈是否位于支架外。因此，确保短轴方向的"桶视图"（Down the Barrel View）非常重要。

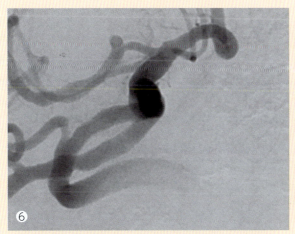

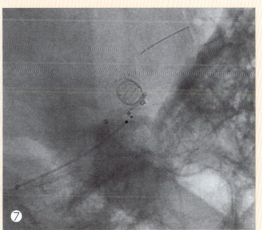

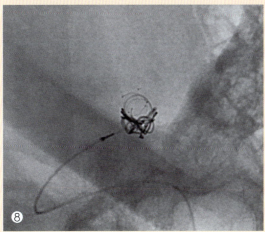

治疗后的血管造影 ▶ 最佳工作角度（DSA，⑨⑪），最佳工作角度（Native，⑩⑫）。

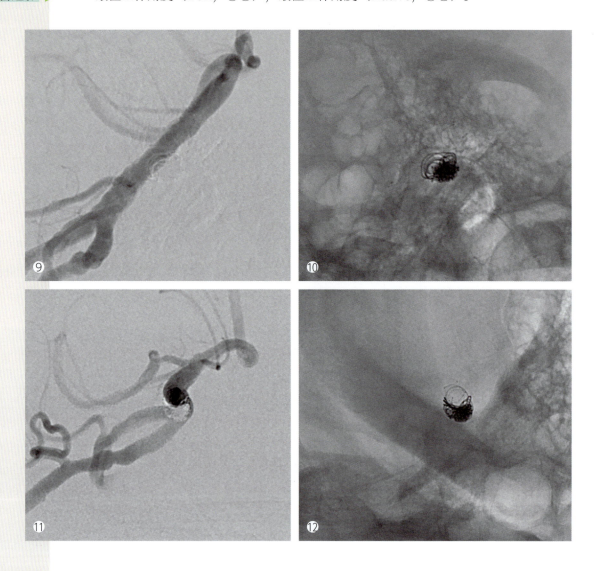

**弹簧圈类型及尺寸
的选择依据**（⑬⑭）▶ 选取了能够完全覆盖动脉瘤的最小尺寸支架。由于该动脉瘤形态扁平，微导管一旦从瘤腔内脱落，重新插入极为困难，故选择了更小、更柔软、长度更短的弹簧圈。

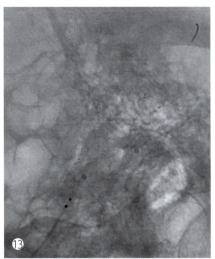

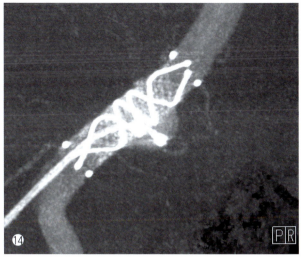

潜在并发症与规避措施 ▶ 在进行基底动脉主干动脉瘤的支架辅助弹簧圈栓塞术时，将面临高风险的穿支动脉闭塞问题。针对此，关键措施包括确认抗血小板药物的有效性，并尽量缩短支架的置入长度。

专家评述

对于扁平动脉瘤，采用支架辅助弹簧圈栓塞术治疗时，确保优良的桶视图至关重要。在选择弹簧圈进行治疗时，应优先考虑小型且柔软的弹簧圈，这样做可以有效避免由于弹簧圈回弹力大导致微导管脱落的风险。

专家见解

如果无法确保完全的视野观察，我们就无法判断弹簧圈是否意外进入了支架内。为了应对这一问题，一种方法是在支架放置完毕后，利用微导管确保其进入了正确的血管腔道，然后在弹簧圈放置完毕后再置入另外的支架。通过增加支架的方式，我们可以将意外进入血管的弹簧圈推至血管外。然而，需要警惕的是，增加支架的数量可能会提高穿支动脉闭塞的概率。

成合康彦　滝川知司　兵頭明夫

关键词	▶	基底动脉主干动脉瘤　分支保留　支架辅助　双导管　膨隆（Bulging）技术
动脉瘤大小	▶	长径 8.0 mm，短径 5.0 mm，最大径 9.7 mm，瘤颈长 8.8 mm。
治疗前的血管造影	▶	入路全貌（左椎动脉直接从主动脉分支）①・入路全貌（右椎动脉）②・正位（DSA）③・侧位（DSA）④・最佳工作角度（DSA ⑤・3D-DSA ⑥）。

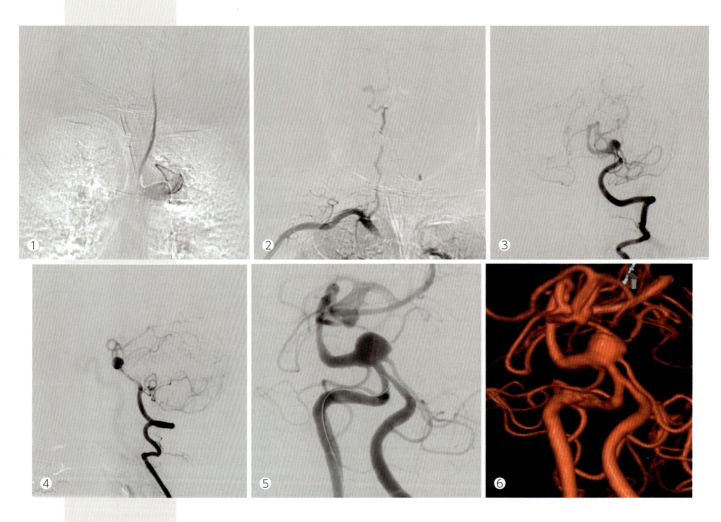

抗血栓治疗	▶	治疗前 2 周开始每天服用阿司匹林 100 mg 和氯吡格雷 75 mg。在治疗当天的 VerifyNow 检测中，ARU 为 480，PRU 为 361，显示患者对氯吡格雷反应低下（Hypo-responder），因此在置入支架之前，在术中给予了 20 mg 的盐酸普拉格雷（Effient）负荷剂量。
栓塞技术 （穿刺部位）	▶	使用支架辅助和双导管技术（经右股动脉和右桡动脉）。
选择该治疗方案的理由	▶	本例中，瘤顶有小脑前下动脉（AICA）分支，因此需要保留该分支。采用 LVIS 支架，通过膨出支架以保留 AICA。除了支架辅助外，双导管技术下的成篮弹簧圈（Framing Coil）也是治疗的关键。

手术器械 ▶	①右股动脉穿刺→左椎动脉	
	导引导管	6 Fr Shuttle sheath 80 cm（置于椎动脉起始部）
	中间导管	6 Fr FUBUKI 带弯度 110 cm（置于左侧椎动脉 V2 段）
	微导管	使用了 Excelsior XT-17 150 cm 和 Scepter XC 4/11 mm［尝试将 Echelon 14（90°）导管引导至左侧 AICA，但遇到困难］
	微导丝	Traxcess 0.014 in，CHIKAI 0.014 in
	支架	LVIS Jr 3.5 mm/23 mm（从 Scepter XC 导管中展开）

术中使用的弹簧圈 ▶

1. AXIUM PRRIME FRAME 6 mm/15 cm

2. i-ED coil complex 4 mm/10 cm

3. i-ED coil complex 3.5 mm/8 cm

4. Target 360 Nano 3 mm/6 cm

5. Galaxy G3 mini 3 mm/6 cm

手术器械 ▶	②右侧桡动脉穿刺→右侧椎动脉	
	导引导管	4 Fr FUBUKI 无鞘导管 90 cm
	微导管	Echelon 14 45°
	微导丝	CHIKAI 0.014 in

术中使用的弹簧圈 ▶

1. Axium Prime Frame 7 mm/30 cm

本病例的关键点

　　本病例的重点在于保护左侧 AICA 血管分支，该血管分支从动脉瘤穹顶发出。治疗初期，尝试通过椎动脉引入微导管至左侧 AICA，但此尝试遭遇挑战。其后，团队考虑旋转微导管于动脉瘤内来定位 AICA，或使用 Scepter XC 作为锚定点的策略；然而，通过基底动脉向 AICA 引导微导管、球囊导管和支架的过程被认为风险很大。另一方案是使用 Scepter XC 放置于瘤颈并轻微膨胀以保护血管分支，但此举也被评估为有引起血管损伤的高风险。

　　因此，在本例中，我们首先在动脉瘤内放置了两根微导管，并执行了成篮操作，这期间使用 Scepter XC 来保护 AICA。随后，在两根弹簧圈未完全解脱前，通过 Scepter XC 撑开 LVIS Jr 支架以实现创新性展开。在弹簧圈填充完毕并确保其稳定留置的过程中，我们特别注意防止弹簧圈脱离成篮。此外，针对支架的选择，鉴于动脉瘤承载动脉的直径为 3.0 mm，我们选择了直径为 3.5 mm 的 LVIS Jr 支架，这是 LVIS Jr 系列中直径最大的支架，选择略大的支架有助于在血管扩张过程中更好地保护分支血管。

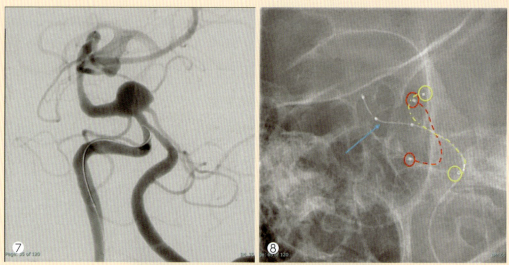

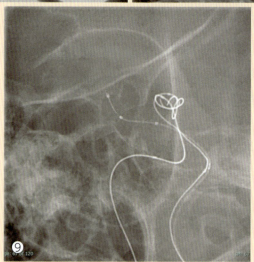

⑦：工作角度。

⑧：红色指示通过右椎动脉进入动脉瘤内，留置了 Echelon 14 45°导丝；黄色指示通过左侧椎动脉进入动脉瘤内，留置了 Excelsior XT-17 导丝；蓝色则指示在动脉瘤颈部留置的 Scepter XC。

⑨：在进行 LVIS Jr 支架展开之前，正在对动脉瘤内部进行成篮操作。

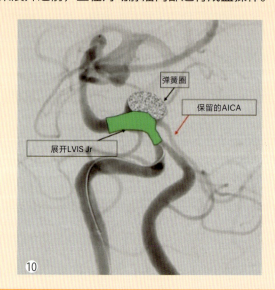

治疗后的血管造影（⑪～⑬） ▶ ⑪：LVIS Jr 支架在动脉瘤内展开后，我们可以看到扩张的 LVIS Jr 支架呈现橙色。

⑫⑬：在使用弹簧圈栓塞完成治疗后，尽管实现了动脉瘤的填充，但依然可以观察到 AICA 完好无损。此时，LVIS Jr 支架的远端和近端均呈现绿色。

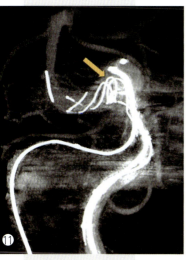
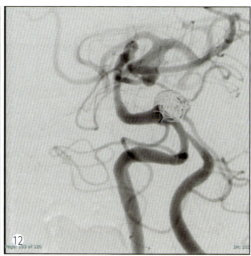
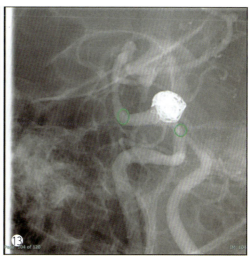

弹簧圈类型及尺寸的选择依据 ▶ 在对颅内动脉瘤进行血管内治疗时，为了有效保护 AICA，我们选用了形态向内的 Axium Prime Frame。鉴于所治疗的动脉瘤三维尺寸为 8.0 mm/7.5 mm/5.0 mm，我们选用了 7 mm 和 6 mm 的弹簧圈，略小于动脉瘤的长径。在弹簧圈长度的选择上，我们依据成篮弹簧圈的体积栓塞率（VER）标准 15% ～ 20%，进行了精准选择。

潜在并发症与规避措施 ▶ 首先需要重视的并发症是左侧 AICA 术后的血栓性并发症，同时也要密切监测由支架引起的血栓栓塞症。对于那些对氯吡格雷有抗血小板药物抵抗的患者，例如本病例，使用盐酸普拉格雷这类强化抗血小板治疗显得格外关键。值得注意的是，LVIS 支架在围手术期缺血性并发症的发生率为 4.9%，其血栓形成的可能性需引起高度警觉。本例中，患者在手术过程中接受了盐酸普拉格雷 20 mg 作为负荷剂量，并在手术后服用了拜阿司匹林 100 mg 与盐酸普拉格雷 3.75 mg 进行治疗。

专家评述

动脉瘤穹顶部保护可通过多种方法实现，即使是在动脉瘤分叉处角度陡峭且微导管操作困难的情况下，利用现有的医疗器械巧妙地进行操作，也能顺利完成治疗。在开始治疗之前，重要的是要确保导引导管稳定地放置，因为这是实施预定策略的基础。例如，在一例患者治疗中，最初我们在左侧椎动脉 V2 段近端放置了 80 cm 的 Shuttle sheath 和 6 Fr FUBUKI 100 cm。但在颅内操作过程中遇到了导引导管脱落的情况。最后，我们将导管长度增加到 110 cm，并将其放置到更远端的椎动脉，这样做使得颅内操作稳定进行成为可能。

专家见解

双导管技术在保护分支血管的同时实现稳定的成篮效果中显得十分有用。这项技术避免了一开始就完全释放支架的做法，因为支架一旦释放就无法再进行调整。因此，选择先部分释放支架，即采用半封闭技术，或者在用球囊辅助稳定弹簧圈之后再完全释放支架，以此来确保操作的安全性。

双腔球囊导管 Scepter XC 已被报道为一种有效的应急技术，与 LVIS Jr 或 Neuroform Atlas 等支架释放方法相比，它不仅展现出良好的治疗效果和安全性，还能在发挥球囊作用的同时迅速释放支架。这一技术的另一个显著优势是，在支架释放之后，还可以进行球囊内支架治疗，这一点非常有益。

此外，报告指出，采用 LVIS 支架并通过扩张技术，在动脉瘤穹顶上方保护分支血管是有效的策略。因此，从保护分支血管的角度考虑，选择直径略大的支架尤为合适，这种做法可能更加有效。

参考文献

[1]Zhang X, Zhong J, Gao H, et al. Endovascular treatment of intracranial aneurysms with the LVIS device：a systematic review. J Neuroint Surg. 2017；9：553-557.

[2]Wallace AN, Kayan Y, Delgado Almandoz JE, et al. Endovascular Treatment of Wide-Necked Intracranial Aneurysms with the Scepter XC Balloon Catheter, with Low-Profile Visualized Intraluminal Support（LVIS）Jr. Deployment as a "Bailout" Technique. World Neurosurg. 2019；121：e798-e807.

[3]Martínez-Galdámez M, Orlov K, Kadziolka K, et al. Safety and efficacy of intracranial aneurysm embolization using the "combined remodeling technique"：low-profile stents delivered through double lumen balloons：a multicenter experience. Neuroradiology. 2019；61：1067-1072.

[4]Inoue A, Tagawa M, Matsumoto S, et al. Utility of bulging technique for endovascular treatment of small and wide-necked aneurysms with a Low-profile Visualized Intraluminal Support（LVIS Jr.）device：A case report and review of the literature. Interv Neuroradiol. 2018；24：125-129.

约 4 年后，观察到动脉瘤有增大趋势，患者希望进行血管内治疗，因此决定实施栓塞术。

关键词 ▶	颈内动脉脉络膜前动脉分叉处动脉瘤　支架　运动诱发电位
动脉瘤大小 ▶	长径 4.5 mm，短径 2.3 mm，瘤颈长 4.1 mm。
治疗前的血管造影 ▶	入路全貌①·正位②·侧位③·最佳工作角度（DSA）④⑤·最佳工作角度（3D-DSA）⑥。

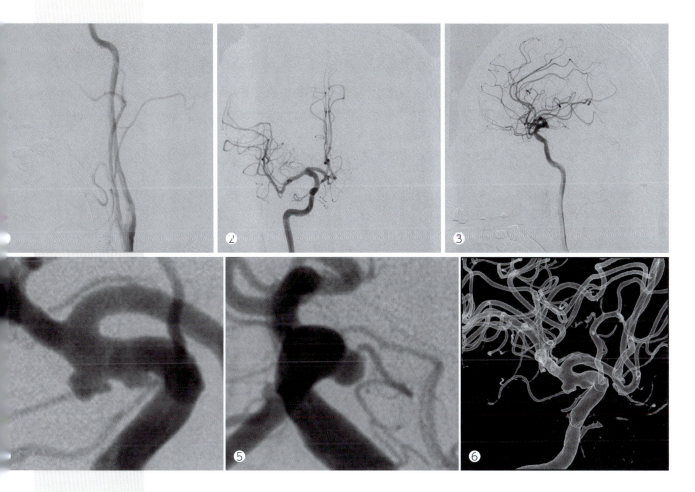

抗血栓治疗 ▶	治疗前 5 天开始每天服用阿司匹林 100 mg 和氯吡格雷 75 mg。
栓塞技术（穿刺部位） ▶	支架辅助技术（股动脉）。
选择该治疗方案的理由 ▶	由于颈部宽大，考虑到保留脉络膜前动脉（AchA），认为支架辅助是有效的选择。

手术器械 ▶

导引导管	FUBUKI straight 6 F
微导管	Phenom 17（塞栓用），Excelsior SL-10（支架用）
微导丝	CHIKAI 0.014 in
支架	Neuroform Atlas 4.5/21 mm

术中使用的弹簧圈 ▶

Axium Prime 3D 2.5 mm/4 cm
i-ED SilkySoft 1.5 mm/2 cm
i-ED SilkySoft 1.5 mm/2 cm
i-ED SilkySoft 1 mm/1 cm
i-ED SilkySoft 1 mm/1 cm
i-ED SilkySoft 1 mm/1 cm
i-ED SilkySoft 1 mm/1 cm

 本病例的关键点

　　通过将微导管深入动脉瘤内部并展开支架，同时密切监控导管的回弹，我们可以有效实施栓塞手术，并因此取得了显著的栓塞效果。为了确保稍大于常规尺寸的 Neuroform Atlas 4.5/21 支架能在动脉瘤内部产生突出效应，我们选择了略大的尺寸。这一策略不仅成功地保护了 AchA，还实现了预期的成篮效果（⑦⑧）。

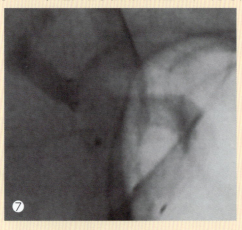
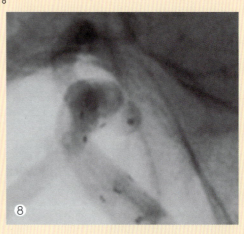

治疗后的血管造影 ▶

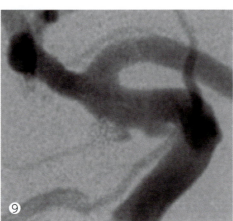
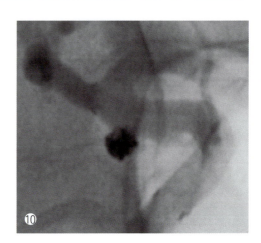

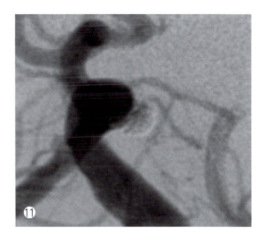
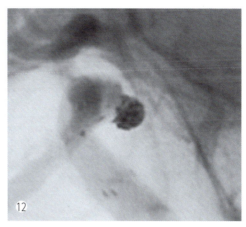

弹簧圈类型及尺寸的选择依据 ▶

　　首先，我们尝试用直径为 3.0 mm 的弹簧圈进行成篮操作，但发现由于动脉瘤底部较浅，该尺寸过大，不适合使用。因此，调整策略，选择直径为 2.5 mm 的弹簧圈作为起始弹簧圈，接着按照动脉瘤的具体情况，逐渐使用更小尺寸的弹簧圈进行填充。为确保填充过程中避免回撤现象并实现紧密的填充效果，我们选用了 i-ED 弹簧圈。

潜在并发症与规避措施 ▶

　　通过实时血管造影来观察穿支动脉，并借助经颅运动诱发电位监测，能有效预防穿支动脉闭塞。

 专家评述

　　尽管动脉瘤体积小，但在 4 年的观察期中有明显的增大，因此判定为需要治疗。依据井上等人的研究，那些在观察期间体积增加或形成子瘤的动脉瘤，其年破裂风险高达 18.5%，基于此，应立即考虑采取治疗措施。

专家见解

　　高年破裂率并不能成为手术引起的并发症的免责理由。面对这样的小型、宽颈且需要保留 AchA 的复杂病例时，向具有丰富经验和高超技术的高级医师咨询，并在必要时寻求直接指导是非常有益的。

参考文献

[1]Inoue T, Shimizu, H, Fujimura M, et al. Annual rupture risk of growing unruptured cerebral aneurysms detected by magnetic resonance angiography. J Neiruosurg. 2012；117：20-25.

盛冈 润　中原一郎

关键词 ▶ 颈内动脉脉络膜前动脉分叉处动脉瘤　颈部覆盖支架　再治疗
Half-Jailing 技术　Bulging 技术

动脉瘤大小 ▶ 8 年前在其他医院进行栓塞术后的复发瘤。
复发部分长径 4.7 mm，短径 4.3 mm，瘤颈长 2.5 mm。
脉络膜前动脉从动脉瘤颈部近端侧分支。

治疗前的血管造影 ▶ 入路全貌（右腹股沟①，左颈部②）·正位③·侧位④·最佳工作角度（DSA）⑤
·最佳工作角度（3D-DSA）⑥。

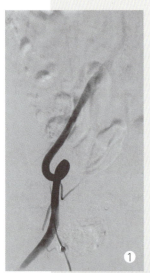
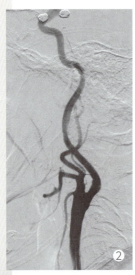
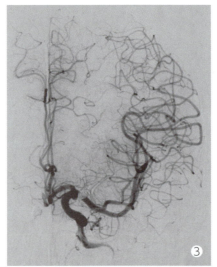
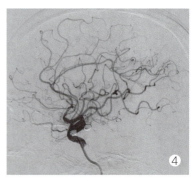

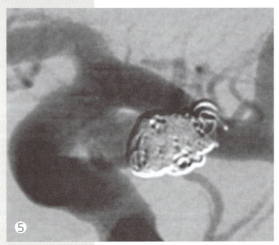
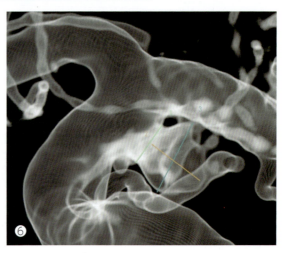

抗血栓治疗 ▶ 在其他部位进行支架联合栓塞术半年后，患者继续服用阿司匹林 100 mg 和氯吡格
雷 75 mg。

栓塞技术（穿刺部位） ▶ 支架辅助技术（股动脉）。

选择该治疗方案的理由 ▶ 起初计划采用球囊辅助技术，但由于难以保留从动脉瘤颈部分支的脉络膜前动脉，
因此改为使用支架辅助技术。

手术器械		
导引导管	ROADMASTER 8 Fr 90 cm
中间导管	Cerulean DD6
微导管（输送弹簧圈用）	Excelsior SL-10　45°
微导管（输送支架用）	Headway 21 STR
微导丝（SL-10 用）	Traxcess 0.014 in GT wire S 形 0.012 in
微导丝（Headway21 用）	CHIKAI black 0.018 in
球囊	SHOURYU HR 7 mm/7 mm
支架	LVIS 4.5 m/18 mm

术中使用的弹簧圈 ▶

1. ED coil complex 4 mm/6 cm
2. HydroFrame 10 3 mm/6 cm
3. Axium Prime 3D 2.5 mm/6 cm
4. HydroSoft 2 mm/4 cm
5. HydroSoft 2 mm/3 cm
6. HydroSoft 1.5 mm/2 cm
7. HydroSoft 1.5 mm/2 cm
8. HydroSoft 1.5 mm/2 cm
9. HydroSoft 1.5 mm/2 cm

本病例的关键点

　　保护脉络膜前动脉（AchA）是治疗中最重要的一点。最初，为了使颈部重塑，我们试图使用球囊技术，但因无法保护 AchA 起始部位，我们决定改用支架辅助技术（⑦⑧）。通过移除球囊，我们引入了 Headway 21。随后，将支架展开至较靠近颈部的位置，并同时推进推送导丝和 Headway 21，这项操作使颈部得到外部膨隆（⑨）。此外，我们还利用 GT 导丝将 SL-10 导引至弹簧圈中，以便进行填充。并且在确保不会遮挡 AchA 起始部的前提下，释放支架，并完成了支架的完全展开及 HydroSoft 弹簧圈的填充（⑩）。

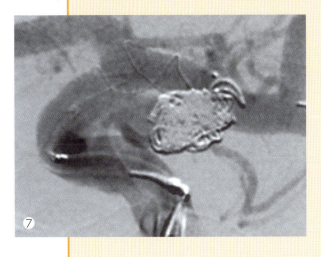

⑦

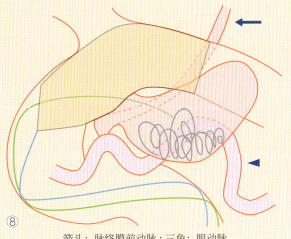

⑧

箭头：脉络膜前动脉；三角：眼动脉

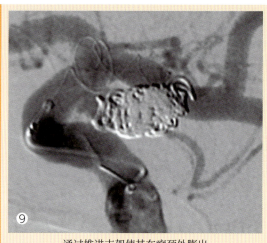
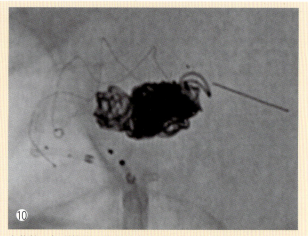

⑨ 通过推进支架使其在瘤颈处膨出

⑩ 在将第3根弹簧圈以半释放方法插入后，完全展开支架

治疗后的血管造影 ▶ 最优工作角度（DSA ⑪，原位⑫）。

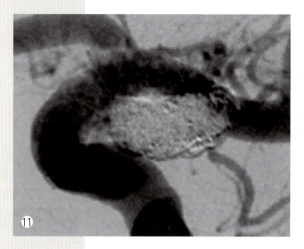
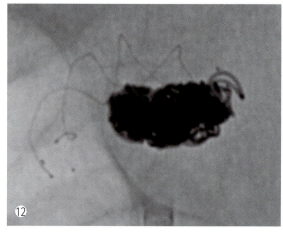

潜在并发症与规避措施 ▶ 金属含量较高的 LVIS 支架在保持半释放且凸出的状态下，随着时间的推移，可能增加术中血栓栓塞症的风险。因此，精确管理术前抗血小板治疗和术中抗凝治疗变得至关重要。在我们医院，患者将在手术前2周开始服用阿司匹林和氯吡格雷。手术前2天，我们利用 VerifyNow 检测仪来评估抗血小板药物的效用，并在手术前一天将氯吡格雷替换为普拉格雷以优化治疗效果。

 专家评述

在进行弹簧圈栓塞治疗时，我们通常采取不同的导管方法以确保治疗效果。使用"全释放法"时，导管在血管壁间的支架完全展开后被压紧，这样虽然能固定导管，但在插入弹簧圈的过程中难以对导管尖端位置进行微调。对于"穿网眼法"，其允许在载瘤动脉的短轴方向自由调整导管位置，但在长轴方向上则受到限制，并且有时很难实现导管从预定位置的穿透。另一种是"半释放法"，在提高导管操作自由度方面表现较好，但与此同时，也必须警惕血栓形成等潜在并发症。综上所述，选择合适的导管技术不仅关系到治疗的顺利进行，也直接影响治疗的安全性和效果。

专家见解

　　在本院，针对颈内动脉脉络膜前动脉分叉处动脉瘤实施支架辅助栓塞术的病例，在过去5年中只有1例。对于复发病例，选择成篮弹簧圈（Framing Coil）存在一定的困难。此外，如果能够不使用支架进行治疗当然是最好的选择，但鉴于这是复发性动脉瘤，我们进行了高耐久性、稳定性的治疗。

参考文献

[1]Darflinger RJ, Chao K. Using the barrel technique with the LVIS Jr（Low-profile visualized intraluminal support）stent to treat a wide neck MCA bifurcation aneurysm. J Vasc Interv Neurol. 2015；8：25-27.

[2]Inoue A, Tagawa M, Matsumoto S, et al. Utility of bulging technique for endovascular treatment of small and wide necked aneurysms with a Low-profile Visualized Intraluminal Support（LVIS Jr.）device：A case report and review of the literature. Interv Neuroradiol. 2018；24：125-129.

[3]Higashiguchi S, Sadato A, Nakahara I, et al. Reduction of thromboembolic complications during the endovascular treatment of unruptured aneurysms by employing a tailored dual antiplatelet regimen using aspirin and prasugrel. J Neurointerv Surg. 2021；13：1044-1048.

关键词 ▶	脉络膜前动脉分叉处动脉瘤　支架辅助　短缩法

动脉瘤大小 ▶	长径：6.3 mm，短径 5.5 mm，瘤颈长 2.8 mm。

治疗前的血管造影 ▶ 左颈总动脉（入路全貌）①・左颈内动脉正位②・侧位③・工作角度（3D-DSA ④ / DSA ⑤）。

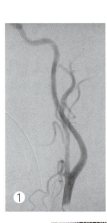
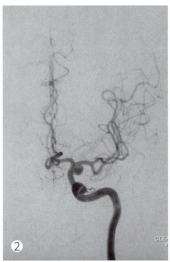
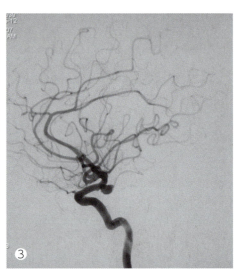

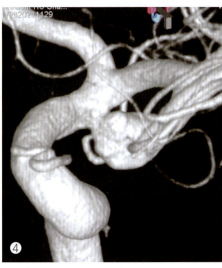
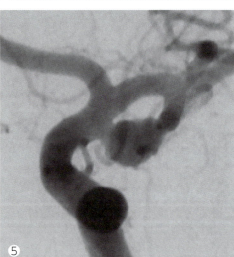

抗血栓治疗 ▶ 治疗前 2 周开始每天服用阿司匹林 100 mg 和氯吡格雷 75 mg。

栓塞技术
（穿刺部位） ▶ 支架辅助技术（股动脉）。

选择该治疗方案的
理由 ▶ 脉络膜前动脉（AchA）从动脉瘤的瘤颈部稍靠近瘤体的位置分支，因此判断单纯使用弹簧圈栓塞难以保留 AchA 的血流。

手术器械 ▶

导引导管	6 F Axcelguide 85 cm
中间导管	6 F Cerulean DD6 108 cm
微导管	Headway 21 STR 2 M（支架留置用），Phenom 17 STR 2 M（弹簧圈栓塞用）
微导丝	ASAHI CHIKAI 0.014 in
支架	LVIS blue 4.0×17 mm

术中使用的弹簧圈 ▶

1. Target 360 Soft 5 mm/10 cm
2. Target 360 US 4.5 mm/10 cm
3. Target 360 US 3 mm/10 cm
4. i-ED coil Complex Silky Soft 2 mm/8 cm
5. i-ED coil Complex Silky Soft 2 mm/8 cm
6. i-ED coil Complex Silky Soft 1.5 mm/3 cm

！ 本病例的关键点

　　确保对 AchA 血流的保护，首先要关注支架的展开程度和微导管末端的位置。通过将 LVIS 支架半展开，我们可以稳定瘤内微导管的位置。接下来，采取半释放技术进行栓塞处理是实现血管内治疗目标的关键步骤（⑥）。

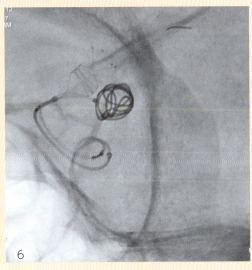

6

治疗后的血管造影 ▶　　最佳工作角度（DSA ⑦ /Native ⑧）。

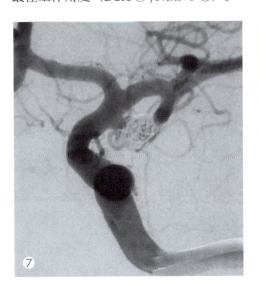

⑦

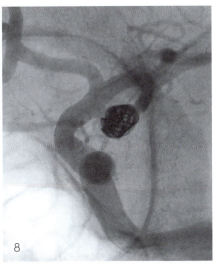

8

关于弹簧圈的选择 ▶　　我们首先选择了一个略小于动脉瘤最大直径（6.3 mm）的成篮弹簧圈。在操作过程中，我们特别注意避免填充弹簧圈和包括成篮在内的 AchA 分支被推出，同时也尽量避免使用过小的尺寸。

潜在并发症与规避措施 ▶

在治疗颅内动脉瘤时，术中和术后的脑梗死是可能发生的并发症，主要是由于大脑AchA的闭塞。为了准确预测弹簧圈在术后的最终扩展情况并有效进行弹簧圈栓塞，术者需要在手术前后密切监控患者状态。为预防术后血栓形成，术者会在手术前对患者进行抗血小板药物的评估，并根据手术后的情况，考虑使用抗凝药物（如阿加曲班）进行治疗。

专家评述

因固定微导管，使其在手术中操作起来变得更加困难。

专家见解

为了避免对 AchA 闭塞的过度担忧，选用过小的弹簧圈，进而无法在动脉瘤内形成稳定的成篮，我们需要非常谨慎地选择首发弹簧圈。微导管末端应尽可能到达 AchA 分支附近并谨慎塑形。另外，由于颈内动脉末端至动脉瘤的距离较短，还需要格外注意支架远端的锚定位置。

松本康史　面高俊介

　　该动脉瘤是在患者发生脑梗死时偶然发现的。患者正在服用抗血小板药物，因此决定进行血管内治疗。

关键词 ▶ 颈内动脉脉络膜前动脉分叉处动脉瘤　简单技术　运动诱发电位

动脉瘤大小 ▶ 长径 5.5 mm，短径 3.3 mm，瘤颈长 3.3 mm。

治疗前的血管造影 ▶ 入路全貌①·正位②·侧位③·最佳工作角度（DSA）④⑤·最佳工作角度（3D-DSA）⑥。

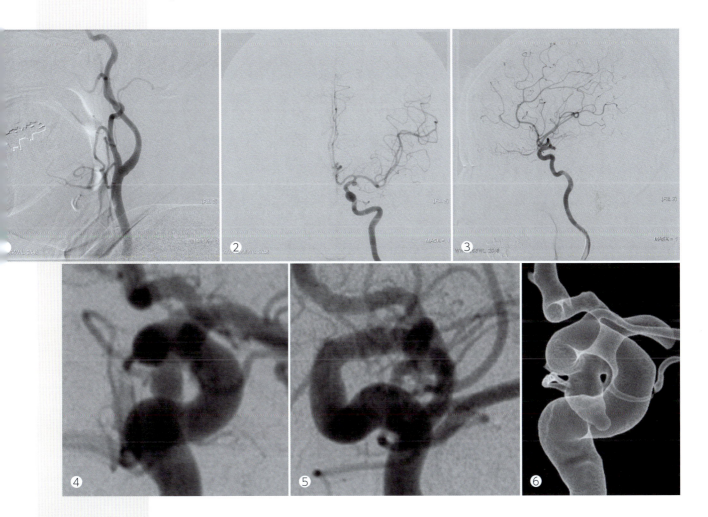

抗血栓治疗 ▶ 在患者已服用阿司匹林 100 mg 的基础上，从治疗前 5 天开始加用氯吡格雷 75 mg。

栓塞技术（穿刺部位） ▶ 单纯栓塞技术（股动脉）。

选择该治疗方案的理由 ▶ 由于脉络膜前动脉从动脉瘤的瘤体侧起始，且瘤颈相对较窄，为了保留脉络膜前动脉，认为其他辅助技术的有效性有限，因此选择了单纯栓塞技术进行处理。

手术器械 ▶

导引导管	FUBUKI 6 F guiding sheath
中间导管	Tactics 3.4 F
微导管	Phenom 17
微导丝	CHIKAI 0.014 in

术中使用的弹簧圈 ▶

Target 3D 3 mm/6 cm

SMART Coil WAVE 2.5 mm/4 cm

SMART Coil WAVE 2 mm/2 cm

i–ED SilkySoft 1 mm/2 cm

本病例的关键点

　　通过将中间导管引导至动脉瘤近端，能够提高微导管的可操作性。这种方法有助于在实现安全栓塞的同时保护脉络膜前动脉。在栓塞操作之前，需要通过瘤内微导管造影，以便确认脉络膜前动脉的起始位置（⑦⑧）。

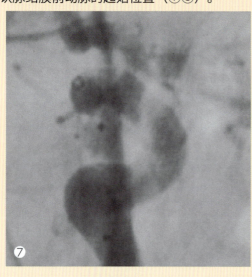
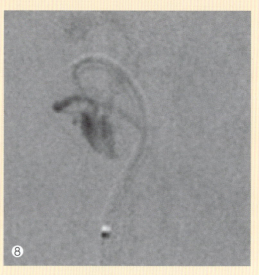

治疗后的血管造影 ▶　⑨～⑫。

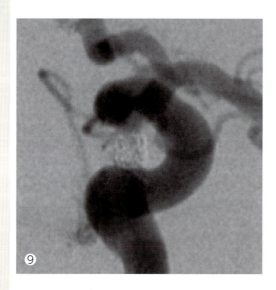
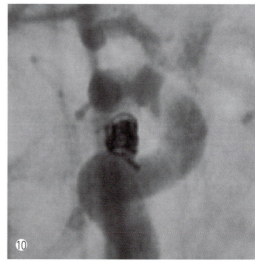

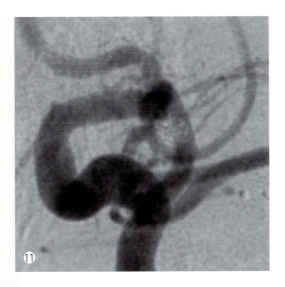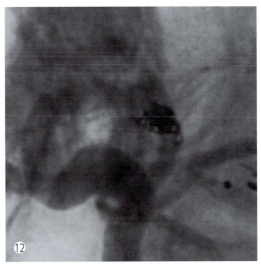

弹簧圈类型及尺寸的选择依据 ▶ 　　在治疗宽颈动脉瘤时，首要任务是保护分支血管。因此，我们采用了具有高保形能力的 Target 3D 弹簧圈，通过选择较小尺寸的操作，实现了弹簧圈的良好填塞，即所谓的成篮技术。完成这一步后，我们接着使用柔性弹簧圈进行填充，这种方法可以避免移动之前放置的成篮弹簧圈，从而顺利完成血管内栓塞手术。

潜在并发症与规避措施 ▶ 　　通过血管造影显示穿支动脉，并配合经颅运动诱发电位监测，能有效预防穿支动脉闭塞。脉络膜前动脉可能源自多个位置，动脉瘤内使用微导管进行造影确认，也有助于减少并发症的风险。

专家评述

　　在对颈内动脉脉络膜前动脉分叉处动脉瘤进行栓塞时，已有许多报道指出，除了通过血管造影来确认脉络膜前动脉的保留外，运动诱发电位（Motor Evoked Potential, MEP）对于预防缺血性并发症也具有重要的作用[1]。我们也曾遇到过这样一个病例，尽管栓塞术中通过造影能够看到脉络膜前动脉，但 MEP 却显示出缺血性变化。在半信半疑的情况下，我们撤出了弹簧圈，结果波形恢复正常，避免了不良后果。这也提示可能存在远端栓塞的情况。

专家见解

　　在噪声较大的血管造影室中，MEP 波形常常难以显示出来。这一情况导致一些机构在进行血管内治疗时，可能已经放弃使用 MEP 监测。我们之前也面临同样的问题。然而，自从我们邀请了具有丰富 MEP 操作经验的术者和技师加入我们的团队之后，MEP 监测的稳定性得到了显著的提升。对于那些无法承受并发症风险的患者，尤其是未破裂的颈内动脉脉络膜前动脉分叉处动脉瘤患者，我们认为进行 MEP 监测是必要的。

参考文献

[1]Hiraishi T, Fukuda M, Oishi M, et al. Usefulness of motor-evoked potential monitoring during coil embolization of anterior choroidal artery aneurysms：technical reports. Neurol Res. 2011；33：360-362.

16. 颈内动脉脉络膜前动脉分叉处动脉瘤（无支架）

盛冈 润　中原一郎

关键词 ▶	颈内动脉脉络膜前动脉分叉处动脉瘤　宽颈　双导管技术　小型
动脉瘤大小 ▶	长径 5.9 mm，短径 3.6 mm，瘤颈长 4.0 mm，心形。

脉络膜前动脉从动脉瘤颈部的流出侧（近端侧）发出。为了保留这一分支，设计了合适的瘤颈线，并据此测量了瘤颈的直径。

治疗前的血管造影 ▶ 入路全貌①·正位②·侧位③·最佳工作角度（DSA）④⑤·最佳工作角度（3D-DSA）⑥⑦。

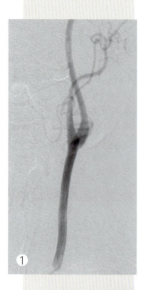

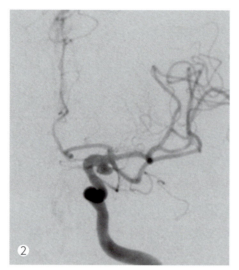

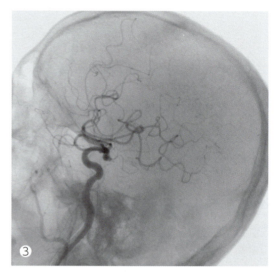

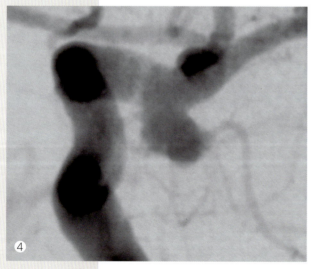

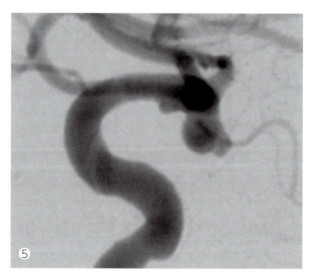

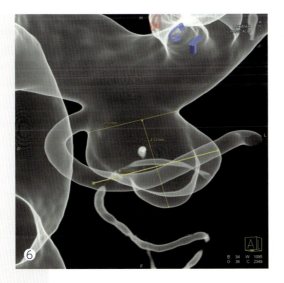

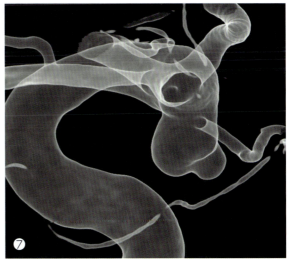

抗血栓治疗 ▶	治疗前 1 周开始每天服用阿司匹林 100 mg 和氯吡格雷 75 mg。

栓塞技术 （穿刺部位）▶	双导管技术（股动脉）。

选择该治疗方案的理由 ▶ 　由于动脉瘤为宽颈型，且脉络膜前动脉从瘤颈部发出，为了保留该分支，选择了双导管技术。

手术器械 ▶

导引导管	ROADMASTER 6 Fr 90 cm
微导管	Headway 17 STR（前端 2 mm 为 45°，另外 5 mm 中间侧为 90°，蒸汽塑形） Excelsior SL-10 STR（S 形，蒸汽塑形）
微导丝	Traxcess 0.014 in, Transend Platinum

术中使用的弹簧圈 ▶

1. （从 Headway 17 置入）Galaxy fill 5 mm/10 cm
2. （SL-10 置入）Target 360 Soft 3 mm/6 cm
3. （SL-10 置入）Target 360 Nano 2 mm/3 cm
4. （SL-10 置入）Target 360 Nano 1.5 mm/2 cm
5. （SL-10 置入）Target 360 Nano 1.5 mm/2 cm
6. （SL-10 置入）Target 360 Nano 1 mm/2 cm
7. （SL-10 置入）Target 360 Nano 1 mm/2 cm
8. （Headway 17 置入）Target 360 Nano 2.5 mm/4 cm
9. （SL-10 置入）Target 360 Nano 1 mm/2 cm

 本病例的关键点

　在治疗颅内动脉瘤时，确保脉络膜前动脉的保护并且致密地填充弹簧圈极为关键。为了有效分离脉络膜前动脉的分支，选择一个更加倾斜的工作角度尤为有效，这要求在治疗前将患者头部向后仰，获得正面平板向腹侧倾斜的角度。采用双导管技术，耐心地重复操作，直到形成一个理想的弹簧圈篮体为止。在填充过程中，为避免破坏已形成的篮体，应小心地用更柔软的弹簧圈进行二次致密填充（⑧⑨）。

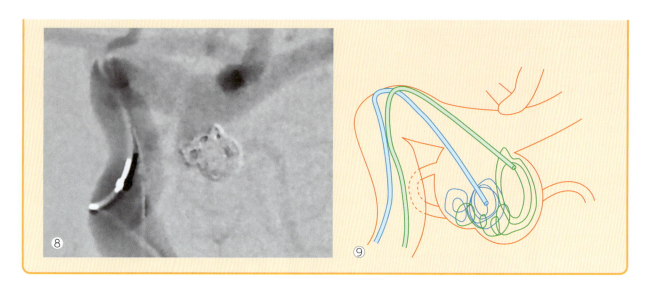

治疗后的血管造影 ▶ 最佳工作角度（DSA ⑩⑪、DA ⑫、3D-DSA ⑬）。

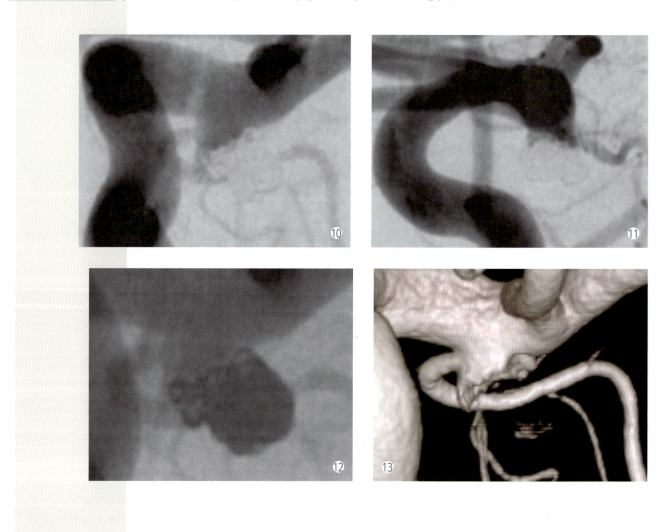

潜在并发症与规避措施 ▶

在治疗颅内动脉瘤的过程中，即便在脉络膜前动脉起始部通过专门设计的支架（成篮）进行了防护，补充填充弹簧圈时，弹簧圈团块有时还是会意外扩张。这种情况下，虽然弹簧圈并未直接阻断脉络膜前动脉的血流，但弹簧圈团块内可能形成的血栓仍有可能进入脉络膜前动脉。为了避免弹簧圈接触到预计的颈部区域，成篮的设置是有意留有余地的。

专家评述

在使用双导管技术处理颅内动脉瘤时，选用不同类型的微导管有其独到之处，可以有效避免操作中的混淆。为了达到理想的治疗效果，调整微导管前端的形状，使其指向动脉瘤的不同部位显得尤为重要。但是，受到载瘤动脉的路径限制，两根微导管的前端往往会汇聚于相似的位置。因此，在填入弹簧圈时调整微导管前端的位置，这种灵活操作是非常有必要的。

在使用双导管技术填入弹簧圈治疗颅内动脉瘤时，术者常遇到一个问题：是应该交替逐渐填入弹簧圈，还是应当先完全填入一侧再处理另一侧。实际上，选择哪种方法不是主要的考量点。如果一侧的弹簧圈能够顺利填入动脉瘤内，那么术者就应该一直插到最后；若过程中存在弹簧圈脱出，威胁到载瘤动脉的安全，则应暂停当前操作，转而开始另一侧的填入。两侧的弹簧圈会互相提供支持，使得原本可能脱出的弹簧圈能够最终安全地留在动脉瘤内。必要时，可以通过重复进行填入和取出操作来达到这一状态。强行拔出缠绕状态下的弹簧圈可能会导致其解开，增加手术风险。因此，术者需要非常注意手感上的微妙变化，以预防此类事件的发生或将潜在损害降至最低。

专家见解

小动脉瘤的治疗需要使用双导管技术，这要求术者具备丰富的经验和精细的操作技巧。在本例中，脉络膜前动脉的起始部轻微地转变为颈部残余状，但子瘤部分已经被牢固地栓塞。作为首次治疗，这是一个令人满意的结果。

参考文献
[1]Morioka J, Murao K, Miyake K, et al. Scaffolding technique：a new double-catheter technique for coil embolization of wide-necked aneurysms. JNET. 2019；13：183-188.

宫地 茂

小型脉络膜前动脉瘤（子瘤）（①～⑥）。

关键词	▶	小型　自动脉瘤顶发出分支　伴有子瘤　串联型动脉瘤
动脉瘤大小	▶	长径 3.6 mm，短径 1.8 mm，瘤颈长 2.7 mm。
治疗前的血管造影	▶	入路全貌①・正位②③・工作角度正位④・侧位⑤・最佳工作角度侧位（DSA）⑥。

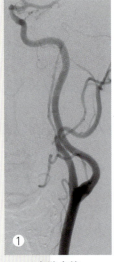

入路全貌

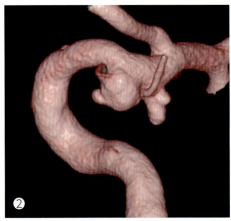

3D（正位）

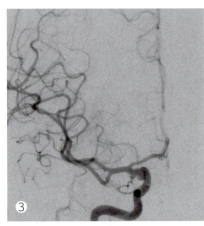

正位

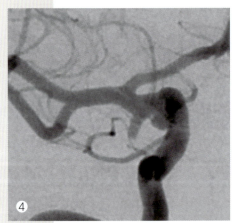

工作角度（正位）

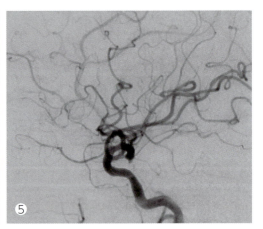

侧位

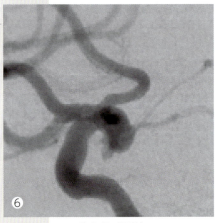

工作角度（侧位）

| 抗血栓治疗 ▶ | 治疗前 2 周开始每天服用阿司匹林 100 mg 和氯吡格雷 75 mg。 |

| 栓塞技术（穿刺部位）▶ | 球囊辅助技术（右股动脉）。 |

| 选择该治疗方案的理由 ▶ | 动脉瘤为宽颈型。 |

手术器械 ▶

导引导管	ENVOY 6 Fr 90 cm
中间导管	无
微导管	GREACH
微导丝	Synchro
球囊导管	Scepter XC

术中使用的弹簧圈 ▶

Target HELICAL US 2.5 mm/4 cm

Target 360 Nano 1.5 mm/2 cm

连续对近端后交通动脉瘤、脉络膜前动脉瘤（即串联的动脉瘤）进行栓塞。

本病例的关键点

　　本例的治疗目的是对中型后交通动脉瘤进行栓塞，但由于患者的需求，对同一轴线上的脉络膜前动脉瘤也同时进行了栓塞。由于该动脉瘤非常小，因此参考了 3D 影像，结合鞍上颈内动脉的屈曲，在导管末端做了较大的预弯，使其自然地卡入动脉瘤口。囊球导管在瘤颈附近待命，以防止微导管回撤。由于脉络膜前动脉从瘤颈起始，因此需要保留该动脉的血流。

治疗后的血管造影 ▶

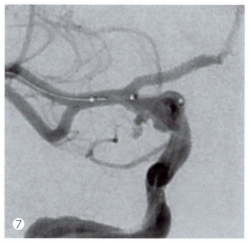
⑦
正位

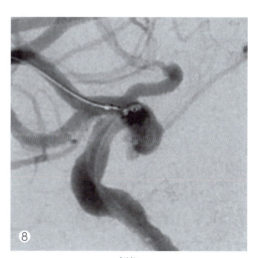
⑧
侧位

球囊导管和微导管的留置

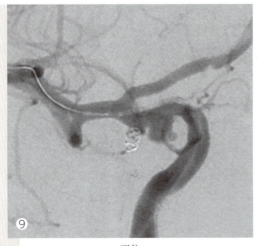

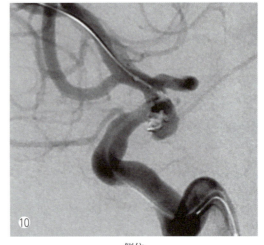

正位 　　　　　　　　　　　　　　侧位

栓塞术后

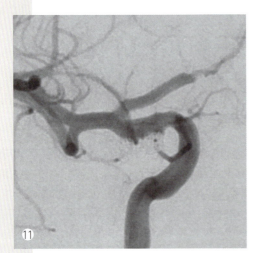

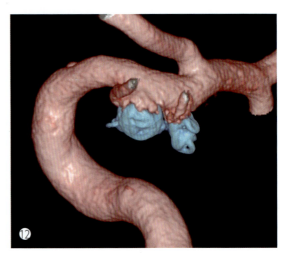

后交通动脉瘤栓塞术后

弹簧圈类型及尺寸的选择依据 ▶ 　　形状不规则且异常微小的颅内动脉瘤，尽管体积较小，破裂风险却较高。因此，治疗起始，便优选使用柔软度更高的弹簧圈。考虑到狭小动脉瘤空间内，导管的大范围活动可能对瘤壁造成压力，所以放弃了使用 3D 形状的弹簧圈，转而选用了螺旋形弹簧圈。紧随其后，第 2 根弹簧圈作为治疗的收尾之选，因此选用了超柔软型弹簧圈。

潜在并发症与规避措施 ▶ 　　在推进导管及通过动脉瘤顶部进行弹簧圈栓塞时，存在第 2 根弹簧圈脱出进入载瘤动脉以及脉络膜前动脉可能闭塞的风险。处理栓塞动作时，必须确保导管末端始终指向动脉瘤顶部，并且末端位置需要位于颈部边缘。在首次插入导管时，要允许其在纵轴上自由活动。为了防止弹簧圈脱落，使用球囊对第 2 根弹簧圈进行轻微支撑，避免导管回撤。同时，为防止动脉分支闭塞，需确保在动脉分支起始部将弹簧圈框架向内卷起，以保留充足的空间。

专家评述

在此病例中，关键在于对导管进行塑形并准确定位尖端位置，确保其朝向动脉瘤的方向稳定。

此外，关于工作角度的设定通常是从两方面进行考虑：一方面，通过桶视图观察颈内动脉的方向；另一方面，了解载瘤动脉的路径，并确定从哪个角度可以最大限度地实现颈部的分离。这种方法对交通动脉瘤的治疗同样适用。

专家见解

在本例中，我们很幸运地发现两个动脉瘤紧挨着并且朝向相同，这允许我们直接移动导管，配合球囊辅助技术，顺利进行后交通动脉的栓塞术。面对治疗过程中需处理两个动脉瘤的挑战，尽管这增加了操作的复杂度，但我们仍需针对第 2 个动脉瘤重新塑形合适的导管形状。如果原有导管形状难以复原，那么采用全新导管重新开始塑形是一个更优的选择。此外，在顺序填充串联动脉瘤时，我们通常从最远端的动脉瘤开始，优先处理较小的动脉瘤，正如本例中所展示的那样。

宫地 茂

小型脉络膜前动脉瘤。

| 关键词 ▶ | 小型　自动脉瘤颈发出分支 |

| 动脉瘤大小 ▶ | 长径 3.3 mm，短径 3.2 mm，瘤颈长 1.5 mm。 |

| 治疗前的血管造影 ▶ | 入路全貌①・正位 3D ②・正位③・工作角度正位④・侧位⑤・工作角度侧位⑥・最佳工作角度（3D-DSA）。 |

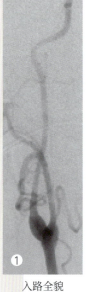

① 入路全貌

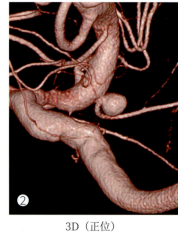

② 3D（正位）

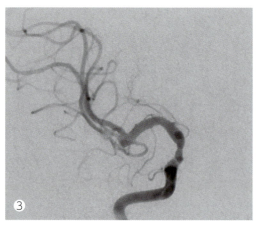

③ 正位

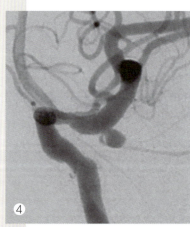

④ 工作角度（正位）

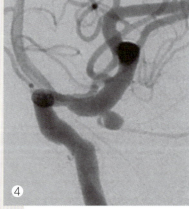

⑤ 侧位

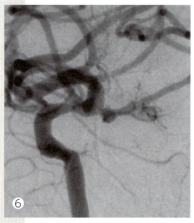

⑥ 工作角度（侧位）

| 抗血栓治疗 ▶ | 治疗前 2 周开始每天服用阿司匹林 100 mg 和氯吡格雷 75 mg。 |

| （穿刺部位）栓塞技术 ▶ | 球囊辅助技术（右股动脉）。 |

| 选择该治疗方案的理由 ▶ | 动脉瘤为宽颈型 |

手术器械 ▶

导引导管	ENVOY 6 Fr 90 cm
中间导管	无
微导管	SL-10
微导丝	CHIKAI 14
球囊导管	Transform C 4×10 mm

术中使用的弹簧圈 ▶

Target 360 US 3.0 mm/6 cm

Target Helical Nano 2.0 mm/3 cm

Target Helical Nano 1.5 mm/2 cm

Galaxy G3 mini 1.0 mm/1.5 cm

本病例的关键点

动脉瘤突出部与颈内动脉上方曲线的顺畅连续性决定了导管形状仅采用平缓的弯曲。为避免微导管回撤，球囊导管在颈部附近随时待命，但最终并未使用。考虑到脉络膜前动脉是从颈部起始的，必须有意保留颈部。

弹簧圈类型及尺寸的选择依据 ▶

作为初始治疗使用的弹簧圈，有一种担忧：软弹簧圈可能膨胀到颈部位置。因此，选择了易于通过导管控制并向更深部位折叠的 ULTRA 弹簧圈。

在颅内动脉瘤的血管内治疗中，考虑到弹簧圈成篮的脆弱性，专门选择螺旋形弹簧圈是为了在导管操作过程中避免改变其形状，确保治疗的精准性。治疗时，首先确保瘤颈部保持原状，然后采用超柔性弹簧圈进行中间填充，这样做可以有效避免因填充物膨胀而对病灶周围组织产生不利影响。

潜在并发症与规避措施 ▶

最终使用弹簧圈进行栓塞治疗时，虽然存在弹簧圈脱落进入载瘤动脉的风险，也有可能会阻塞脉络膜前动脉。但由于操作中使用的导管形状接近直线，使得控制过程相对简化。在进行操作时，通过对导管施加压力，能够简便地填入弹簧圈，极少出现弹簧圈脱落或回弹的情况。为了彻底消除对脉络膜前动脉（⑨）的影响，我们多次调整了成篮的形状以确保其稳定性，并采用了 ULTRA，这大大提高了操作的安全性。接下来，选择了尺寸较小的弹簧圈进行操作，并特别注意了导管尖端的位置，确保在整个栓塞过程

治疗后的血管造影 ▶

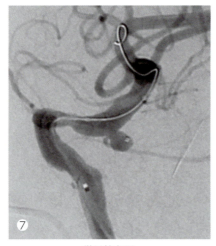
⑦

微导管留置

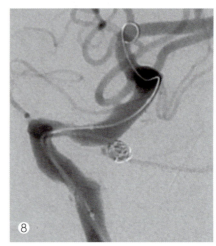
⑧

首发弹簧圈（凸出至 AchA）

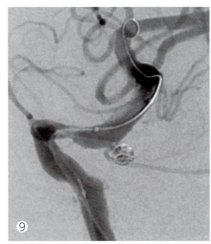
⑨

重新进行之后

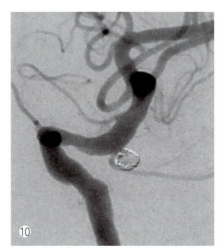
⑩

栓塞术后

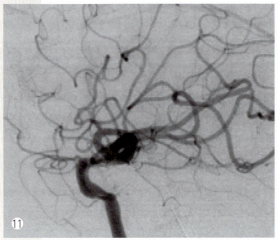
⑪

正位

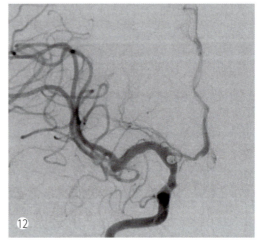
⑫

侧位

栓塞术后

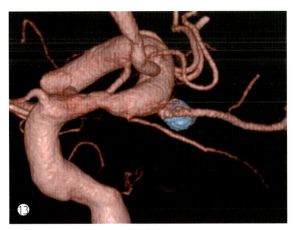

3D-DSA
栓塞术后

中，导管不会向颈部方向移动。

 专家评述

　　在这个病例中，关键是要塑造出最佳的首发弹簧圈框架。同时，还需重视后续弹簧圈填入可能引起的载瘤动脉扩张或形状崩溃的影响，因此，调整导管位置和优化弹簧圈的填入方法显得尤为重要。

专家见解

　　在这种情况下，人们普遍认为球囊技术的使用范围非常有限。因此，当情况稍微复杂一些时，采用双导管技术可能更为有效。

寺西功輔

| **关键词** ▶ | 脉络膜前动脉分叉处动脉瘤　小型　单纯栓塞技术 |

动脉瘤大小 ▶　　长径 4.8 mm，短径 3.6 mm，瘤颈长 2.1 mm。

治疗前的血管造影 ▶　　左侧颈总动脉起始部（入路全貌①）·左侧颈动脉正位②·侧位③·工作角度（DSA ④ /3D-DSA ⑤）。

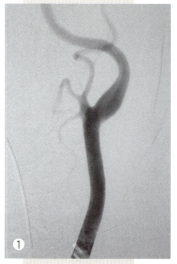
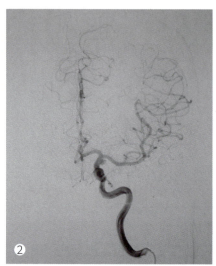
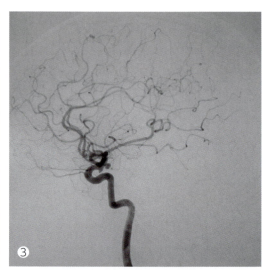

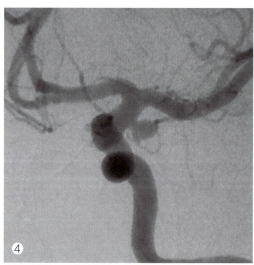
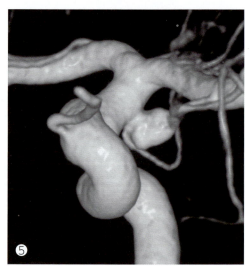

抗血栓治疗 ▶　　治疗前 2 周开始每天服用阿司匹林 100 mg 和氯吡格雷 75 mg。

单纯栓塞技术（股动脉）。

选择该治疗方案的理由 ▶　　该动脉瘤为小型瘤，脉络膜前动脉（AchA）从动脉瘤颈部发出分支，因此判断无须使用支架。

手术器械 ▶

导引导管	6 F Axcelguide 85 cm
中间导管	6 F Cerulean DD6 108 cm
微导管	Headway 17　STR 2 M
微导丝	GT wire 0.012 in S 形

术中使用的弹簧圈 ▶

1. Target 360 US 3.5 mm/8 cm
2. Target 360 US 2.5 mm/4 cm
3. Target 360 Nano 1.5 mm/3 cm
4. Target 360 Nano 1.5 cm/2 cm
5. Target 360 Nano 1.5 cm/2 cm

 本病例的关键点

　　在调整微导管形状的过程中，操作者引导其末端停靠在靠近 AchA 分支的位置，这样做能够在进行弹簧圈栓塞操作时，在 AchA 分支附近创造出必要的操作空间。

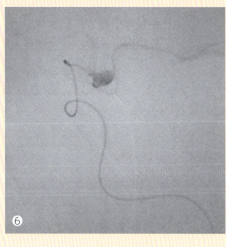

⑥

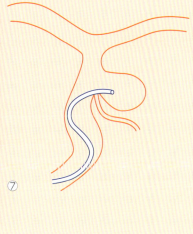

⑦

治疗后的血管造影 ▶
⑧⑨

最优工作角度（DSA/ 原位）。

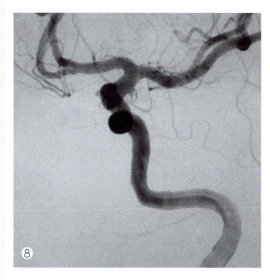

⑧

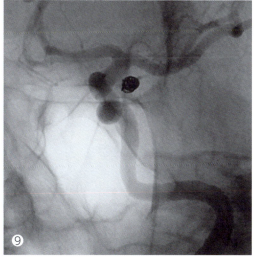

⑨

关于弹簧圈的选择 ▶

　　为了在弹簧圈和 AchA 分支部之间保留一定的空间，针对长径 4.8 mm、短径 3.6 mm 的规格，我们选择了一根略长的 3.5 mm 首发弹簧圈。这样做可以构建一个坚固的弹簧圈框架。

潜在并发症与规避措施 ▶ 为了降低术中及术后血栓栓塞症的并发风险，评估抗血小板药物的效果至关重要。治疗初期，推荐术前开始联合使用阿司匹林和氯吡格雷两种药物。如果使用单纯栓塞技术就能完成手术，可以考虑在术后适当时机将药物减至单一使用。然而，确定减药的时机需要综合考虑栓塞状况和术后恢复进展，避免急于减量。

专家评述

在进行动脉瘤弹簧圈栓塞时，应密切注意微导管前端的位置。

专家见解

即便在操作中出现导管回撤现象，选择操作性能出色、易于控制的微导管仍是最佳选择。在本病例中，我们选用了 Headway 17 微导管。但如果术者对某一特定微导管更加熟悉，使用这种熟悉的微导管同样可行。

廣畑 優

关键词 ▶	大型　大脑前动脉远位部　宽颈

动脉瘤大小 ▶ 长径 12.5 mm，短径 6.8 mm，瘤颈长 4.9 mm。

治疗前的血管造影 ▶ 进入血管的路径①・将导管引导至大脑前动脉（ACA）时的工作角度②・动脉瘤内栓塞的最佳工作角度（DSA ③④）・动脉瘤内栓塞的最佳工作角度（3D-DSA ⑤）。

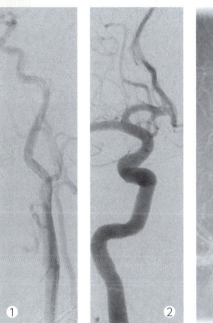
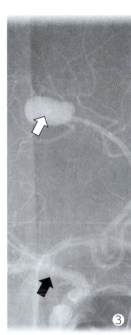
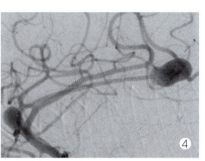
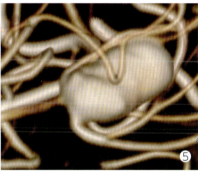

栓塞技术
（穿刺部位） ▶ 单纯栓塞技术（股动脉）。

选择该治疗方案的
理由 ▶ 由于载瘤动脉（ACA）的轴线与动脉瘤的长轴一致，因此导管控制相对容易。通过使用远端支撑导管（DAC），提高了微导管的操作性能，判断可以在不使用辅助工具的情况下实现动脉瘤的栓塞。

手术器械 ▶

导引鞘	5 F FUBUKI sheath
中间导管	Tactics 微导管（③中黑色箭头）
微导管	HEADWAY 17（③中白色箭头）
微导丝	CHIKAI 14

术中使用的弹簧圈 ▶

Axium Prime Frame 9/20 cm

Target XL 360 7/20 cm

Target XL 360 7/20 cm

i-ED soft 5/15 cm

Axium Prime 5/15 cm

Optima 10 Super soft 4/8 cm

Optima 10 Super soft 3/6 cm

Optima 10 Super soft 2.5/6 cm

本病例的关键点

分叉处的细长动脉瘤，特别是其短径含颈部全长约 7 mm 的情形较为特殊。在面对这样的动脉瘤时，术者通常会考虑到远端 ACA 两个分支的细小性质，从而尽量避免使用支架以保证颈部血流畅通。因此，尽可能减少动脉瘤残留部分显得至关重要。治疗时，采用两种主要的栓塞方法：一是使用首发弹簧圈创建一个框架的传统方法；二是采取分段逐步栓塞的策略。尽管两种方法均可有效栓塞动脉瘤，但要在颈部附近实现更紧密的栓塞，采用首发弹簧圈并在其中留下至少一圈，将弹簧圈的中心部分预定留置于动脉瘤中，被认为是一种有效的应对措施。为达此目的，操作过程中需频繁地调整微导管末端的位置。鉴于该动脉瘤位于末梢，推进 DAC（③中黑色箭头）至 ICA 的 A1 分支变得尤为关键，这一步骤能显著提升微导管的操控性。

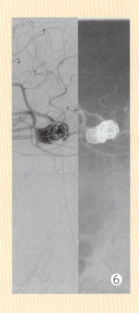

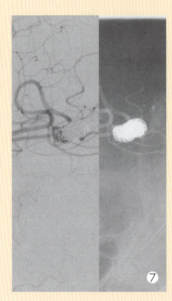

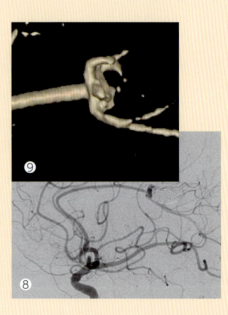

弹簧圈类型及尺寸的选择依据

正如之前讨论，我们的目标是利用首发的弹簧圈来形成动脉瘤颈部的边缘。因此，尽管动脉瘤较为细长，我们还是选用了一种尺寸与动脉瘤长径接近的弹簧圈（Axium Prime Frame 9 mm×20 cm），以确保通过精确控制导管的移动，让弹簧圈准确地固定在预定位置（⑥）。随后，在形成篮状结构之后，我们采用直径更小的弹簧圈，从动脉瘤的深处开始，逐步进行栓塞（⑦）操作。

潜在并发症与规避措施

在治疗末端动脉瘤时，推荐使用微导管辅助装置（DAC），因为它可以更容易地引导微导管到达指定位置。当使用 DAC 时，我们首先需要确保微导管能否顺利到达病变部位。在此过程中，导引导管和 DAC 的内部空间（无效腔）大小变得尤为关键。我们发现，如果导引导管足够长，微导管就能够到达目的地。因此，选择长度适中（80 cm）的导引导管，并配合较短的 Y 阀或 T 阀显得至关重要。在某些情况下，也可以考虑使用有效长度更长的微导管，例如 156 cm 的 Headway Duo 微导管。在该病例中，如果导管能够顺利留置在动脉瘤内部，栓塞手术的并发症风险将相对降低。然而，关键在于尽可能在靠近颈部的区域进行密集栓塞，以防止末梢动脉瘤的血流再次开启。因此，在本例中，密集栓塞显得非常重要。1 年后进行的 DSA（数字减影血管造影⑧）和 MRA（磁共振血管成像⑨）检查显示，已成功维持了稳定的栓塞状态。

专家评述

在这种尺寸的载瘤动脉中，不推荐留置现有支架，原因是它增加了支架内闭塞的风险。因此，研究者提出需要一种能够在规定范围内尽可能致密地填塞弹簧圈。至关重要的一步是控制导管的技巧，这需要同时使用左手调整导管位置和右手填入弹簧圈。

专家见解

动脉瘤位置越靠近末梢，操作导管等步骤会越困难。相比之下，开颅手术因手术野较浅，其难度相对较低。进行栓塞术时，关键是要确保瘤体内部得到充分的栓塞。因此，挑选有较高成功机会的病例进行治疗显得尤为关键。

病例②

关键词 ▶	小型　大脑前动脉远端动脉瘤　宽颈　单纯栓塞技术
动脉瘤大小 ▶	长径 2.9 mm，短径 2.7 mm，瘤颈长 2.4 mm。
治疗前的血管造影 ▶	工作角度（DSA ①，3D-DSA ②）·治疗后（DSA ③，单纯造影④）。

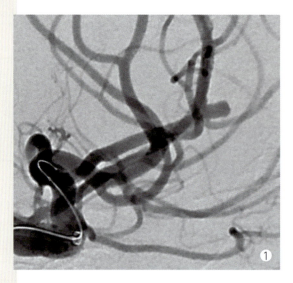
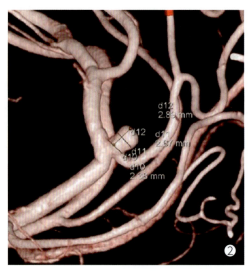
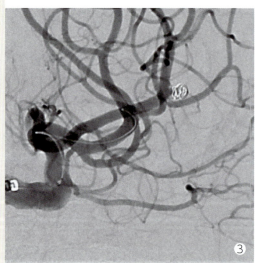
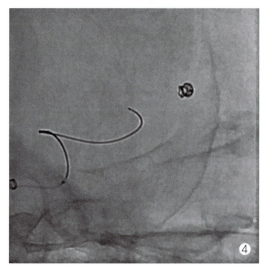

抗血栓治疗 ▶	肝素 4000 IU（ACT 300 s 左右），阿司匹林 100 mg 和氯吡格雷 75 mg。
栓塞技术 **（穿刺部位）** ▶	单纯栓塞技术（股动脉）。

手术器械 ▶

导引导管	8 F ROADMASTER 80 cm
中间导管	6 F Sofiaselect 115 cm
微导管	Phenom 17（45°预塑形）
微导丝	Traxcess 14
球囊导管	Scepter C（4 mm/10 mm）

术中使用的弹簧圈 ▶

Target 360 Ultra 2.5 mm/4 cm

 本病例的关键点

　　本例中处理的是位于大脑前动脉远端的小型后向动脉瘤。由于从导引导管到动脉瘤的距离较长，使用了远端接入导管（DAC）[1]。计划通过在颈内动脉末端部位待命的球囊来预防破裂，为此选择了 6 F SOFIASELECT 以便将 DAC 尽量引导至颈内动脉的迂回部分。虽然通常选择 A1 段时会遇到些许挑战，但在此案例中较为顺利。由于动脉瘤从 A2 段起几乎呈直线，因此选用了尖端呈 45°的预成形微导管。微导管成功到达 A2 段后，微导丝的尖端被调整为小 J 形。由于手部操作难以精确控制微导管尖端，操作时需特别注意导管的弯曲度，并尽量使其贴近颈部区域。鉴于此动脉瘤体积小且颈部较宽（D/N 为 1.1），并存在分支，所以选择了较柔软的小型弹簧圈。由于颈部分支的存在，弹簧圈留置较为宽松。留置了一根弹簧圈后，血栓形成速度加快，动脉瘤内部空间消失，便没有继续留置更多弹簧圈，此次治疗也随之结束。

潜在并发症与规避措施 ▶

　　据以往的报道，大脑前动脉远端动脉瘤在术中破裂等手术操作相关的并发症及再次治疗方面相较于其他部位更为常见，手术相关的发病率和死亡率也较高[2]。在 A1 段操作时需要注意避免损伤穿通支，以及因细小的载瘤动脉操作而导致的动脉壁夹层。此外，还需要警惕微导丝或微导管引起的动脉瘤穿孔，以及弹簧圈脱位导致的分支闭塞等风险。

 专家评述

　　颅内动脉瘤的治疗通常依赖于单纯栓塞技术，特别是当考虑到载瘤动脉的血管直径时。随着双层抗凝抗血栓导管（DAC）技术的应用，现在认为在治疗这些部位的动脉瘤时，使用 DAC 是必要的。在 A1 段难以用微导丝进行操作的情况下，我们会尝试将微导丝的尖端塑形成双角形、U 形和 S 形，或采用 Sheep 技术等方法来进行引导。由于微操作的动作难以从手部传导到微导丝或微导管的远端，因此在将这些器械引入动脉瘤时需要格外小心。在选择弹簧圈时，我们倾向于使用更柔软、更细小的弹簧圈，并且在动脉瘤颈部附近避免进行强制性操作。

专家见解

　　在本例分析中，我们选择了 DAC 的 SOFIASELECT 作为主要器械。根据不同病例的具体情况，FUBUKI、Cerulean、GuidePost 和 TACTICS 等也是可考虑的选择。制订治疗方案时，首先需要清楚地了解所选导引导管的内径，以确保与治疗需求相匹配。同样重要的是，根据 DAC 的长度，选择合适长度的微导管，这可能要求对导引导管的手柄部分采取如增设 T 形阀门的特殊设计[3]。根据实际病例的需求，微导管的尖端形状可以调整为 J 形或 S 形，从而提高治疗的灵活性和安全性。在接近动脉瘤的关键阶段，为了降低非预期前跳和穿孔的风险，需要特别注意手部操作的精确性。例如，在处理 A2 段动脉瘤时，如果手部操作未能精确传递，可能需要暂时移除微导丝并调整其为 J 形，或者需要注意近端导管可能出现的移动或弯曲。重要的是，即便微导管成功到达动脉瘤内，也应警惕在未解除弯曲状态下撤出导丝时，导管可能发生意外推进的情况。总之，选择最合适的器械和调整治疗策略对于确保操作安全和效率至关重要（⑤）。

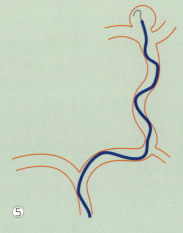

面对迂回曲折的病变区域，尝试推进微导管常会遇到弯曲的问题。采用DAC技术可以有效应对这一挑战，确保控制者的动作与微导管末端的动作保持一致。此外，还需特别注意，如果没有提前矫正导管的弯曲，微导管可能会发生突然的快速推进。

⑤

这个位置的动脉瘤通常颈部较宽，并伴有多个分支。特别是针对破裂动脉瘤，术者会倾向于使用较软的弹簧圈，并确保处理时不过分靠近瘤颈，留出一定空间。这样做的目的是保留治疗复发的可能性；如果动脉瘤复发，可以考虑采用支架和弹簧圈栓塞术进行后续治疗[4]。

参考文献

[1]Suzuki K, Yatomi K, Yamamoto M, et al. Endovascular therapy of distal anterior cerebral artery aneurysms：Single-institution clinical experience with 47 patients（49 Aneurysms）. J Neuroendovas Ther. 2019；13：329-335.

[2]Sturiale CL, Brinjikji W, Murad MH, et al. Endovascular treatment of distal anterior cerebral artery aneurysms：single-center experience and a systemic review. Am J Neuroradiol. 2013；34：2317-2320.

[3]Oishi H, Nonaka S, Yamamoto M, et al. Feasibility and efficacy of endovascular therapy for ruptured distal anterior cerebral artery aneurysms. Neuro Med Chir（Tokyo）. 2013；53：304-309.

[4]Liao L, Derelle AL, Merlot I, et al. Endovascular treatment of distal anterior cerebral artery aneurysms：long-term results. J Neuroradiol. 2020；47：33-37.

病例❸

宫地 茂

关键词 ▶	小型 自动脉瘤顶发出分支 介入困难	
动脉瘤大小 ▶	长径 6.7 mm，短径 5.5 mm，瘤颈长 3.0 mm。	
治疗前的血管造影 ▶	入路全貌①②·正位③·侧位④·最佳工作角度（DSA）⑤⑥。	

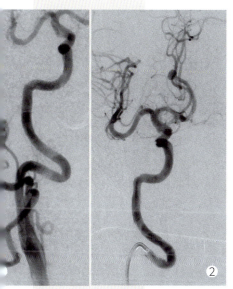

颈内动脉迂回曲折，无法将导管引导至远端

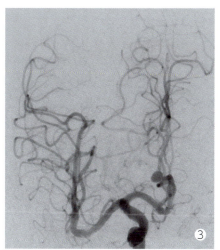

正位

工作角度（正位）

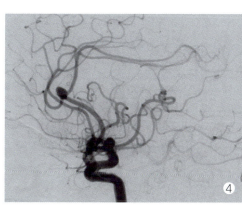

侧位

工作角度（侧位）

抗血栓治疗 ▶	治疗前 2 周开始每天服用阿司匹林 100 mg 和氯吡格雷 75 mg。	
栓塞技术 （穿刺部位） ▶	支架辅助技术（右股动脉）。	
选择该治疗方案的 理由 ▶	动脉瘤为宽颈型。	

手术器械 ▶

导引导管	6 Fr shuttle sheath 80 cm ＋ Envoy 6 Fr 100 cm
中间导管	尝试使用了 FUBUKI 导管和 DD6 导管，但未能成功
微导管	Headway 17，SL-10（支架留置用）
微导丝	CHIKAI 14，GT 12 W 带弯度（SL-10 微导管远端引导）
支架	Neuroform Atlas 3 mm/21 mm

术中使用的弹簧圈 ▶

Target 360 Soft 4.5 mm/12 cm
Galaxy Complex Xtrasoft 4.0 mm/8 cm
Galaxy Complex Xtrasoft 4.0 mm/8 cm
Target 360 Nano 3.0 mm/6 cm
Target 360 Nano 2.5 mm/4 cm

 本病例的关键点

由于该动脉瘤位于远端，且介入路径非常曲折，最初计划使用 6 Fr shuttle 鞘管引导 DAC，但未能通过颈内动脉的屈曲段，最终将 shuttle 鞘管置于颈总动脉，并将 Envoy 导管放置在屈曲段的前方。通过这种方式增加了支持性，但微导管的长度变得非常接近极限。起初的方案是采用双导管技术，但成篮弹簧圈（Framing coil）总是脱入大脑纵裂旁动脉，尽管尝试用两根弹簧圈相互缠绕，但仍存在突出的问题，因此判断这种操作具有一定的危险性。最终，将一根微导管的策略切换为支架辅助技术。支架的展开相对容易，随后使用"释放技术"（Jail Technique）通过留置的微导管进行动脉瘤栓塞。

弹簧圈类型及尺寸的选择依据 ▶

利用支架提供的支撑力，我们选用具有适宜硬度的弹簧圈进行填充，并采用 2.5 mm 直径的弹簧圈完成整个操作过程，这样做主要是为了防止弹簧圈在支架中脱落或突出。

潜在并发症与规避措施 ▶

由于缺少 DAC 支撑，微导管支撑力较弱，这意味着在进行 1 对 1 操作时，只有在导管尖端出现相当程度的弯曲后才会开始移动。这种情况下，导管容易产生跳跃现象，如果操作不慎，使用支架的微导管在向远端移动时可能会损伤血管或穿透血管。另外，考虑到 A3 段直径较小，存在支架内形成血栓或狭窄的风险，因此一旦动脉瘤的造影消失，就会立即终止手术操作，不再进一步深入探查。

治疗后的血管造影 ▶

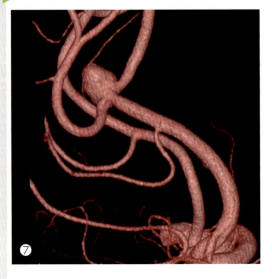

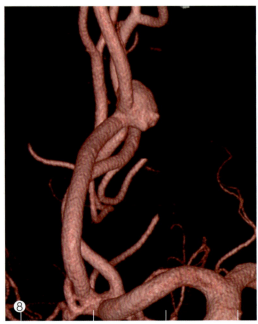

3D-DSA

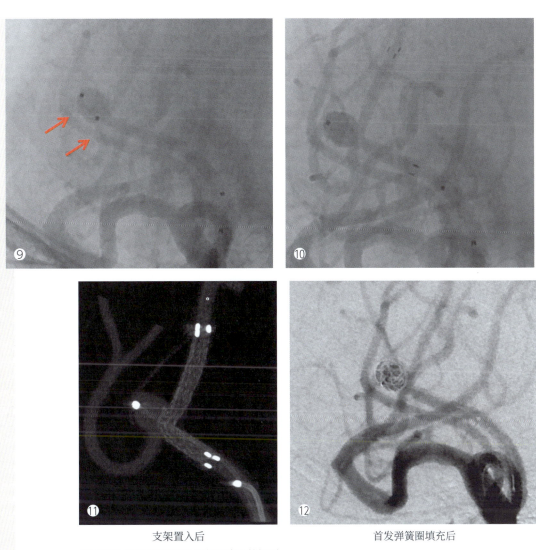

⑨	⑩
⑪ 支架置入后	⑫ 首发弹簧圈填充后

双导管技术无法有效避免弹簧圈突出的问题

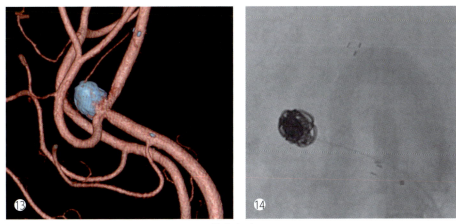

栓塞术后

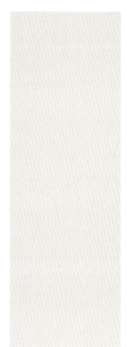
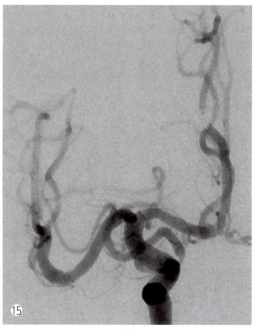
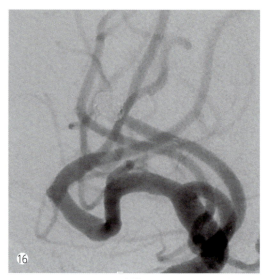

正位　　　　　　　　　　　　　　　　　　侧位

专家评述

对于这种宽颈型动脉瘤，仅使用单纯栓塞技术（Simple Technique）是困难的，因此需要辅助技术（Adjunctive Technique）。在这种情况下，6 Fr 的 DAC 是必要的，但也可以考虑另一种方法，即将 4 Fr 的 DAC 导管引导至颈内动脉远端，先放置支架，然后采用穿网眼技术将微导管引导至动脉瘤内。然而，无法保证微导管一定能够安全地放置于动脉瘤内，且支架在操作中可能会被移动，或因"跳入"（Jump In）有引发穿通的风险。因此，尽管条件不太理想，但我们优先选择了置入两根微导管的方案。

专家见解

当微导管跟随性不足时，GT 导丝因其出色的支持性变得极其重要。特别是当需要接触到动脉瘤远端而导管容易在动脉瘤内弯曲的情况下，使用 GT 导丝导引导管进入主干侧成为首选方案。

关键词	▶	梭形动脉瘤　末梢动脉瘤
动脉瘤大小	▶	长径 5.0 mm，短径 4.5 mm，瘤颈长 4.0 mm。
治疗前的血管造影	▶	入路全貌①・正位②・侧位③・最佳工作角度（DSA）④・最佳工作角度（3D-DSA）⑤。

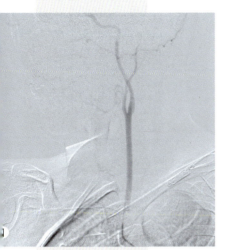 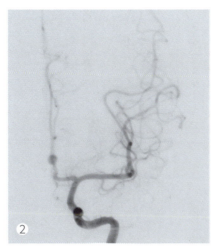 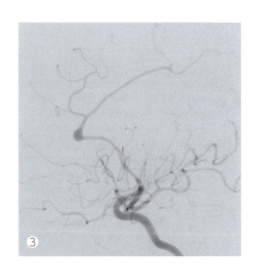

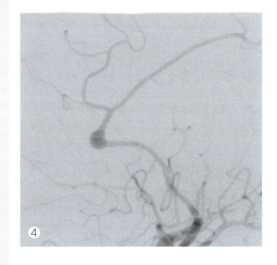 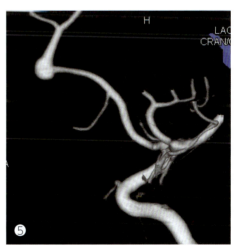

抗血栓治疗	▶	治疗前 1 周开始每天服用阿司匹林 100 mg 和氯吡格雷 75 mg。
栓塞技术（穿刺部位）	▶	支架辅助技术（股动脉）。
选择该治疗方案的理由	▶	动脉瘤为宽颈型。
手术器械	▶	

导引导管	6 Fr 导管
中间导管	TACTICS 3.2 F
微导管	Headway 17, Phenom 17
微导丝	Traxcess, CHIKAI 14

术中使用的弹簧圈 ▶ Target Ultra 5/10, 4/8, 3/6, 3/4×2
支架：LVIS Jr 2.5/17

本病例的关键点（⑥～⑩）

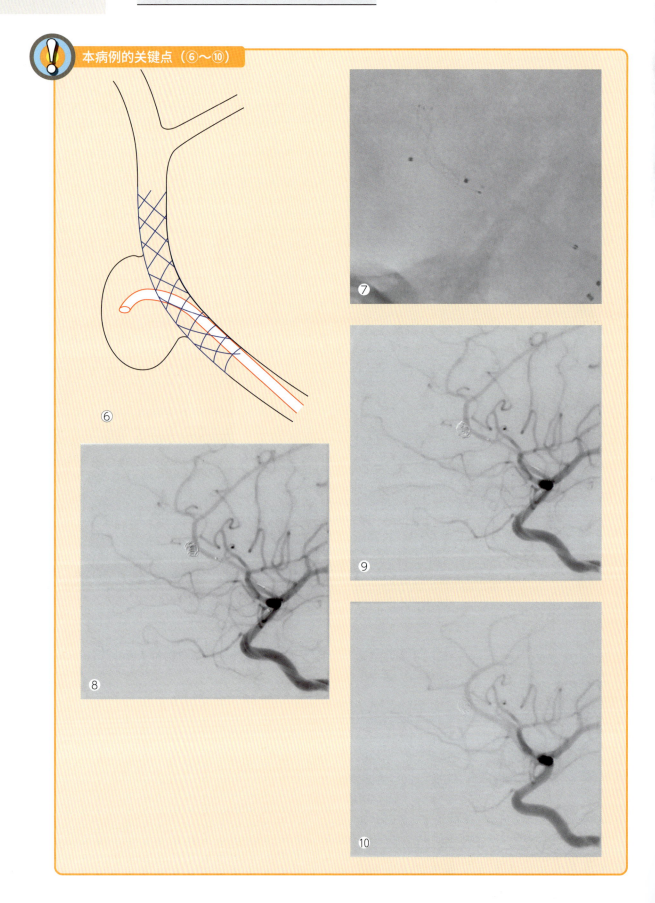

治疗后的血管造影 ▶
(⑪～⑬)

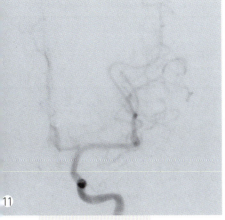

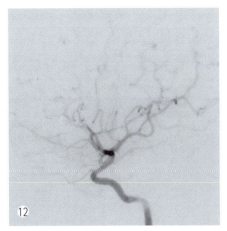

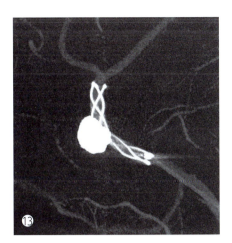

正位　　　　　　　　　　　　　　　侧位

弹簧圈类型及尺寸 ▶
的选择依据

在填入柔软的弹簧圈时，要注意控制导管的回弹力。

潜在并发症与规避 ▶
措施

当遇到载瘤动脉较细、导管操作可能引起支架展开不良的情况时，穿网眼技术的应用能够有效地解决这一问题。通过将微导管导入并实施栓塞，可以保证治疗的顺利进行。

 专家评述

考虑到该部位复发的风险较高，必须确保致密填充以降低复发风险。

专家见解

在颅内动脉瘤的医学领域，治疗方式已进入了一个新时代，即积极采用血管内治疗。目前，国外医疗机构正在广泛采用血流导向装置进行治疗。

关键词 ▶	大脑前动脉远端动脉瘤　简单技术　中间导管

动脉瘤大小 ▶	长径 4.8 mm，短径 2.8 mm，瘤颈长 2.0 mm。

治疗前的血管造影 ▶ 左颈总动脉（入路全貌）·左颈内动脉正位①·侧面②·工作角度（DSA ③ /3D-DSA ④）。

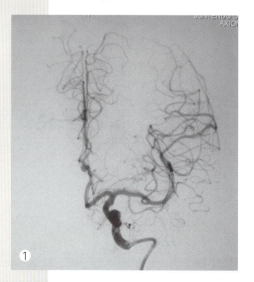

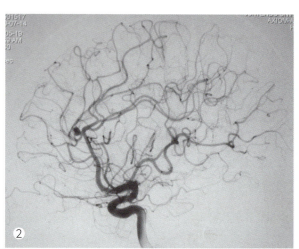

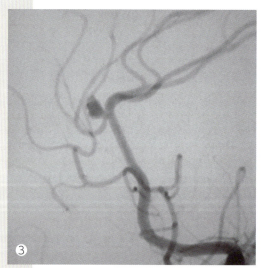

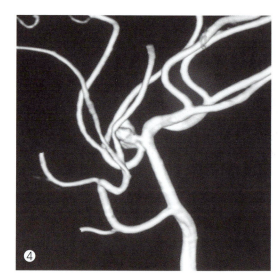

抗血栓治疗 ▶ 治疗前 2 周开始每天服用阿司匹林 100 mg 和氯吡格雷 75 mg。术后改为阿司匹林单剂量维持。

栓塞技术
（穿刺部位） ▶ 单纯栓塞技术（股动脉）。

选择该治疗方案的
理由 ▶ 虽然动脉瘤的瘤颈有分支血管，但由于瘤颈较窄，判断认为可以通过简单技术保留分支血管。

手术器械 ▶	导引导管	6 F Axcelguide 85 cm
	中间导管	4.2 F FUBUKI 125 cm
	微导管	Phenom 17 STR 2 M
	微导丝	CHIKAI 0.014 in/GT wire 0.012 in S 形

术中使用的弹簧圈 ▶

1. Target 360 US 4 mm/8 cm

2. i-ED coil Complex Silkysoft 2 mm/3 cm

3. i-ED coil Complex Silkysoft 1.5 mm/2 cm

4. i-ED coil Complex Silkysoft 1.5 mm/2 cm

5. i-ED coil Complex Silkysoft 1 mm/2 cm

6. Target 360 Nano 1 mm/2 cm

7. Target 360 Nano 1 mm/2 cm

 本病例的关键点

　　该动脉瘤位于远端，因此，稳定的微导管操作尤为重要。为此，将中间导管尽可能引导至更远的末梢位置，确保在不引起痉挛的情况下提供足够的支撑。在本例中，使用了 4.2 F FUBUKI 导管，并将其引导至颈内动脉海绵窦段（④）。

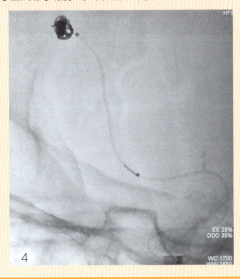

4

治疗后的血管造影 ▶　　最优工作角度（DSA ⑤ / 非减影⑥）。

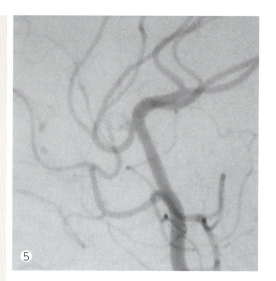
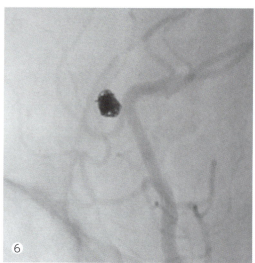

 关于弹簧圈的选择

　　选择成篮弹簧圈时，主要根据动脉瘤的长度（4.8 mm）和宽度（2.8 mm），确保弹簧圈在循环中不会阻碍分支血管，并且能最大限度地提供保护，因此选择了尺寸为4 mm的弹簧圈。在填充弹簧圈时，则采取使用尺寸更小、长度更短的弹簧圈以实现更精确的填充。

　　（1）在手术过程中，如果弹簧圈意外脱落至颅内动脉瘤外，可能会增加载瘤动脉及其分支血管发生血栓和闭塞的风险。因此，即便是操作简单的技术，也必须确保术前使用抗血小板药物达到充分的效果。同时，为了处理意外情况，可能需要使用支架救援（Rescue stent），应提前做好相关准备。

　　（2）在操作过程中，引导路径上可能发生痉挛或血流停滞现象，因此在操作导引导管和中间导管时需要格外谨慎。

专家评述

再次强调微导管稳定性的重要性。

专家见解

　　考虑到动脉瘤位于远端部位，在手术过程中，微导管尖端的精确操作至关重要。同时，还需密切监测近侧的中间导管以及微导管的位置变化，通过角度调整和图像指导来实现。

廣畑　優

| 关键词 | ▶ | 大脑中动脉瘤　窄颈型　瘤体长轴高度屈曲　双导管 |

动脉瘤大小 ▶ 长径 7.2 mm，短径 3.7 mm，瘤颈长 1.6 mm。

治疗前的血管造影 ▶ 入路全貌（①）·颈部和 M2 段分离的操作角度（DSA & 3D-DSA ②）·描绘整个穹顶的操作角度（DSA & 3D-DSA ③）。

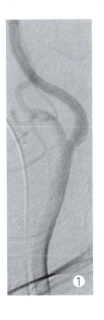
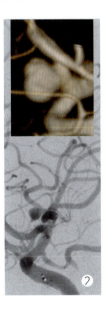
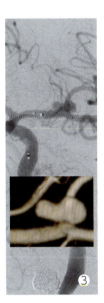

抗血栓治疗 ▶ 治疗前 2 周开始每天服用阿司匹林 100 mg 和氯吡格雷 75 mg。

栓塞技术（穿刺部位） ▶ 双导管技术（股动脉）。

选择该治疗方案的理由 ▶ 其形态为窄颈，但在穹顶部约 180°的角度处存在弯曲的膨出部。即使将弹簧圈填充至穹顶内，膨出部的血流仍可能残留，为规避这一风险，我们决定将微导管插入至穹顶的深部，并在必要时通过该导管进行弹簧圈填塞。

手术器械 ▶

导引鞘	5 F FUBUKI sheath 90 cm
中间导管	不使用
微导管	Headway 17（颈部附近的穹顶内：④⑤中黑色箭头），Marathon（穹顶深部：④⑤中白色箭头）
微导丝	CHIKAI 14（Headway 179，TENROU 14 10（Marathon）

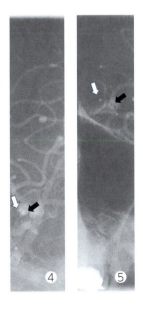

术中使用的弹簧圈 ▶

1. Axium Prime 3D 4 mm/10 cm
2. i-ED SilkySoft 2 mm/4 cm（⑥）
3. Optima 10 Super Soft 2 mm/4 cm
4. Optima 10 Super Soft 2 mm/4 cm
5. i-ED 10 SilkySoft 1 mm/2 cm

本病例的关键点

　　这是一例大脑中动脉瘤（M1 分叉处）。此处的动脉瘤通常为颈部跨骑于 M2 之上，本例也呈现出骑跨于上干（Superior trunk）的形态。由于动脉瘤为窄颈型，因此在保留 M2方面无须特别担心。然而，该动脉瘤形态为在 M1 的长轴方向上约 180°弯曲的部位伴有膨出部。这种形态在此处的动脉瘤中并不罕见。通过栓塞穹顶内部分，预计膨出部的血流也会消失。然而，为预防膨出部血流仍残存的情况，将微导管留置于膨出内部。由于需要在穹顶壁内进行转弯，为了减少对动脉瘤壁的负担，选择了 Marathon 微导管和 TENROU 14 10 微导丝。最终，仅在膨出部内填入一根弹簧圈（⑥）便实现了完全栓塞（⑦），因此结果表明可能并不需要使用 Marathon。

　　2 年后的 TOF MRA 检查结果显示，栓塞效果良好（TS 部位）（⑧）。

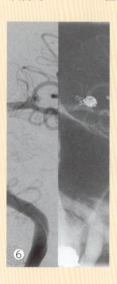
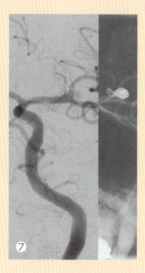
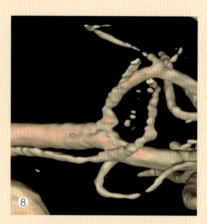

弹簧圈类型及尺寸的选择依据 ▶

　　在治疗窄颈型颅内动脉瘤时，选择与动脉瘤顶部尺寸相匹配的 Axium Prime 3D4 mm×10 cm 弹簧圈是非常关键的。这种做法并非只适用于特定病例。在填入构成篮形结构的弹簧圈时，非常重要的一步是确保弹簧圈的末端能够固定在动脉瘤的深部。这是因为即便篮形结构已经形成，如果弹簧圈的末端靠近颈部，向篮内添加额外弹簧圈时，末端可能会滑脱并凸出至颈部。虽然从临床角度来看，这种情况可能不会构成问题，但避免其发生显然更为理想。为了确保弹簧圈末端能留在动脉瘤深处，操作者需要在填入过程中精确操控导管。这包括将导管末端置于动脉瘤顶部中央的策略，因为末端可能会触及动脉瘤的后壁并反弹至颈部方向。所以，有时需将导管末端稍微拉回到颈部附近，或者根据实际情况将其拉回至载瘤动脉内进行插入。另外，因为子瘤中留置了Marathon，所能使用的弹簧圈类型受到了限制，仅限于 i-ED 或 Barricade。在本次治疗中，根据子瘤的直径，决定只填入一根 i-ED 弹簧圈。

潜在并发症与规避措施 ▶

　　由于动脉瘤顶部的子瘤形态沿着 180°轴线展开，使用简单技术在动脉瘤体放置弹簧圈较为困难。如果能在动脉瘤顶部进行有效的栓塞，有望实现子瘤血流的阻断。然而，即使进行了尽可能致密的栓塞，子瘤内的血流可能仍然不会完全消失。尽管在治疗结束时仍有血流残留，我们仍希望随后的血栓形成能够实现动脉瘤的完全闭塞。鉴于本例涉及的是未破裂动脉瘤，治疗目标主要是在治疗结束时确保动脉瘤内的血流完全停止，这就促使我们在子瘤内也放置了微导管。由于在动脉瘤顶壁转向而非在子瘤内放置导管是不可行的，在动脉瘤顶部转向操作中，破裂风险不可忽略。基于以上考量，我们为这个病例选择了非常灵活的混合型微导管 Marathon，以降低破裂的风险。

专家评述

大脑中动脉瘤（位于 M1-M2 分支部）是一种位于典型分叉处的动脉瘤。与位于前交通动脉或基底动脉等其他分叉处动脉瘤不同，大脑中动脉瘤的治疗并不涉及交通动脉，因此必须保留所有分支。在多数情况下，动脉瘤的颈部位于某个 M2 分支上，这要求在不使用支架的情况下，对成篮式弹簧圈的操作需要特别小心。

专家见解

关于大脑中动脉瘤的血管内治疗，早在 20 世纪就有报道，但那时可治疗的病例不多，且完全栓塞的成功率也相对较低。随着医疗技术和器械的进步，近年来有报道显示其治疗效果显著提升。然而，相比之下，开颅手术进行颈部夹闭操作只需通过几厘米的侧裂即可到达目标区域，手术风险相对较小。更重要的是，从长期稳定性角度考虑，开颅手术被认为优于血管内治疗。因此，在选择治疗方法时，术者和患者需要仔细考虑各种因素。

参考文献

[1]Oishi H, Yoshida K, Shimizu T, et al. Endovascular treatment with bare platinum coil for middle cerebral artery aneurysms. Neuro Med Chir（Tokyo）. 2009；49：287-293.

大脑中动脉瘤（Miller 型）。

关键词 ▶	小型　双房型　自动脉瘤顶发出分支
动脉瘤大小 ▶	长径 6.7 mm，短径 5.5 mm，瘤颈长 3.0 mm（双房型动脉瘤的各房宽度分别为 2.7 mm 和 2.5 mm）。
治疗前的血管造影 ▶	入路全貌①・正位②・侧位③・最佳工作角度（DSA）④⑤。

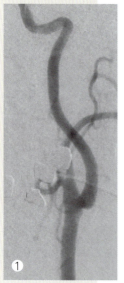

① 正位

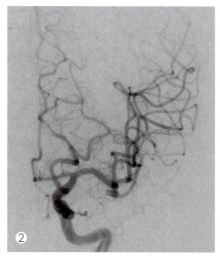

② 工作角度（正位）

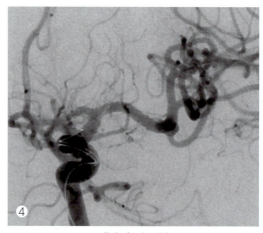

④ 工作角度（正位）

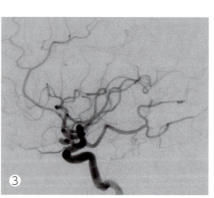

③ 侧位

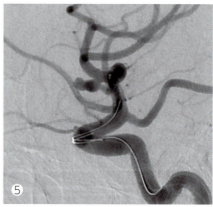

⑤ 工作角度（侧位）

抗血栓治疗 ▶	治疗前 2 周开始每天服用阿司匹林 100 mg 和氯吡格雷 75 mg。
栓塞技术（穿刺部位） ▶	双导管技术（右股动脉）。
选择该治疗方案的理由 ▶	为双房型且宽颈。

手术器械 ▶

导引导管	ENVOY 6 Fr 100 cm
微导管	Headway 17, SL-10
微导丝	CHIKAI 14, Traxcess

术中使用的弹簧圈 ▶	Target 360 Nano 2.5 mm/4 cm（外房）
	Target 360 Nano 2.0 mm/3 cm（外房）
	Target 360 Nano 2.5 mm/4 cm（内房）
	Target 360 Nano 2.0 mm/3 cm（内房）
	Target 360 Nano 2.0 mm/4 cm（外房）
	Target 360 Nano 1.5 mm/4 cm（外房）
	Target 360 Nano 1.5 mm/3 cm（内房）

 本病例的关键点

这是一个完全位于 M2 段的动脉瘤，而非大脑中动脉分叉处动脉瘤，其瘤颈完全位于颞叶前动脉（ATA）上。由于 M2 段的一部分血管发生瘤化，因此，ATA 并非从瘤颈起始，而是以从瘤体顶端直接分出的形态存在。该动脉瘤呈现镜像样的双侧性，左、右两侧在解剖结构上相似，尤其左侧动脉瘤形状不规则，呈类似 V 形向前突起的双房性。由于支架辅助方式无法保护从动脉瘤起始的 ATA，因而选择了双导管方案。

动脉瘤的突出方向朝向前下方，虽然可以从血管轴向对齐的角度观察到 M2，但正面视野几乎与颅底位拍摄角度相近，因此要取得最佳工作角度极为困难。此外，由于血管在 M1 段有明显的陡弯，需要多次重新塑形导管的尖端，最终不得不进行 90°和 J 形这样的塑形。

弹簧圈类型及尺寸的选择依据 ▶

由于导管稳定性极差，使用三维成篮弹簧圈进行填充时存在脱出风险。为此，虽然不常见，但我们从一开始就选择使用超软弹簧圈，采取逐段填充的方法。为了分别填充形状类似两个棍棒的柱体，我们从两根导管中推出适合各自宽度的弹簧圈，并通过重叠回填的方式进行操作。在两柱体基底连接处，类似 V 字形手势的背面，由于存在分支，因此我们有意留出未填区域。接着，我们几乎仅在颈部区域进行缠绕处理。尽管动脉瘤顶部的弹簧圈呈现稀疏状态，但得益于颈部附近的密集填充，最终颈部和顶部都无须再做造影。

正是采用这一策略，我们在同一手术操作中，也成功对右侧动脉瘤进行了栓塞。

潜在并发症与规避措施 ▶

精确调整导管位置颇具挑战性，操作中施加压力往往导致导管向远端滑脱。因此，栓塞操作时，我们应尽量保持导管尖端的稳定。血流可能会冲走弹簧圈，为此，我们采取在既有弹簧圈上缠绕的策略，并极为缓慢地进行填充。填充动脉瘤均采用超软弹簧圈，但考虑到动脉瘤内壁不规则，未来可能发生压缩现象。若动脉瘤体积再次增大，首选方案是填入更多弹簧圈。至于动脉瘤起始于分支处的情况，使用血流导向装置的有效性仍有待验证。

治疗后的血管造影 ▶

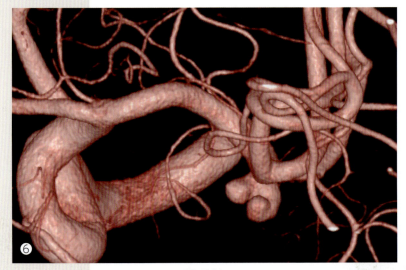
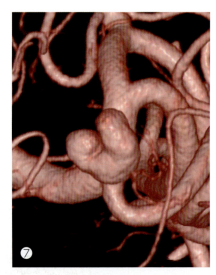

3D-DSA

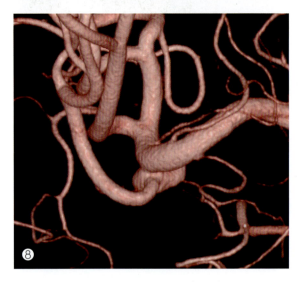

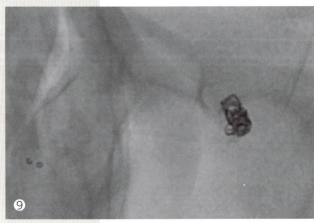
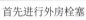

首先进行外房栓塞

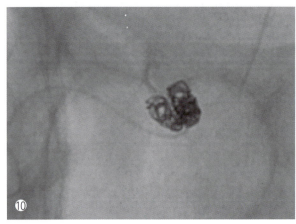

栓塞内房

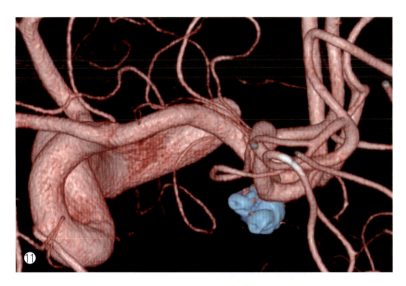

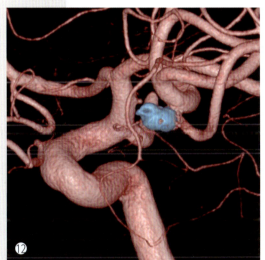

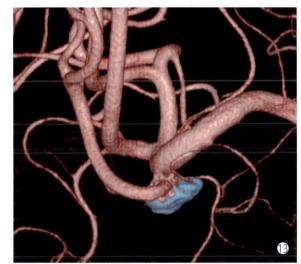

栓塞术后

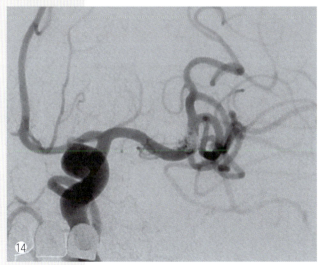

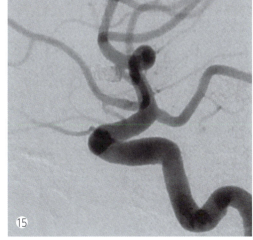

正位　　　　　　　　　　　　　　　　　　　侧位

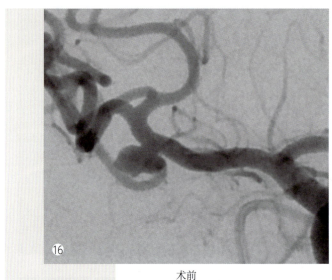
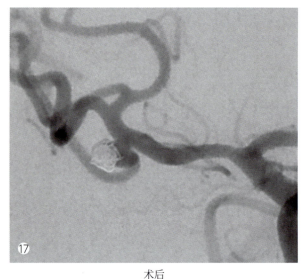

术前 术后

大脑中动脉瘤的栓塞治疗紧密关注镜像对侧的情况

专家评述

在治疗双房动脉瘤时，通常方法是通过移动导管，采取逐步填充的策略。然而，正如本病例所述，这种做法在移动导管时可能导致弹簧圈脱落，再次插入导管可能遇到困难。因此，从一开始就使用两根完全适配的导管，不仅操作更为安全，而且能提高治疗效率。在对第 2 个动脉瘤进行栓塞的过程中，可以根据需要增加额外的支持，例如利用导管支撑或采用更高级的脚手架（Scaffold）技术 *，以保证治疗的成功。

*：脚手架（Scaffold）技术，即首先在颈部附近填充弹簧圈，构建基座，以此方法支撑颅内动脉瘤中的弹簧圈。

专家见解

在执行严谨的操作时，比如本案例，应更倾向于采取降低头部的体位。此外，尽管案例中呈现为镜像型，但若两个动脉瘤的形态相同，对一侧进行栓塞治疗时，需评估填充的弹簧圈是否会影响对侧动脉瘤的侧面操作角度。在本案例中，由于动脉瘤较小，这样的影响基本可以忽略不计。

井上律郎　東登志夫

关键词 ▶	大脑中动脉瘤　分叉处动脉瘤　球囊辅助
动脉瘤大小 ▶	长径 8.6 mm，短径 7.7 mm，瘤颈长 5.0 mm。
治疗前的血管造影 ▶	入路全貌①・正位②・侧位③・最佳工作角度④⑤・3D-DSA ⑥⑦。

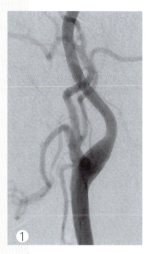

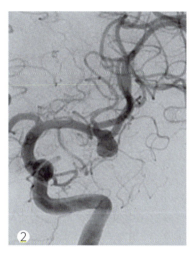

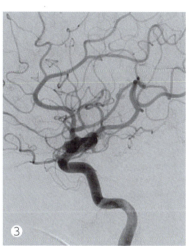

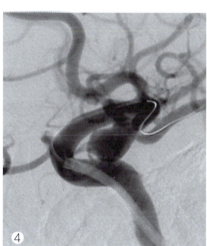

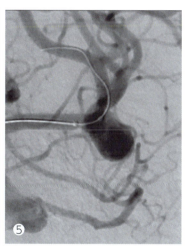

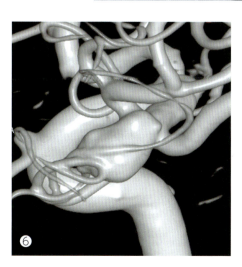

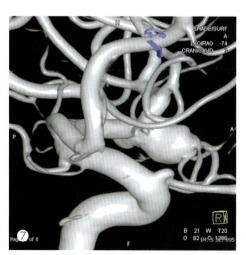

| 抗血栓治疗 ▶ | 治疗前 2 周开始每天服用阿司匹林 100 mg 和氯吡格雷 75 mg。 |

| 栓塞技术
（穿刺部位）▶ | 球囊辅助技术（股动脉）。 |

选择该治疗方案的理由 ▶ 瘤体与瘤颈比值为 1.54 的相对宽颈动脉瘤，瘤颈附近有两条 M2 分支。通过球囊辅助技术认为可以保留 M2 主干的起始部。

手术器械 ▶

导引导管	ROADMASTER 8 F 90 cm
中间导管	Cerulean DD6
微导管	Excelsior SL-10（J 形预塑形）
微导丝	CHIKAI 0.014 in
球囊导管	SHOURYU HR 4×7 mm, TENROU 0.014 in

术中使用的弹簧圈 ▶

1. Target XL 360 Soft 7 mm/20 cm
2. Target XL 360 Soft 6 mm/20 cm
3. Target XL 360 Soft 5 mm/15 cm
4. Target XL 360 Soft 5 mm/15 cm
5. Target 360 Ultra 3 mm/6 cm
6. Target 360 Nano 3 mm/4 cm
7. Target 360 Nano 3 mm/4 cm

本病例的关键点（⑧）

　　对于宽颈分叉处动脉瘤，进行弹簧圈栓塞术具有一定难度。在本病例处理中，应首先识别 M1 末端存在的两个 M2 主干分支及动脉瘤颈。然后，采用球囊的尖端对该部位进行保护。接下来，将输送导丝推进至上游主干，并调整球囊，确保其尖端正好位于动脉瘤颈部。最后，扩张球囊。

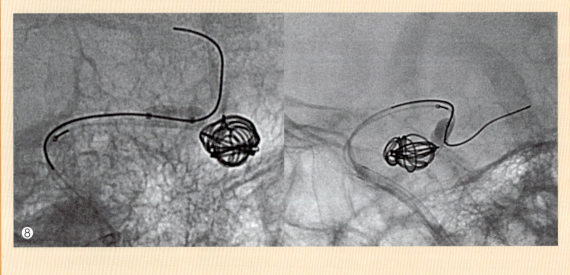

⑧

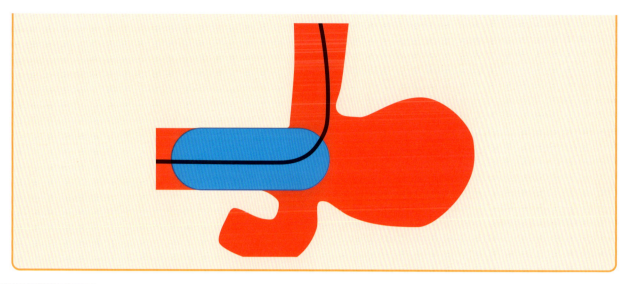

治疗后的血管造影（⑨）▶

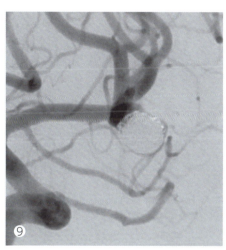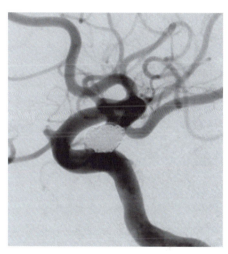

⑨

弹簧圈类型及尺寸的选择依据 ▶

　　因为该动脉瘤体积较大，并且呈纵长形状，为了有效避免在成形篮内形成空腔，我们采用了 3D 外向型弹簧圈进行治疗。同时，考虑到动脉瘤的大小，选用了直径更大的弹簧圈。

潜在并发症与规避措施 ▶

　　在进行球囊扩张操作时，应确保扩张后的球囊不朝动脉瘤方向移动。操作过程中，除了去除球囊导管近端的弯曲，还需调整球囊的位置，以保证操作的安全和有效。

专家评述

　　在分叉处动脉瘤进行弹簧圈栓塞治疗时，首要任务是准确确认动脉瘤顶部、颈部与各分支之间的空间关系。在临床实践中，这可以通过 3D-DSA 技术实现。正如本例中所示的，通过在 M1 段远端扩张球囊，有时能够有效地保护两个分支的起始部。

专家见解

在治疗复杂的分叉处动脉瘤时，采取了顺应性更强的球囊重塑技术。目前，也有如支架和专为分叉处动脉瘤设计的器械等其他选择。为确保治疗的安全性，必须深入了解解剖结构，以选择最合适的治疗方案。

参考文献

[1]Zhao B, Yin R, Lanzino G, et al. Endovascular coiling of wide-neck and wide-neck bifurcation aneurysms：A systematic review and meta-analysis. AJNR Am J Neuroradiol. 2016；37：1700-1705.

[2]Baldi S, Mounayer C, Piotin M, et al. Balloon-assisted coil placement in wide-neck bifurcation aneurysms by use of a new, compliant balloon microcatheter. AJNR Am J Neuroradiol. 2003；24：1222-1225.

[3]Jia ZY, Shi HB, Miyachi S, et al. Development of new endovascular devices for aneurysm treatment. J Stroke. 2018；20：46-56.

关键词 ▶	大脑中动脉瘤　形状不规则　分叶型　球囊辅助
动脉瘤大小 ▶	长径 6.0 mm，短径 3.9 mm，瘤颈长 2.7 mm。
治疗前的血管造影 ▶	入路全貌（颈部血管等）①·正位②·侧位③·最佳工作角度（DSA）④·最佳工作角度（3D-DSA）⑤。

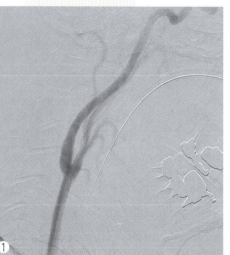

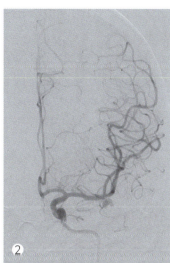

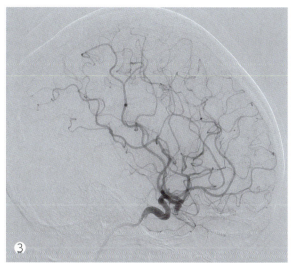

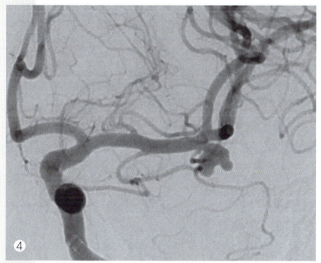

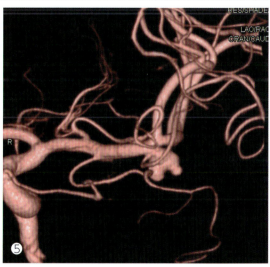

抗血栓治疗 ▶	治疗前 2 周开始每天服用阿司匹林 100 mg 和氯吡格雷 75 mg。
栓塞技术（穿刺部位） ▶	球囊辅助技术（股动脉）。
选择该治疗方案的理由 ▶	瘤颈较小，但从瘤颈处起始有细小分支。为了保留这些分支，选择了球囊辅助技术。

手术器械 ▶		
导引导管	FUBUKI 8 F 90 cm
中间导管	Cerulean DD6 118 cm
微导管	Excelsior SL-10
微导丝	CHIKAI 0.014 in
球囊辅助技术	Transform SC 3 mm/5 mm

术中使用的弹簧圈 ▶

1. Target 360 Soft 4/15

2. Target 360 Nano 1.5/4

3. Target 360 Nano 1/3

4. Target 360 Nano 1/3

5. Target 360 Nano 1.5/4

6. Target 360 Nano 1/3

7. Target 360 Nano 1.5/4

8. Target 360 Nano 1/3

9. Target 360 Nano 1/3

10. Target 360 Nano 1/3

11. Target 360 Nano 1/2

 本病例的关键点

　　在治疗形状不规则的动脉瘤时，将弹簧圈均匀地放置成篮状结构通常比较困难。对于本案例中的分叶型动脉瘤，关键步骤是精准地将微导管引导至难以达到的近侧区域进行栓塞。在形成篮状结构的过程中，必须扩张球囊，同时小心保护分支血管不受影响。当在近侧区域的中心部位成功形成初始篮状结构后，接下来使用小直径的弹簧圈进行细致的碎片化栓塞。完成这一步骤后，紧接着在动脉瘤颈部区域用小直径弹簧圈进行密集栓塞。在操作结束、撤出微导管的同时，必须确保球囊保持膨胀状态，这样做是为了防止颈部附近的弹簧圈移位。这一系列精细操作确保了血管内治疗的成功，同时最大程度地降低了治疗的风险。

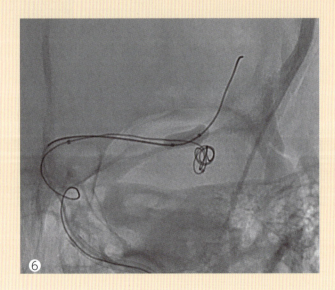

⑥

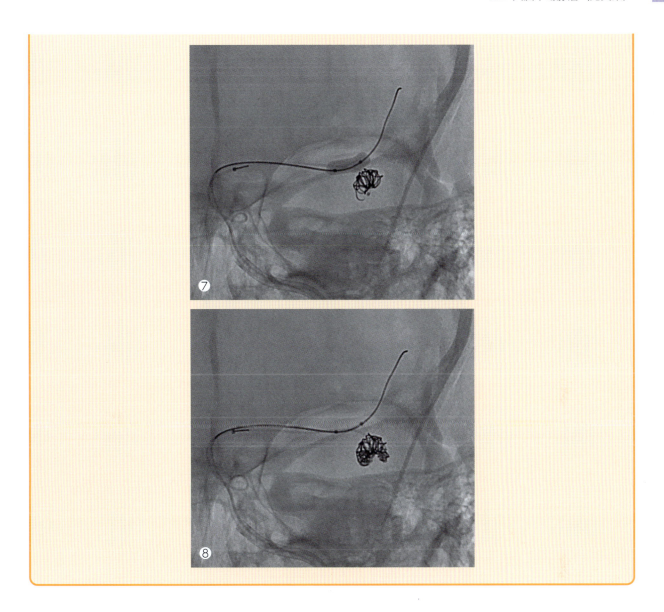

治疗后的血管造影 ▶ 最佳工作角度（DSA）⑨，最佳工作角度（非减影⑩）。

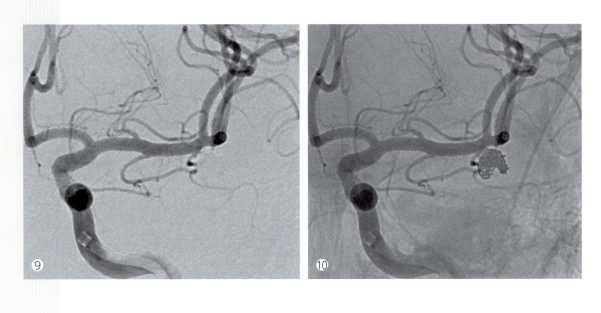

弹簧圈类型及尺寸的选择依据 ▶

在对颅内动脉瘤进行成篮操作时，首先采用了直径为 4 mm 的弹簧圈。但是，从第 2 根弹簧圈开始，术者根据情况显著减小了使用的尺寸，改用了直径分别为 1.5 mm 和 1mm 的弹簧圈。这样做的主要原因是动脉瘤的结构复杂，呈分叶形，使得采用同心栓塞的方法较为困难。同时，动脉瘤各部分的直径较小，因此需要使用更小尺寸的弹簧圈以适应其结构。

潜在并发症与规避措施（⑪～⑬） ▶

颈部存在伴随的分支血管，这些血管存在闭塞的风险。为了避免此类风险，联合使用球囊技术至关重要，尤其在治疗的最后阶段，频繁地进行造影以确保分支血管得到保护是必需的。此外，经常使用的小直径弹簧圈，如果在颈部附近放置，当拔出微导管时，弹簧圈有被同时拉出的风险。因此，采取预防措施，如前文提到的，在球囊扩张期间，将导丝插入微导管内部，然后再拔出微导管是非常重要的。

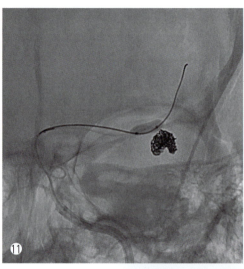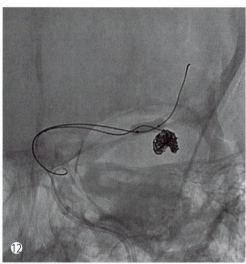

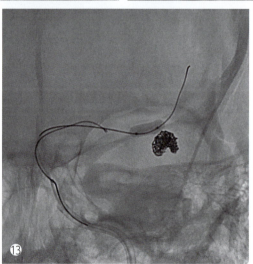

专家评述

在处理分叶形动脉瘤时，正确放置微导管及选择合适的栓塞起点非常关键。实践中，一种公认较为有效的方法是首先将微导管置于难以导引的位置，然后开始栓塞。特别提示，在此类案例中，鉴于动脉瘤颈部存在分支，通常会使用球囊辅助技术。然而，选择使用双导管技术代替球囊辅助，也是一个有效的方案。

专家见解

在处理形状不规则的动脉瘤时，同心栓塞的操作通常较为困难。此外，使用单根弹簧圈构建一个均匀致密的成篮结构也同样充满挑战，强行追求重复调整弹簧圈的位置可能会增加并发症的风险。因此，在初步形成篮状结构后，我们倾向于采取分区技术，使用直径较小的弹簧圈来填补剩余的缝隙。但是，务必警惕那些靠近动脉瘤颈部放置的小直径弹簧圈，在后续填充更多弹簧圈或者拔出微导管的过程中可能发生移位风险。

河村洋介　滝川知司　兵頭明夫

关键词 ▶	大脑中动脉　双球囊　分支保留　宽颈
动脉瘤大小 ▶	长径 11.0 mm，短径 8.0 mm，最大径 12.0 mm，瘤颈长 5.9 mm。
治疗前的血管造影 ▶	入路全貌①·正位②·侧位③·最佳工作角度（DSA）④·最佳工作角度（3D-DSA）⑤。

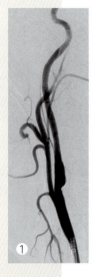
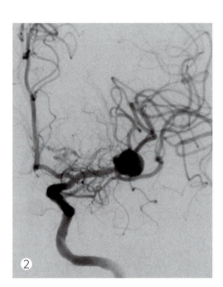
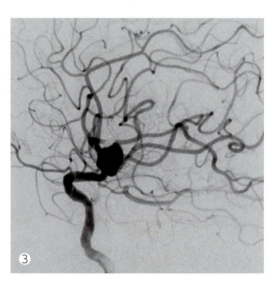

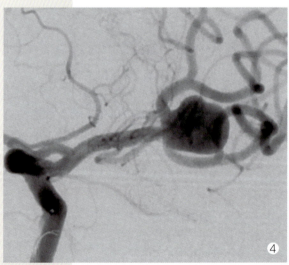
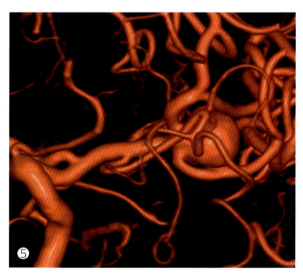

抗血栓治疗 ▶	在本次治疗的 2 个月前，曾对未破裂的右侧大脑中动脉瘤进行了支架辅助弹簧圈栓塞治疗。当时发现支架内有血栓，因此采用每天拜阿司匹林 100 mg 和普拉格雷 3.75 mg 的双重抗血小板治疗，且之后持续服用。
栓塞技术（穿刺部位） ▶	双球囊辅助技术（股动脉）。
选择该治疗方案的理由 ▶	这是一个跨越 MCA M2 上分支和下分支的宽颈动脉瘤。为了防止弹簧圈偏离至载瘤动脉，选择了双球囊辅助技术。

手术器械 ▶		
	导引导管	7 Fr Shuttle sheath 80 cm， 中间导管：7 Fr FUBUKI 100 cm 带弯度
	微导管	Excelsior XT-17 150 cm STR
	微导丝	CHIKAI 0.014 in
	微球囊导管	Scepter XC 4 mm/11 mm　2根

术中使用的弹簧圈 ▶

1. V-Trak18 Cosmos 10 mm/36 cm
2. V-Trak18 Cosmos 9 mm/31 cm
3. SPECTRA DELTAFILL18 6 mm/25 cm
4. ED coil complex 5 mm/15 cm
5. ED coil complex 5 mm/15 cm
6. Axium Prime 3D Extrasoft 3.5 mm/8 cm
7. Penumbra Smart WAVE 2.5 mm/4 cm
8. Barricade Finishing coil 2.5 mm/4 cm
9. Target 360 Nano 3 mm/6 cm
10. Target 360 Nano 3 mm/6 cm

本病例的关键点

　　置入微型球囊有可能导致血管移位。在完成弹簧圈栓基术时，应该保留微导丝的柔软部分，仅仅移除微型球囊，这样可以纠正血管移位。同时，还需检查弹簧圈是否脱落进入载瘤动脉中。如果发现弹簧圈严重脱落至载瘤动脉，那么就应当采用颈部覆盖支架的方式进行处理。

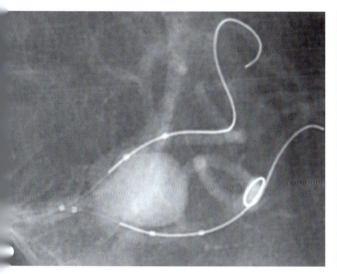

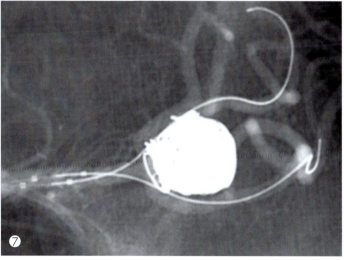

❼

治疗后的血管造影 ▶
⑧⑨

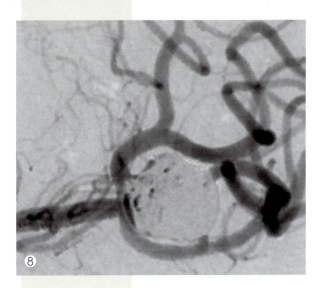
⑧

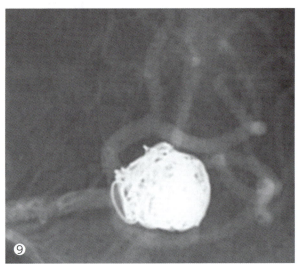
⑨

关于弹簧圈的选择 ▶ 对于大型动脉瘤，为实现稳定成形，我们选择使用了 18 系弹簧圈，从而将血管内 VER 提高到了 15% ～ 20%。

潜在并发症与规避措施 ▶ 为了确保能够有效留置 2 枚微型球囊和实施弹簧圈栓塞术，最大限度地发挥抗血小板药物的效果至关重要。可通过 VerifyNow 检测仪等进行抗血小板功能的术前评估，这一步骤十分重要。对于对氯吡格雷有抗药性的患者，调整治疗方案，增加口服盐酸普拉格雷等血小板药物的剂量，对提升疗效至关重要。术中，使用肝素让活化凝血时间（ACT）提高到正常值的 2 倍以上是必需的。如有必要，术后继续使用肝素或添加阿加曲班也非常重要。

专家评述

在本病例中，采用了双球囊辅助技术进行治疗。该技术首先需要通过空白路线图来确保弹簧圈未从载瘤动脉中脱落，并且在球囊放气时，确认弹簧圈位置保持不变。此外，球囊充气时间应控制在 3 min，必要时应及时放气。成功在载瘤动脉保护下形成稳定的血流后，应使用空白路线图，在保持血流形态的同时，确保弹簧圈得到充分填塞。

专家见解

在操作 Scepter XC 期间，我们选用了 CHIKAI 0.014 in 微导丝。这种微导丝的一个特点是，距离尖端 5 cm 处，近端部分的硬度会增加。因此，如果目标是将 Scepter XC 精准定位到特定位置，如大脑中动脉瘤颈部，只需将 CHIKAI 微导丝推进至距离尖端超过 5 cm 的远端位置，随后便可以引导 Scepter XC，轻松地将其定位于动脉瘤颈部。值得一提的是，在操作细小血管如 MCA M2 段时使用微球囊，我们需要特别注意可视性问题。为此，我们医院采取了将造影剂与生理盐水按 8 ：2 的比例混合使用的方法，从而有效提升了手术过程中的可视化。

病例❶

廣畑 優

关键词 ▶	小型 大脑中动脉瘤 多发瘤（M1-M2 分叉处，M2
动脉瘤大小 ▶	M1-M2 分叉处动脉瘤（②③黑色箭头）长径 4.6 mm，短径 3.2 mm，瘤颈长 3.3 mm。
	M2 段动脉瘤（②③白色箭头）长径 3.2 mm，短径 2.9 mm，瘤颈长 2 mm。
治疗前的血管造影 ▶	入路全貌①·正位②·最佳工作角度（DSA ③，3D-DSA ④）。

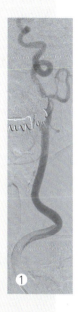 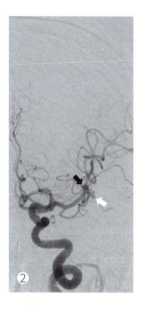 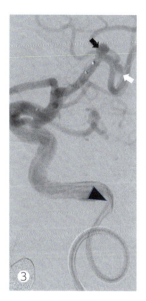 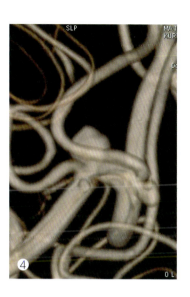

抗血栓治疗 ▶	治疗前 2 周开始每天服用阿司匹林 100 mg 和氯吡格雷 75 mg。
栓塞技术（穿刺部位） ▶	支架辅助技术（股动脉）。

选择该治疗方案的理由 ▶

　　位于 M1-M2 分叉处动脉瘤的瘤颈宽度为 3.3 mm，瘤体高度为 3.2 mm，相对为宽颈动脉瘤，因此判断需要联合使用支架。而 M2 段动脉瘤最大直径为 3.2 mm，较小，考虑可以选择随访观察。然而，由于该动脉瘤与 M1-M2 分叉处的动脉瘤相邻，使用一枚支架即可覆盖两个动脉瘤的瘤颈，因此可将两者均纳入治疗范围。另外，选择对本例实施栓塞术的原因在于，在对侧的 MCA 中也发现了动脉瘤，已经通过开颅夹闭术进行了治疗。尽管临床过程中并未出现特别的问题，但由于围手术期头痛、食欲不振等症状较为严重，因此患者强烈希望对该动脉瘤实施栓塞术。

手术器械 ▶

导引鞘	6F FUKUKI sheath
中间导管	Cerulian DD6（③中黑色箭头）
微导管	Headway Duo（瘤内塞栓用） Excelsior SL-10（支架用）
微导丝	CHIKAI 14/TENROU 14-10（M2 动脉瘤）

术中使用的弹簧圈 ▶

M2 段动脉瘤
　　Neuroform Atlas 3/21 mm
　　Axium Prime 2.5/4 cm
M1-M2 分叉处动脉瘤
　　Neuroform Atlas 3/21 mm
　　1. Target Ultra 3.5/8 cm
　　2. Target Nano 3/6 cm
　　3. i-ED SilkySoft 3/6 cm
　　4. i-ED SilkySoft 2/3 cm
　　5. i-ED SilkySoft 1.5/3 cm

ⓘ 本病例的关键点

　　这个案例较为罕见，涉及同一载瘤动脉上紧密相连的两个动脉瘤，通过一枚支架可以同时重塑这两个动脉瘤的颈部。首先，颅内动脉因动脉硬化产生的环形结构可能导致操作微导管时遇到困难。尽管存在一些难度，但推进中间导管至环形结构末端（③中黑色三角）是必需的。

　　由于 M1 段较长，通常导致 M1-M2 分叉处的动脉瘤位于较末端。在进行栓塞治疗时，考虑到动脉瘤颈部较宽的特点，使用支架配合治疗被认为更加理想。虽然大脑中动脉（MCA）直径足够容纳两根微导管，但因血管位置未固定，导管插入时血管的走向可能发生明显变化，给瘤内导管的插入带来挑战。在本例中，初始选择使用 Headway 17 和 CHIKAI 14 作为瘤内栓塞的微导管和导丝。但受到血管走向变化和与支架置入用微导管相互干扰的影响，随后改用灵活性更高的 Headway Duo 和 TENROU 14-10。通过 SL-10 将支架置入 MCA 末端（⑤中黑色箭头），并在 M2 段动脉瘤内置入微导管（⑤中白色箭头），通过半释放技术仅覆盖 M2 段动脉瘤进行支架展开，并对 M2 段动脉瘤进行栓塞（⑥中黑色箭头为支架远端，白色箭头为 SL-10 微导管前端）。移除 M2 段动脉瘤中的微导管后，将其插入 M1-M2 分叉处动脉瘤中进行进一步治疗。最终完全展开支架并完成瘤内栓塞。DSA 结果显示，M1-M2 分叉处动脉瘤已完全栓塞，但 M2 段动脉瘤未完全栓塞（⑦⑧）。术后 2 年的 Silent MRA 显示瘤内血流消失（⑨），治疗取得了成功。

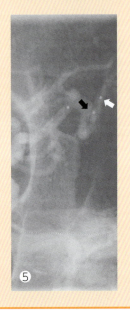

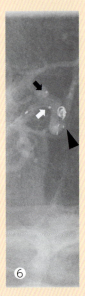

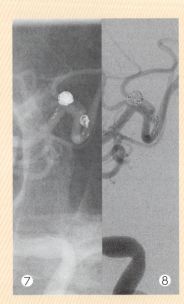

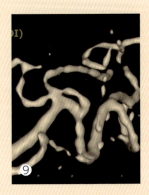

<table>
<tr><td>弹簧圈类型及尺寸的选择依据 ▶</td><td></td></tr>
<tr><td>潜在并发症与规避措施 ▶</td><td></td></tr>
</table>

如果支架能够彻底覆盖动脉瘤的颈部，那么无论选择哪个生产商的弹簧圈，都是可行的，前提是这些弹簧圈的尺寸与动脉瘤的大小相匹配。

由于动脉瘤位于末梢且通路曲折，微导管操作难度较大。因此，尽量将中间导管推进到末梢处（③中箭头）显得尤为关键。由于动脉瘤体积相对较小，使用微导管或微导丝时，可能会因跳跃而导致血管或动脉瘤穿孔的风险。正如前文所述，血管路径可能会自行变化，或者两个导管可能会相互干扰，导致意外移动，在进行手术操作时，务必全面确认手术领域，以确保安全。

专家评述

Neuroform Atlas 支架是一种采用激光切割开环网孔设计的支架，特别适用于末端部分或弯曲程度高的血管。该支架去除保护鞘后可以顺畅扩张，简化了血管内治疗操作。不过，在支架从微导管中释放时，需要特别注意微导管不要向中央部位滑落的风险。操作时，应一手稳定微导管，避免其脱落，同时另一手谨慎地展开支架。

专家见解

以前，大脑中动脉瘤的手术适应证较为有限，治疗效果也不佳。然而，随着支架的引入，越来越多的大脑中动脉瘤可以通过栓塞术进行治疗。此外，针对分叉处动脉瘤的 WEB 装置也已投入使用。同时，在日本以外，血流导向装置（Flow Diverter，FD）也已应用于该部位的动脉瘤，且报告显示结果良好。目前尚不清楚弹簧圈栓塞、WEB 装置或血流导向装置哪种将成为主流，但对于这一目前主要以开颅夹闭术为治疗手段的动脉瘤，预计在不久的将来大部分将通过血管内治疗进行处理。

参考文献

[1]Oishi H, Yoshida K, Shimizu T, et al. Endovascular treatment with bare platinum coil for middle cerebral artery aneurysms. Neuro Med Chir（Tokyo）. 2009；49, 287-293.

关键词 ▶	小型　宽颈
动脉瘤大小 ▶	长径 8.7 mm，短径 5.5 mm，瘤颈长 4.9 mm。
治疗前的血管造影 ▶	入路全貌①·正位②·侧位③·最佳工作角度（3D-DSA）④⑤·最佳工作角度（DSA）⑥⑦。

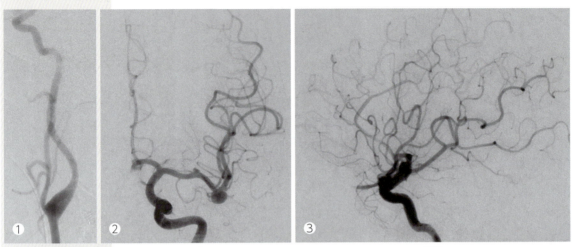

① 入路全貌　　② 正位　　③ 侧位

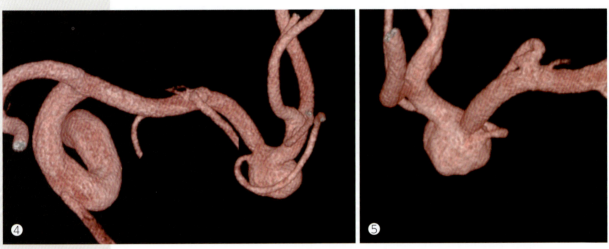

3D-DSA

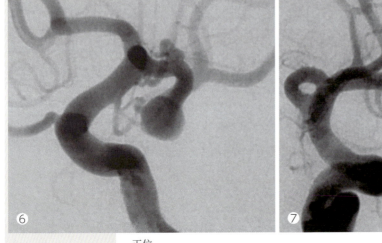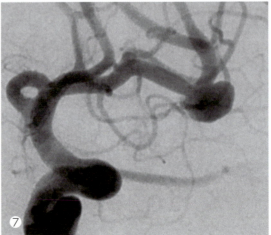

⑥ 正位　　⑦ 侧位

工作角度

| 抗血栓治疗 ▶ | 治疗前 2 周开始每天服用阿司匹林 100 mg 和氯吡格雷 75 mg。 |

| 栓塞技术
（穿刺部位） ▶ | 支架辅助＋双导管（右股动脉）。 |

| 选择该治疗方案的
理由 ▶ | 动脉瘤为宽颈型。 |

手术器械 ▶

导引导管	ENVOY 6 Fr 90 cm
微导管	Headway 17（用于半释放技术的栓塞），SL-10（用于支架置入 → 之后再次用于穿网眼技术的栓塞）
微导丝	CHIKAI 14，Traxcess
支架	Neuroform Atlas 3 mm/21 mm

术中使用的弹簧圈

Target 360 Soft 6.0 mm/20 cm

Axium Prime 3D 5.0 mm/15 cm

Axium Prime 3D 4.0 mm/12 cm

Axium Prime 3D 3.0 mm/8 cm

Optima Complex Super Soft 2.0 mm/2 cm

Axium Prime 3D 3.5 mm/8 cm

Axium Prime 3D 3.0 mm/8 cm

Optima Complex Super Soft 2.0 mm/4 cm

Optima Complex Super Soft 2.0 mm/4 cm

 本病例的关键点

　　这个动脉瘤位于主要分支上方的一个结合位点，由于管腔结构模糊，加之下方分支从颈部附近开始逆向伸展，使得采用常规弹簧圈进行栓塞难以实现对分支的保护。为此，我们略微促使部分弹簧圈凸出，以此作为保护栓塞的界限，同时辅以支架加强。在放置支架后，用于导入弹簧圈的微导管在动脉瘤外上方位置发生了偏移。为了应对这一问题，我们对用于支架放置的 SL-10 微导管的末端进行了重塑形和弯曲处理，采用了穿网眼技术将弹簧圈保留在动脉瘤内，并使用了双导管技术进行操作。

　　关于工作视角，我们调整了两个 M2 在 T 形连接处的视角，同时也优化了从 M1 到主要M2 形成桶视图角度的设置。

**弹簧圈类型及尺寸
的选择依据** ▶

　　通过在载瘤动脉部位用支架形成一个类似半球形的隔室，进而实现了空间的有效隔离。在选择尺寸时，优先考虑与动脉长径匹配的弹簧圈，偏向更大、更平和、更宽的规格。起初使用了二维弹簧圈（Target 360）以期望均匀分布弹簧圈，但观察到有轻微的聚集趋势。为此，从第二根弹簧圈开始改用 Axium 系列的三维（3D）弹簧圈。面对仍有残留的空间，采用了直径较小的超柔软弹簧圈（Optima）从不同的导管进行了局部填塞。

**潜在并发症与规避
措施** ▶

　　在相当积极地进行填塞时，中途发现弹簧圈团块的腹部开始膨胀，出现了向支架周围脱出的趋势。由于难以看到弹簧圈的凸出部分，选择不使用路图，而是在常规透视下确认弹簧圈环的走向，谨慎地进行弹簧圈的填入。特别是在下方分支的起始部，需要留出足够的空间，因为即使血流略微变差，也可能导致血栓性闭塞，因此应对此特别加以注意。

治疗后的血管造影 ▶

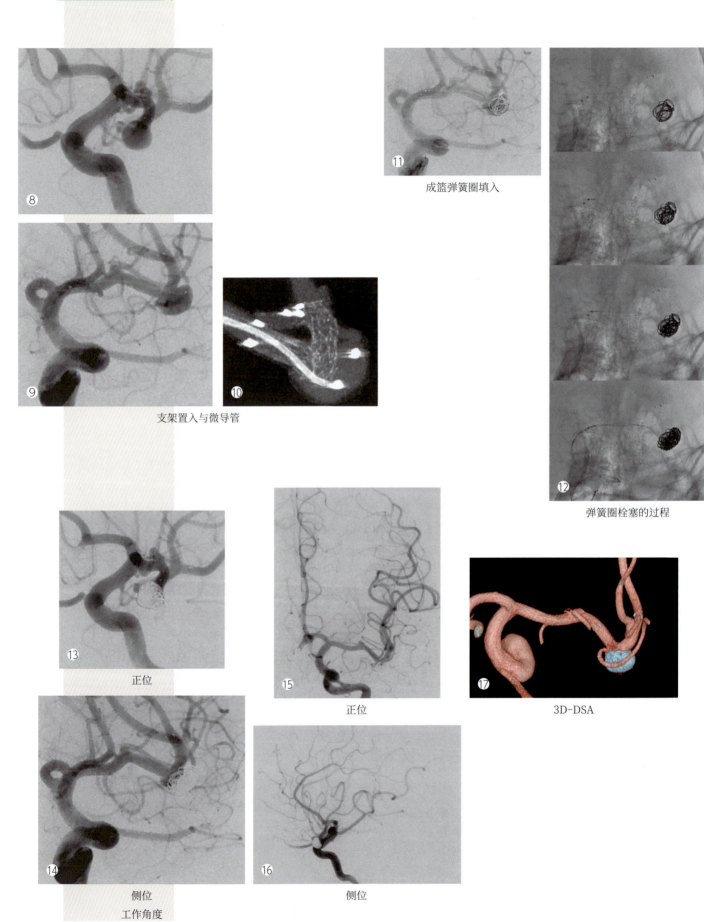

⑧

⑨

⑩ 支架置入与微导管

⑪ 成篮弹簧圈填入

⑫ 弹簧圈栓塞的过程

⑬ 正位

⑭ 侧位
工作角度

⑮ 正位

⑯ 侧位

⑰ 3D-DSA

专家评述

在治疗横长且颈部较宽的动脉瘤时，通过使支架将微导管推向动脉瘤的末端，可以实现微导管的固定（即 Jailing 技术）。但是，直接插入弹簧圈可能会导致栓塞位置极为偏斜。这种情况下，如果能安全地进行操作，采用穿网眼技术对通过支架固定的导管进行调整会是更好的选择。然而，在导入时，导丝和微导管容易被支架结构挂住，导致移动困难。如果在此情况下强行推进，可能会导致支架滑入动脉瘤内，这个风险需要特别注意。

专家见解

在支架置入之后，采用双导管技术结合半释放技术以及穿网眼技术十分有效。这种方法的一个优势是，即使某一导管意外脱落，仍可以顺利完成治疗。特别是在本案例中，由于两个 M2 分支的直径差异明显，挑选适合放置支架的一侧较为简单。然而，如果两个 M2 分支直径相似，则在分叉处应优先选择在较难以保护的一侧放置辅助支架。

井上律郎　東登志夫

关键词 ▶	大脑中动脉瘤　分叉处动脉瘤　支架辅助
动脉瘤大小 ▶	长径 7.4 mm，短径 5.5 mm，瘤颈长 6.3 mm。
治疗前的血管造影 ▶	入路全貌①・正位②・侧位③・最佳工作角度④・3D-DSA ⑤。

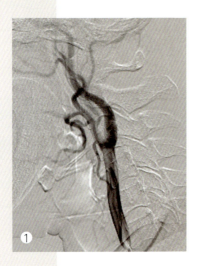
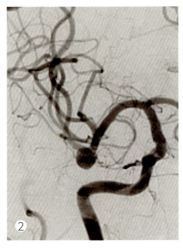
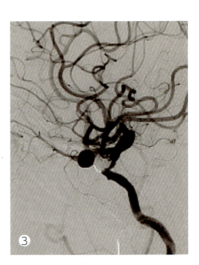

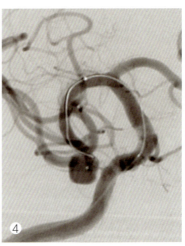
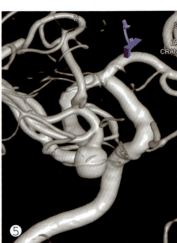

抗血栓治疗 ▶	治疗前 2 周开始每天服用阿司匹林 100 mg 和氯吡格雷 75 mg。
栓塞技术 **（穿刺部位）** ▶	支架辅助技术（股动脉）。

选择该治疗方案的理由 ▶ 动脉瘤的瘤颈位于 M1-M2 上干的分叉处，且从动脉瘤体部发出了 M2 下干，因此需要使用支架辅助来保留该分支（⑥）。

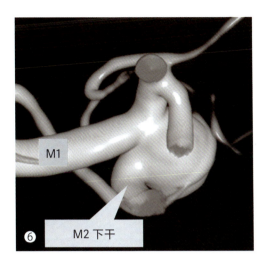

手术器械 ▶

导引导管	ROADMASTER 8 F 90 cm
中间导管	FUBUKI 6 F 100 cm
微导管（弹簧圈栓塞用）	Excelsior SL-10（S 形预塑形）
微导管（输送支架用）	Excelsior SL-10（S 形预塑形）
微导丝	CHIKAI 0.014 in

术中使用的弹簧圈 ▶

1. Target XL 360 Soft 5 mm/10 cm
2. Target XL 360 Soft 4 mm/8 cm
3. Target XL 360 Soft 4 mm/8 cm
4. Target XL 360 Soft 3 mm/6 cm
5. Target 360 Soft 3 mm/6 cm
6. Target 360 Soft 3 mm/6 cm
7. Target 360 Nano 3 mm/4 cm
8. Target 360 Nano 2 mm/3 cm

 本病例的关键点（⑦～⑨）

因 M1-M2 下干的分叉角度陡峭，我们采用了 S 形预塑形的 Excelsior SL-10 微导管，使得微导管尖端得以正确地对准下干的动脉瘤颈部。在此基础上，微导丝被顺利推进至 M2 下干的远端。当微导管进一步推进到更远的 M2 下干位置时，导管尖端的预塑形形状就像一个锚点，帮助消除微导管的弯曲，确保了输送系统在支架展开过程中的稳定。即便从这种预塑形微导管中释放 Neuroform Atlas 支架，也能保证其稳定地展开。通过使用专为弹簧圈栓塞设计的 S 形微导管，确保微导管尖端能够精准指向动脉瘤的长轴方向。

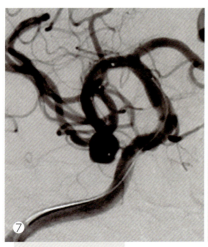
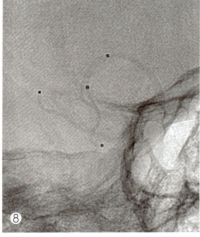
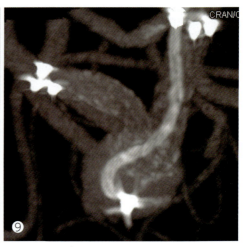

从左侧开始，支架置入前（DSA ⑦，X-P ⑧），支架置入后（CB CT ⑨）

治疗后的血管造影 ▶
（⑩⑪）

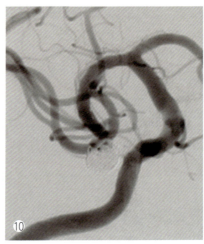
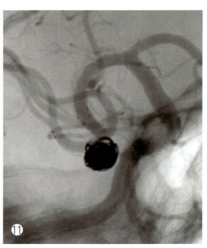

弹簧圈类型及尺寸 ▶
的选择依据

因为使用支架可以保护分支结构，因此我们优选了不容易形成间隙的 3D 弹簧圈。在选择尺寸时，我们根据动脉瘤的短径来决定，而考虑到动脉瘤的大小，我们选择了直径较大的弹簧圈作为首发弹簧圈，以便更好地固定形成篮状结构。

潜在并发症与规避 ▶
措施

在引导导管至动脉瘤分支时，施加压力于动脉瘤壁存在风险。应该利用导管尖端的形状，确保导丝平滑地朝向分支方向前进。考虑到支架可能会急剧地置于动脉内，术前血小板聚集功能的评估变得尤为重要，这有助于预防支架内血栓的形成。此外，手术期间还应通过 ACT 值来评估抗凝治疗的效果。

专家评述

如果能将微导管推进至远端，就能在分叉角度较陡峭时也顺利释放 Neuroform Atlas 支架。对于颈部较大的动脉瘤，为避免支架掉入动脉瘤内，可以预先推进几圈弹簧圈至动脉瘤内，这是一种有效的预防措施。

● ● ● **专家见解**

　　对于颅内动脉瘤，当选择病例恰当时，通过支架辅助的弹簧圈栓塞术，即便面对分叉处动脉瘤的复杂结构，也能既保护分支又实现良好的栓塞效果[1]。不过，与简单技术或球囊辅助技术相比，该方法从术前到术后需要长期依赖抗血小板药物。此外，因为在 M2 到 M1 的位置放置支架，有发生穿支动脉血栓栓塞的风险。考虑到这些情况，已经获得批准的药物并配套的 PulseRider[2] 和 WEB 器械 [3] 等其他选择，应在综合评估后采用，以确保治疗的安全性和有效性。

参考文献

[1]Johnson AK, Heiferman DM, Lopes DK. Stent-assisted embolization of 100 middle cerebral artery aneurysms. J Neurosurg. 2013；118：950-955.

[2]Pranata R, Yonas E, Vania R, et al. Efficacy and safety of PulseRider for treatment of wide-necked intracranial aneurysm-A systematic review and meta-analysis. Interv Neuroradiol. 2021；27：60-67.

[3]Asnafi S, Rouchaud A, Pierot L, et al. Efficacy and safety of the Woven EndoBridge（WEB）device for the treatment of intracranial aneurysms：A systematic review and meta-analysis. AJNR Am J Neuroradiol. 2016；37：2287-2292.

| 关键词 | ▶ | 大脑中动脉瘤　宽颈　支架 |

动脉瘤大小 ▶ 长径 9.5 mm，短径 9.4 mm，瘤颈长 8.3 mm。

治疗前的血管造影 ▶ 入路全貌（颈部血管等）①・正位②・侧位③・最佳工作角度（DSA）④・最佳工作角度（3D-DSA）⑤。

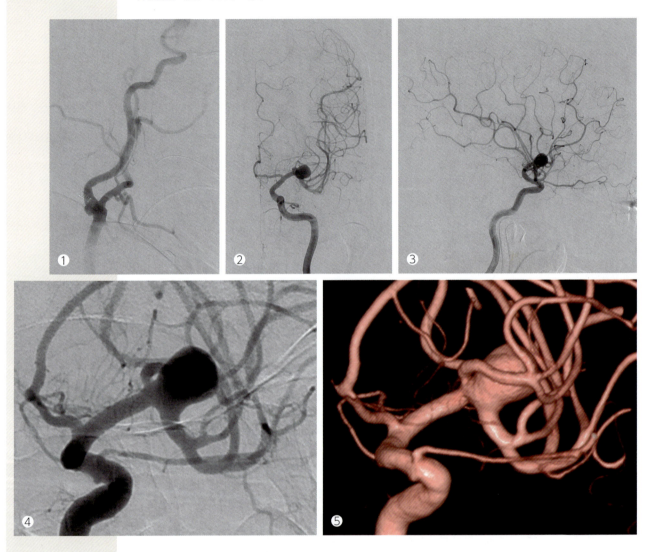

抗血栓治疗 ▶ 治疗前 2 周开始每天服用阿司匹林 100 mg 和氯吡格雷 75 mg。

栓塞技术（穿刺部位） ▶ 支架辅助技术（股动脉）。

选择该治疗方案的理由 ▶ 由于这是一个较大的宽颈动脉瘤，为了保留分支并确保可靠的栓塞效果，选择了支架辅助技术。

手术器械 ▶

导引导管	FUBUKI 8 F 90 cm
中间导管	Cerulean DD6 118 cm
微导管	Excelsior SL-10
微导丝	CHIKAI 0.014 in
支架	Neuroform Atlas 3 mm/21 mm

术中使用的弹簧圈 ▶

1. Target XL 360 Soft 9/30
2. Target XL 360 Soft 8/30
3. Target XL 360 Soft 6/20
4. Target 360 Soft 5/20
5. Target 360 Soft 5/10
6. Target 360 Ultra 4/15
7. Target 360 Ultra 4/8
8. Target 360 Ultra 4/8
9. Target 360 Ultra 4/8
10. Target 360 Ultra 4/8
11. Target 360 Ultra 3/8
12. Target 360 Ultra 2/4
13. Target 360 Ultra 3/4
14. Target 360 Ultra 2/4
15. Target 360 Nano 3/4
16. Target 360 Nano 1/3

本病例的关键点（⑥⑦）

　　我们在 M2 动脉瘤上成功置入了支架，并针对另一侧 M2 动脉瘤的弹簧圈嵌入问题，提前插入了微导管。此举的目的是防范 M2 动脉瘤发生血流不足的情况，确保能够及时进行支架的追加置入。

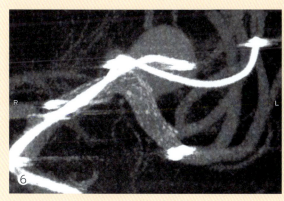

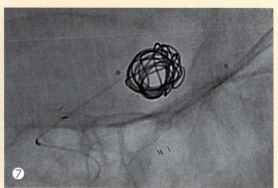

治疗后的血管造影 ▶ 最佳工作角度（DSA ⑧）与最佳工作角度（非减影⑨）之间的比较，及其1年后的随访情况（DSA ⑩）。

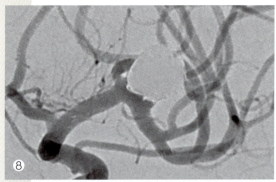
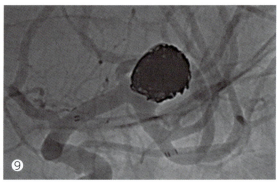

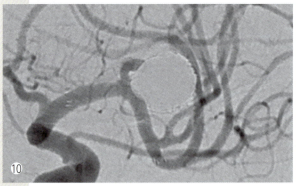

弹簧圈类型及尺寸的选择依据 ▶ 对于较大的动脉瘤，我们重点考虑到成篮时的坚固度和稳定性，因此选择了高质量的 Target XL。在成篮后，采用类似于折叠动作的方式，使用柔性的弹簧圈进行固定。最终，使用较小直径的弹簧圈在颈部附近进行密封栓塞。

潜在并发症与规避措施 ▶ 处理宽颈分叉处动脉瘤时，可能会遭遇分支闭塞的风险。面对较大的动脉瘤覆盖在骑跨分支上的情况，常规方法是在该分支内置入支架并进行栓塞。但是，随着弹簧圈的填入，可能会引起对侧分支的血流不足。为了解决这一问题，我们可以追加支架，形成 Y 形或 T 形支架配合。但是，如果出现血流不足，要将微导管正确引入另一分支将会非常困难。因此，如果能预先在另一分支也放置微导管，那么就能更加安心地进行栓塞操作。

专家评述

在治疗颅内宽颈分叉处动脉瘤时，采用支架辅助是关键措施。治疗通常首先采取单支架进行栓塞，以控制动脉瘤。支架置入后，为确保支架有效覆盖颈部区域，进行 CBCT 检查是必要的。

专家见解

正如前文所述，采用单支架治疗颅内动脉瘤通常是理想选择。然而，在具有宽颈分叉处动脉瘤治疗过程中，单支架有时难以完全覆盖动脉瘤颈部，或者可能无法有效保护相邻分支的起始区域。面对类似于本案例中的较大宽颈动脉瘤，我们通常会先将微导管定位至那些未计划放置支架的分支中。

滝川知司　鈴木謙介　兵頭明夫

| 关键词 | ▶ | 大脑中动脉瘤　宽颈　双球囊　支架辅助 |

动脉瘤大小 ▶ 长径 7.0 mm，短径 6.5 mm，最大径 7.5 mm，瘤颈长 4.8 mm。

治疗前的血管造影 ▶ 入路全貌①・正位②・侧位③・最佳工作角度（DSA）④・最佳工作角度（3D-DSA）
⑤（未破裂脑动脉瘤夹闭术 10 年后的复发病例）。

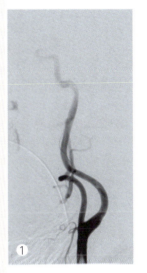 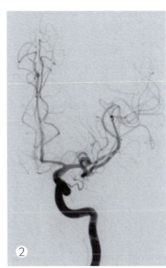 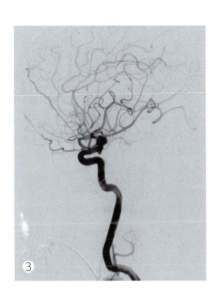

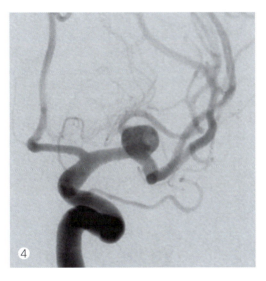 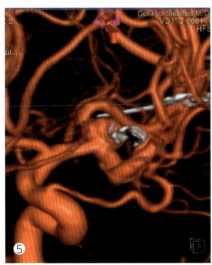

抗血栓治疗 ▶ 在治疗前 3 周开始每天服用阿司匹林 100 mg 和氯吡格雷 75 mg。治疗当天的
VerifyNow 检测结果为 ARU 583，PRU 241，显示患者对氯吡格雷反应不佳。因此在术
前一天给予替格瑞洛 20 mg 的负荷剂量，并从手术当天起，将药物调整为拜阿司匹林和
普拉格雷 3.75 mg 的方案。

栓塞技术
（穿刺部位） ▶ 在动脉瘤栓塞（双球囊辅助技术）中，通过右股动脉置入了 7 Fr Shuttle 鞘管。

选择该治疗方案的
理由 ▶ 由于动脉瘤为宽颈，为保留两侧 M2 分支，选择了双球囊技术。在利用双球囊进行
弹簧圈栓塞的过程中，如果判断单靠球囊难以实现稳定的栓塞，则计划从置于上分支的
Scepter XC 球囊中展开支架。由于 M2 存在较陡的弯曲，准备使用 Neuroform Atlas 支架。

手术器械 ▶

导引导管	7 Fr shuttle sheath 80 cm（留置在左侧颈内动脉起始部）
中间导管	7 Fr FUBUKI Angle 100 cm（留置在右侧颈内动脉颈部）
微导管	Excelsior XT-17
微导丝	Traxcess 0.014 in
微球囊导管	Scepter XC 4 mm/11 mm　2 根
微导丝	CHIKAI 0.014 in

术中使用的弹簧圈 ▶

1. HydroSoft 10 3D 6 mm/19 cm
2. HydroSoft 10 3D 5 mm/10 cm
3. Axium Prime 3D Extrasoft 3.5 mm/6 cm
4. i-ED-coil SilkySoft 2.5 mm/4 cm
5. Galaxy G3 mini 2.5 mm/4.5 cm
6. Target 360 Nano 2 mm/4 cm
7. Target 360 Nano 2 mm/3 cm
8. Target 360 Nano 2 mm/3 cm
9. Target 360 Nano 2 mm/3 cm

本病例的关键点（⑥～⑧）

　　从术中血栓性并发症和术后长期口服抗血小板药物的风险考虑，直接使用球囊完成栓塞手术而不留置支架，被认为是更理想的方案。Scepter XC 这款双腔微球囊导管，能够在确认栓塞情况时，根据需要置入 LVIS Jr 支架或 Neuroform Atlas 支架，为手术提供了灵活性。在本例中，操作者在放置第 7 根弹簧圈后认为有必要使用支架，因此选择置入了 Neuroform Atlas 支架。通过支架与球囊的配合使用，并增加弹簧圈的填塞，手术最终顺利完成。

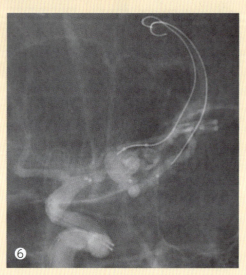

⑥

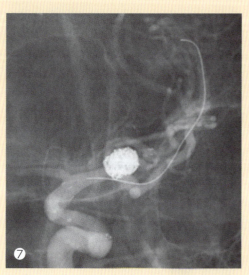

⑦

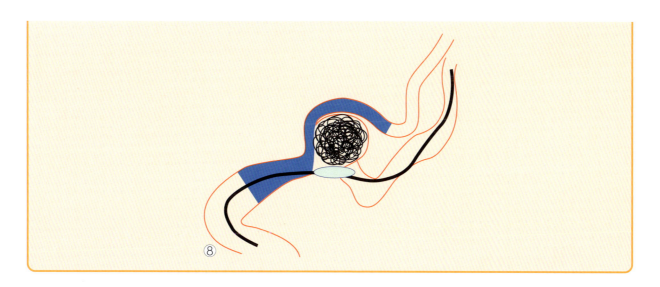

治疗后的血管造影
（⑨⑩） ▶

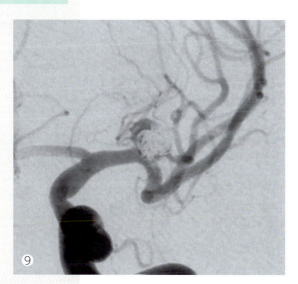

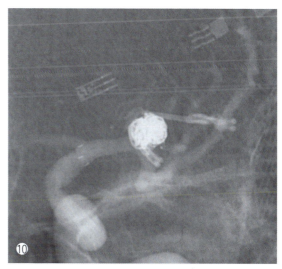

弹簧圈类型及尺寸
的选择依据 ▶

　　在治疗大直径颅内动脉瘤时，首先采用的成篮弹簧圈的前两个环会形成较小的直径，同时选用 HydroSoft 弹簧圈以实现与动脉瘤壁不规则形状的紧密贴合。在选择合适的成篮弹簧圈过程中，目标是达到 15% ～ 20% 的体积栓塞率。

潜在并发症与规避
措施 ▶

　　在本病例中，术者在 M1 段放置了 3 根导管，并同时放置了支架。这种操作增加了血栓性并发症的风险。针对那些对氯吡格雷药效不佳的患者，建议转用普拉格雷口服治疗，或是在手术后采用肝素或阿加曲班作为抗凝治疗药物。

专家评述

　　在利用球囊辅助技术对分叉处动脉瘤进行治疗时，术者需要警惕球囊导管留置可能使血管走行大幅偏移的风险。如果在栓塞完成后未能及时发现并快速抽出球囊导管，可能会导致血管走行突然恢复正常，进而增加血管闭塞的危险。因此，在拔出球囊导管的过程中，推荐的做法是只保留微导丝的不透明部分（即柔性部分），这样在降低球囊导管位置的同时，可以矫正血管的偏移情况，并通过造影来确认效果。只要微导丝仍在血管内，之后进行支架置入等其他附加治疗步骤也将变得更加顺利。

专家见解

　　在处理分叉处宽颈动脉瘤时，有时难以仅凭微导丝选择恰当的分支血管。就本病例而言，选择上干时遭遇了挑战。在遇到微导丝难以准确选择分支血管的情况下，有效的策略是采用预成形微导管或根据血管走行塑形的微导管来辅助引导微导丝，之后转而使用球囊导管。在本例中，通过使用预成形的 Excelsior SL-10 S 形微导管进行了成功引导，随后更换为 Scepter XC 球囊导管。如果微导管能够被顺利引导，那么沿用微导管来引导 Scepter XC 的栓塞技术应予以考虑。

参考文献

[1]Takigawa T, Suzuki K, Sugiura Y, et al. Thromboembolic events associated with single balloon-, double balloon-, and stent-assisted coil embolization of asymptomatic unruptured cerebral aneurysms : evaluation with diffusion-weighted MR imaging. Neuroradiology. 2c014 ; 56 : 1079-1086.